四川中医心病学

名家撷英

主编◎谢 文

中国健康传媒集团
中国医药科技出版社

内 容 提 要

本书分三部分，第一部分首先梳理了历史背景下四川文化与传统医学的联系与渊源，其次介绍了诸多四川本土道地药材。第二部分整理了谢文教授多年来中医心病学理论治疗独到的见解和经验。第三部分总结了现代多位四川心血管医家的学科贡献、心系病证学术思想、经典病案等，包括首届国医大师郭子光，内科专家李明富，四川省名中医杨思进教授、王卫星教授，学术导师戴万亨，心内科优秀专家刘永家、黄云瑞教授等，以及大批新涌现的心血管科年轻学者。书中不仅讲述了当代平凡医者们的不凡故事，也展现了祖国传统医学在传承中发展的峥嵘足迹，更可窥见当今时代川派医学欣欣向荣的蓬勃势头。本书适合临床医生，在校师生，中医爱好者参考使用。

图书在版编目（CIP）数据

四川中医心病学名家撷英 / 谢文主编 . —北京：中国医药科技出版社，2022.11

ISBN 978-7-5214-3288-6

Ⅰ.①四… Ⅱ.①谢… Ⅲ.①心病（中医）—中医临床—经验—中国—现代 Ⅳ.① R256.2

中国版本图书馆 CIP 数据核字（2022）第 124257 号

美术编辑　陈君杞

版式设计　南博文化

出版　**中国健康传媒集团** | 中国医药科技出版社

地址　北京市海淀区文慧园北路甲 22 号

邮编　100082

电话　发行：010-62227427　邮购：010-62236938

网址　www. cmstp. com

规格　787 × 1092mm $\frac{1}{16}$

印张　15 $\frac{3}{4}$

字数　333 千字

版次　2022 年 11 月第 1 版

印次　2022 年 11 月第 1 次印刷

印刷　北京盛通印刷股份有限公司

经销　全国各地新华书店

书号　ISBN 978-7-5214-3288-6

定价　**128. 00 元**

获取新书信息、投稿、为图书纠错，请扫码联系我们。

编　委　会

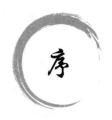

序

中华文化源远流长，博大精深，深深地影响着华夏民族的思维方式、行为方式和价值观念。中医药学与中华民族优秀传统文化一脉相承，中医药学承载着中华民族几千年的文明，传承着中华民族的优秀文化，是集中华文明、文化之大成，是至今仍然发挥着重要作用的文化遗产和医学精华。

川蜀名山隽秀，人杰地灵。川派中医药有着悠久的历史，自古名医辈出，医派纷呈，素有"中医之乡、中药之库"的美誉，是我国中医药重要的发源地之一。近年来，四川省中医药管理局、四川省中医药学会秉承"传承精华，守正创新"的宗旨，组织专家学者研究和整理川派中医，挖掘川派中医精华，传承发展创新，整理出版了《川派中医药源流与发展》《川派中医药名家系列丛书》（100位），旨在厘清川派中医的历史源流和传承脉络，发扬传统，正本清源，继承创新，唱响川派中医药。

今天川派中医药又添新彩，由成都中医药大学附属医院谢文教授主编的《四川中医心病学名家撷英》一书，即将付梓，可喜可贺！

心脑血管疾病在我国是第一位高发疾病，具有"四高一多"的特点，即发病率高、死亡率高、致残率高、复发率高、并发症多，严重地威胁着人们的健康。中医学在治疗心脑血管疾病方面，有着悠久的历史，积累了行之有效的防治经验，并涌现出了一批心病学方面的专家学者。

谢文教授是成都中医药大学附属医院心衰中心和胸痛中心的业务主任，四川省中医心血管质控中心业务主任，心血管二科科主任，四川省心脑疾病防治专项行动专家组副组长，四川省中医药学会心衰（心力衰竭）专业委员会主任委员，四川省名中医。谢文主任长期致力于心脑血管疾病的研究，在心脑血管疾病的防治上卓有建树，今天由他领衔组织专家学者编写的《四川中医心病学名家撷英》一书，可谓集川派中医药心病学名家之大成，书中既有老一辈学者，如首届国医大师郭子光、内科专家李明富，又有以谢文为代表的年轻一代学者，将他们多年来在心病学方面的理论探讨、治疗经验汇为一集，为川派中医药的传承发展增光添彩。

　　本书首先从总体上概述了川派中医药的精华，介绍了一些历史上的川派名家，以及中医学对心脑相关疾病的认知。后续遴选了 10 多位在心病学方面有造诣的专家学者，荟萃了他们在心脑血管疾病治疗方面的心得体会和临床经验。

　　欣闻是书即将付梓，这对广大中医药学爱好者、在校学生、中医药工作者，都是福音！是书的出版发行，必将会嘉惠于医道同仁！乐于推荐，并以上锁言，爱之为序。

中华中医药学会　副会长

四川省中医药学会　会长

成都中医药大学　教授、博导

杨殿兴

2022 年 2 月

蜀山陆海沐心人

一、蜀道峥嵘，水陆通九州；文化交融，古蜀展新颜

四川，古称巴蜀，雄踞于我国西南内陆，东连重庆，南邻滇黔，西接西藏，北毗陕、陇、青，是23省之一，省会成都。

四川省总面积48.6万平方公里，位于青藏高原和长江中下游平原两大阶梯之间，地势西高东低，地形复杂多样，由山地、丘陵、平原、盆地和高原构成，其中最高点在西部的大雪山主峰贡嘎山，海拔高达7556米，最低点在广安市邻水县文武村御临河峡口，海拔188米。川蜀幅员辽阔、地貌复杂，故而气候差异显著，有四川盆地中部亚热带湿润气候，川西南山地亚热带半湿润气候，川西北高山高原高寒气候三种气候带。总体气候宜人，拥有众多长寿之乡，如都江堰、彭山、长宁等90岁以上人口均超过千人。

四川根据地貌特点划分为四个区，包括四川盆地底部地区、四川盆地边缘地区、川西南山区和川西北高原地区。

四川盆地底部地区，即四川盆地，是我国四大盆地之一，面积达17万平方公里，平均海拔在300~700米之间，而其四周的山脉却在1000~4000米之间。盆地底部龙泉山以西为川西平原区，由成都平原、眉山－峨眉平原组成。

四川盆地边缘地区，山地面积占了该地貌区总面积的93%，以海拔1500~3000米之间的中低山地为主，主要山脉有米仓山、大巴山、大娄山、七曜山、巫山、龙门山、邛崃山、大相岭等。地貌区内还有著名的峨眉山、青城山等，最高峰为西部岷山主峰雪宝顶，海拔5588米。

川西南山地区，位于青藏高原东部横断山系的中段，山势走向以南北走向为主，多峡谷，河流湍急，海拔多在3000米左右。该地貌区由山原地貌、河谷平原和丘陵组成，其中安宁河谷平原面积约960平方公里，是四川省第二大平原。其中主要山脉有大小凉山、小相岭、锦屏山等，最高峰是位于石棉、九龙与康定三县交界处的无名雪山，主峰海拔5793米。

川西北高原地区属于青藏高原东南缘和横断山脉的一部分，平均海拔在4000~4500米之间，这一地区又分为川西北高原和川西山地两部分，由高山峡谷、丘状高原、高平原、草原、森林和沼泽组成。其中若尔盖、红原和阿坝县的湿地沼泽是我国主要湿地保护区之一，主要山脉有岷山、巴颜喀拉山、大雪山、沙鲁里山等，最高峰是大雪山山脉主峰贡嘎山，主峰海拔7556米。

复杂多样的地貌，使得古代巴蜀地区相对封闭，孕育了独特的四川文化。江油诗人李白发出了"蚕丛及鱼凫，开国何茫然。尔来四万八千岁，不与秦塞通人烟"的感慨。但巴蜀自古又与周边保持着联系，是丝绸之路和海上丝绸之路的重要节点。秦汉三国时期，巴蜀地区的内外交通取得了发展，从以前的"四塞"逐步变为"栈道千里，无所不通"，最有名的是故道和褒斜道等。

1. 金牛道

金牛道又叫蜀栈，是古代川陕的交通干线，从成都出发，经德阳罗江县、绵阳梓潼县，至广元剑阁县，过剑门关至昭化，渡嘉陵江，经广元市朝天区往东北方向至陕西宁强县，再经勉县到达汉中，全长约600公里。金牛道的开辟时间远在春秋战国时期，得名源于"石牛粪金"、"五丁开道"的传说，所以也被称为石牛道，又称南线道或蜀栈。此道在川北广元到陕南宁强一段十分险峻，"蜀道难，难于上青天"描述的就是这一段。

2. 子午道

子午道从今西安市开始向正南，沿子午谷入山后不远，即转入滹水河谷，溯谷而上，翻越秦岭，稍折西南，经洵河上游，南过腰竹岭，顺池河到汉江北岸的池河镇附近，又陡转西北，大致沿汉江北岸，经石泉县，绕黄金峡西到洋县，再西到汉中。古人以"子"为正北，以"午"为正南，而子午谷和长安南行的一段道路都为南北方向，故称子午道，有研究认为该道最迟在战国时期就已开通，见诸文字始于刘邦，公元前207年汉高祖刘邦于"鸿门宴"后，被迫由霸上去南郑就汉王位时，即行于子午道。

3. 连云道

连云道从陕西宝鸡向南，到达凤县凤州镇后折向东南，越柴关岭进入汉中留坝县，再经勉县到达汉中，全长约235公里。北段借用故道（陈仓道）的一部分，南段则沿用褒斜道的路段。这样它既绕过了褒斜道的途程险峡，又避免了故道的回曲折返，既利用了故道的缓冲开阔，又利用了褒斜道的曲中求直。因而，自北魏开凿此道以后一直是川陕官道，畅通繁荣，1936年，川陕（宝汉）公路通车始废弃。

4. 祁山道

祁山道从甘肃天水出发，翻越祁山，经陇南市礼县、西和县、成县、徽县，到达汉中市略阳县，全长约300公里。祁山道往北进入草原，向南则连接金牛道进入四川，祁山道汉代十分繁荣，是一条沟通川蜀与西方的丝绸之路。唐代之后丝路中断，茶马贸易开始活跃，这里成为茶马古道青藏线"唐蕃古道"的一部分，持续到清代乾隆年间。

5. 荔枝道

荔枝道自重庆市涪陵区（原四川省 涪陵市）妃子园始，经垫江、梁平、大竹、达州市（原达县）、宣汉、平昌县、万源市（鹰背乡、庙垭乡名扬、秦河乡三官场、玉带乡、魏家乡）、通江县后，再入万源市（竹峪乡、虹桥乡）、镇巴县、西乡县子午镇，最后进入子午道，到达西安市，全程达1000多公里。其前身是三国时期著名的栈道，根据史籍的记载，诸葛亮入蜀后曾屯兵万源，据险防御曹兵，刘备取汉中时，也有"大兵发葭萌，昭烈由广元、宁羌，正道入，张恒侯从定远、西乡间道而进"的记载。

6. 陈仓道

陈仓道从今宝鸡市东面的陈仓顺嘉陵江河谷向西南至凤县，跨过嘉陵江至略阳，由于谷深水险，须绕行位于甘肃两当、徽县之间的青泥岭，再折向东南，经略阳、勉县到达汉中。因道路北端入山处为秦汉时的陈仓县而得名。其北段要翻越秦岭正脊大散岭大散关，又称散关道。又因其大部分线路顺嘉陵江上游河谷而行，秦曾设置故道县，又名故道。楚汉争霸时"明修栈道，暗度陈仓"的典故即指此处。

7. 褒斜道

褒斜道从眉县斜峪关沿石头河上行至嘴头（太白县城），越秦岭分水岭，顺红岩河谷，经白云镇河王家楼，至留坝县江口镇，又沿着褒河下行经武关驿、马道驿至褒城达汉中市，全长380公里。是中国古代横跨秦岭天险，由关中入蜀，为时最早、规模最大、持续时间最长的一条通道。

8. 傥骆道

傥骆道也称骆谷道，从长安去汉中，自周至向西南要先越骆水，入骆谷，故称骆谷道；而汉中去长安，自洋州道兴县（今洋县）向北要先越傥水、入傥谷，故又称傥骆道。从周至骆峪口沿骆峪、经厚畛子，越兴隆岭，沿西水河经华阳至洋县，是重要的军事道路，全程425公里。三国正始二年（244年），魏将曹爽曾出骆峪伐蜀；甘露二年（257年），蜀将姜维出傥骆道伐魏。唐代，傥骆道曾一度繁荣，成为由长安入川最捷近的道路，沿途馆驿多达11处，建安四年（783年）唐德宗避乱南郑；广明元年（880年），唐僖宗幸蜀，都取道傥骆道。

9. 米仓道

米仓道因为翻越米仓山得名。从汉中往南，沿冷水河谷而上，越米仓山，顺嘉陵江支流之一的南江河谷南下巴中，沿巴河，渠江，在合川转嘉陵江达重庆，全长250公里。

10. 武关道

武关道由丹江河谷西北越秦岭，转灞河河谷到长安；沿丹江河谷东南行，可到河南南阳和湖北襄樊。

除了以上与中原腹地的交通要道外，巴蜀和西南夷也有数条交通线，主要由通过南中地区的旄牛道（也称灵关道或零关道），通往滇黔的五尺道，以及经夜郎通往番禺的牂牁道构成。早在西晋，中国僧人通过川黔"牂牁道"赴印度求法。唐代玄奘经成都走向西域、南亚。无相禅师以新罗国王子之身入蜀求法，成为大慈寺开山祖师。巴蜀地区的国际交通线，以成都为起点，分东、中、西三条路南行：东路从成都出发沿五尺道可抵达昆明，再经由昆明，渡南盘江，经文山入越南河江、宣光，抵达河内；中路从成都出发经旄牛道，南下至越嶲，出云南元江，利用红河航运入越南北部，即秦汉三国时期所称的交趾；西路从成都出发，经牦牛道和五尺道入滇，至云南的大理，向西经宝山，出瑞丽，或经宝山、腾冲，出德宏，到达缅甸，进一步可抵达东印度阿萨姆地区，再经印度和中亚等地沟通，这条道路就是张骞所说的"蜀身毒道"，或称为"蜀滇缅印道"，即南方丝绸之路，由此，成都被誉为海上丝绸之路的起点。

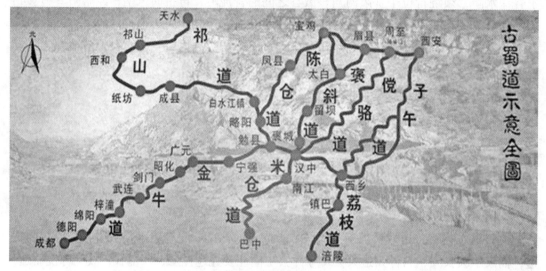

图1 古蜀道示意图

四川除了陆路古道四通八达，还依靠长江及其支流与外界联系。四川河流众多，境内共有大小河流1419条，著名的有大渡河、金沙江、岷江、涪江、嘉陵江，其中流域面积1000平方公里以上的有22条，号称"千水之省"，除西北的白河、黑河由南向北注入黄河外，其余均属长江水系。在历史上涪江通常谓之"内水"，岷江谓之"外水"，沱江谓之"中水"，成都和重庆（原四川省重庆市）是这个水运系统的两大枢纽，分居其上下游。"朝辞白帝彩云间，千里江陵一日还，两岸猿声啼不住，轻舟已过万重山"便是水路交通的生动写照。

四川在距今25000年前诞生人类文明，并在新石器时代晚期形成了以宝墩文化、三星堆遗址、金沙遗址为代表的高度发达的古蜀文明。卫聚贤在民国时期提出了著名的"巴蜀文化"，即指史前到先秦青铜文化时期之间存在于巴蜀的地方文化。古蜀文明与华夏文明、良渚文明并称为中国上古三大文明。

在商周时期，四川地区建立了由古蜀族为中心的蜀国，因此四川地区古称"蜀"。公元前256年，秦吞并古蜀国、古巴国，设置蜀郡和巴郡。巴和蜀两个部落在长期的演变进程中构成了一个以地缘、血缘和文化传统作为纽带的人文群体，"巴蜀"作为他们所在地域的称号（今四川省、重庆市）。宋真宗咸平4年（公元1001年），朝廷调整地方行政区划，巴蜀之地分为益州路、梓州路、利州路和夔州路四路，治理的地方分别在现在的成都市、三台县、汉中市和重庆市（原四川省奉节县）奉节县，总称"川陕四路"，简称

"四川路","四川"一词由此发端。自古巴蜀两地因地域接壤,经济文化往来密切,其间虽经历多次行政区划的变迁,但巴蜀每多联袂登台,四川也常常代表两地,至1997年3月14日,设立重庆直辖市,成渝两地成为西部龙头双子城市,这样的情况也常常一如既往,本文提及"四川"时亦不能免俗。

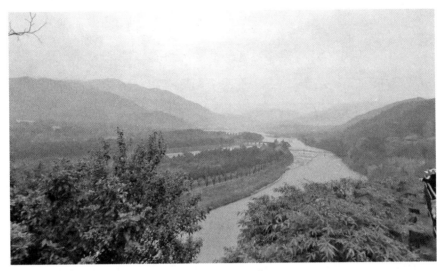

图2 都江堰全景图

四川人文文化的产生和发展,除了受到地理环境、历史变迁的影响外,也离不开与周边地域的交流,尤其是与中原腹地汉文化的交流。期间几次人口大迁徙的影响尤为深刻,以年代划分,依次是:

第一次:古蜀国时期

大约在4千多年前,四川地区进入了上古传说时期即古蜀国(相当于中原夏、商、周)时期,延续一千七百多年。由于该时期巴蜀尚未纳入华夏文明的核心圈,信史记载少。据东晋常璩的《华阳国志·蜀志》记载:"有蜀候蚕丛,其目纵,始称王。次王曰柏灌,次王曰鱼凫。""后有王曰杜宇,教民务农","会有水灾,其相开明决玉皇山以除水害。帝遂委以政事,法尧舜禅授之义,禅位于开明……开明位号曰丛帝。"通过这些史料及考古证据可知,古蜀国的朝代延续大体是:蚕丛氏、柏灌氏、鱼凫氏、杜宇朝、开明朝。

上古时期,古羌族生活在青藏高原,他们的一支向东迁徙,到达了横贯于陇南、川北部的岷山地区。杰出首领"蚕丛"在此诞生,带领族人养蚕和耕种,使部落进入了半游牧半农耕的生活,古蜀国"蚕丛氏"部落正式诞生。

商王朝多次与蚕丛氏发生战争,在殷墟的卜辞中出现了关于"征蜀""至蜀有事"的记载。公元前1613年,商君祖甲征伐蚕丛氏部落,蚕丛氏战败、首领战死岷山,族人顺岷江南迁避难,行至成都平原定居,通过捕鱼打猎、引水灌溉农田很快恢复了"元气",该时期的杰出首领被尊称为"柏灌"。

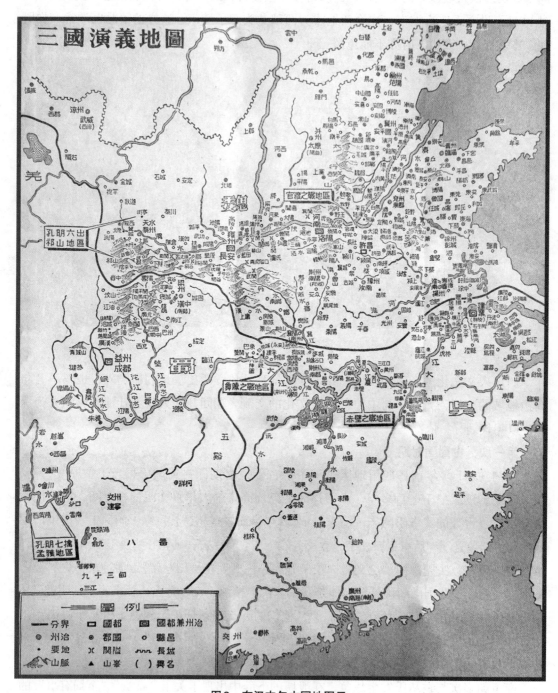

图3　东汉末年中国地图示

同时期，成都平原生活着另一个更庞大的土著氏族，他们以渔猎为生，水性好，作战勇猛，号称"鱼凫氏"。一山难容二虎，柏灌氏与鱼凫氏遂起战事，鱼凫氏获胜并统一成都平原，建立起鱼凫王朝。如今在成都平原东北部的四川广汉市三星堆遗址，发现大量与"鱼"和"凫（鸟）"相关的青铜器，此地可能曾为鱼凫王朝的都城。

商朝末年，杜宇从云南昭通一带率领部众进入成都平原打败了鱼凫氏，建立杜宇王朝，自号望帝，建都于郫。成都西郊的金沙遗址，很可能就是杜宇王朝的都城。杜宇王朝国力强盛，还参与了周武王伐纣的战役，《尚书》记载："武王伐纣实得巴蜀之师"。杜宇传位于治水有功的宰相鳖灵，鳖灵建立起更为强大的开明氏古蜀国。至此，古蜀国疆域"东接于巴，南接于越，北与秦分，西奄峨嶓"，成为中国西南的强国。

纵览古蜀国一千七百年的历史，是迁入部族与土著氏族的融合、氏族强盛带来的疆土扩张过程，成为四川历史上的第一次人口大迁移和融合。

第二次：秦汉时期

公元前316年，秦惠王派张仪、司马错等率领大军灭蜀并巴，成功建立统一的华夏。蜀地原有的政权体系解构，土著部落贵族外逃，秦国在此设巴郡、蜀郡，为开发蜀地，引导"秦民万家入蜀"。长期、大批的移民，将中原地区的先进文化和技术传入四川，对四川的发展与繁荣起到了极大地推动作用，促使青铜时代的古蜀文明逐步融入铁器时代的中华文明之中。比如，世代以冶铁为业的赵人卓氏、山东人程氏迁至蜀地后，蜀郡很快成为全国的冶铁中心之一，铁器行销各郡。秦国还派李冰父子修建"都江堰"水利工程，使成都平原农业得到飞速发展。四川地区逐渐在政治、经济、文化诸方面的发展水平都赶上并达到全国的先进水平。

"天府之国"的经济文化在汉代到达了一个繁荣的顶峰。蜀郡太守文翁创办官学，大力推行文教，同时社会经济也快速发展，完成与中华文明的融合，呈现"世平道治，民物阜康"的繁荣气象。人口的大迁移，又一次影响了四川历史的发展。

第三次：南北朝及唐宋时期

东汉末年到魏晋南北时期，四川多处于混乱之中。自公元221年刘备在成都称帝至隋开皇元年（581年）四川并入隋朝版图，短短360年间，四川地区先后受蜀汉、西晋、成汉、东晋、前秦、樵纵、南朝的宋、齐、梁，北朝的西魏、北周共11个政权的统治。四川人口最少时甚至减少到了20~30万户，经济凋敝。

进入隋唐后，蜀地政局相对稳定，吸引了大批汉族人口的迁入。玄宗天宝元年（742年），四川地区人口发展到约200万户，1000万口左右。成都平原成为当时全国经济文化最发达的地区，农业、手工业、商业、交通乃至文学艺术都可以与最繁荣富庶的江南地区相媲美，有着"扬一益二"的美誉。

唐末五代，割据蜀地的前、后蜀政权偏安西南，四川的社会经济得到了保护，至宋朝时愈加繁荣，南宋嘉定十六年（1223年），汉族人口的持续迁入和本土人口的快速增长，四川人口达到259万户，约1295万口，这个数字是19世纪初期以前四川历史上人口的最大值。四川成为当时经济最发达的地区之一，纺织业、茶马贸易、造纸印刷业驰名天下，诞生了世界上最早的纸币"交子"。

公元1023年成都发行世界最早的官方纸币"官交"。

第四次：元末明初时期

元末明初，四川人民先后经历了抗金战争、抗蒙战争，在抗蒙战争中，蒙古军先后三入成都，蒙古大汗蒙哥被击伤死于钓鱼城下，明人王维贤在《九贤祠记》提到："元法，军所至，但有发一矢相格者，必尽屠之。蜀人如余玠、杨立诸公坚守不下，故川中受祸独惨。"长期的战争导致经济衰败、人口锐减，元代四川地区的人口锐减到不足南宋时期的十分之一。吴昌裔在《论救蜀四事疏》谈及："沃野千里，荡然无民，离居四方，靡有定所，耕畴不辟，堰务不修，秋不得收，春不得种。"元末，红巾军农民大起义的烈火四处燃烧，随州（今湖北随州市）人明玉珍率军攻入四川，在重庆自称"陇蜀王"。明玉珍的"大夏"政权虽只存在了9年，却带来十几万湖北籍军队，不少湖广农民随之也进入"地广人稀"的四川地区开垦务农，如吴宽在《匏翁家藏集》卷四《刘氏族谱序》中所说："元季大乱，湖湘之人往往相携入蜀"，拉开了"湖广填四川"的序幕。

第五次：明清时期

明代初年，湖广地区的移民继续大量入川，明太祖洪武十四年（1381年），四川人口上升至146万，其中湖广移民成为这一时期所增加人口的主要部分。康熙七年（1668年），四川巡抚张德地在奏疏中记录："查川省孑遗，祖籍多系湖广人氏。访问乡老，俱言川中自昔每遭劫难，亦必至有土无人，无奈迁外省人民填实地方。"

明末清初，四川经历了长达30多年的连续战乱，遭受到了毁灭性的打击，其中主要包括：明末张献忠与南明军队战争；南明军队与清军战争；清初"三藩起义"及清廷灭三藩战争等。清初的《四川通志》记载："蜀自汉唐以来，生齿颇繁，烟火相望。及明末兵燹之后，丁口稀若晨星。"顺治十八年（1661年），四川全省人口仅16090户。康熙二十四年（1685年）仍只有18090户，估计全省在籍人口不足10万人。

经济的萧条促使清政府实行了一系列敦促流离它省的四川绅民回川、招民垦荒、鼓励湖广人入川的政策。清政府明令规定"各省贫民携带妻子入蜀开垦者，准其入籍。"康熙二十九年（1690），清政府又作了关于"以四川民少而荒地多，凡流寓愿垦荒居住者，将地亩给为永业"的规定。同年，还作了凡他省人民"在川省垦荒居住者，即准其子弟入籍考试分"的规定。并正式颁布了一份名为《康熙三十三年招民填川诏》的诏书，下令从湖南、湖北、广东等地大举向四川移民。至嘉庆时期，四川一共流入400多万人口，以成都为例，清末《成都通览》有记载："现今之成都人，原籍皆外省人。其中，湖北15%，湖南10%，河南、山东5%，陕西10%，云南、贵州15%，江西15%，安徽5%，江苏、浙江10%，广东、广西10%，福建、山西、甘肃5%。"这就是历史上著名的"湖广填四川"，这次人口大迁徙成就了现在"四川人"的重要部分。

第六次：抗日战争时期

1931年至1945年，在长达14年的抗日战争中，大量国土沦陷，国人纷纷入川。至设重庆为陪都时，入川人数达到高峰，动荡不安的局势迫使各路英才汇集四川。四川人在民族大义面前再次表现出了气节，抗战期间，四川共输送了大约350多万青壮年军人和8500多万石的粮食，占同期全国征兵总人数五分之一和全国征粮总数的三分之一。全国约有15万知识青年登记从军，四川一省有4万人以上，居全国第一。八年全面抗战国家总计支出14640亿元（法币），四川就负担了约4400亿元。

第七次：新中国时期

随着解放战争胜利，1949年12月27日，成都和平解放。解放大军将自己像种子一样，播撒在广袤的巴蜀大地这片热土上。

1964年8月，原中华人民共和国国家基本建设委员会召开一、二线搬迁会议，提出要大分散、小集中，少数国防尖端项目要"靠山、分散、隐蔽"（简称山、散、洞），三线建设宣告拉开帷幕。1965年2月，中央专门将西南三线建设委员会办公机构设在四川成都，四川由此成为三线建设的重点省份。大批原先位于大城市的工厂与人才进入西部山区，四川建设了一大批能源、原材料等基础工业。到1982年全省工业企业达到46339个，职工人数达到1033.09万人。三线建设改变了新中国工业分布格局，在四川地区初步建立起了一个现代化的、新兴的工业基地，为四川以后的现代化建设奠定了坚实基础。

1978年12月18~22日，中国共产党第十一届中央委员会第三次全体会议在北京举行，拉开了改革开放的大幕，2013年11月，《中共中央关于全面深化改革若干重大问题的决定》指出，要"创新人口管理，加快户籍制度改革，全面放开建制镇和小城市落户限制，有序放开中等城市落户限制，合理确定大城市落户条件，严格控制特大城市人口规模。"2014年7月30日正式发布《国务院关于进一步推进户籍制度改革的意见》，意见规定要进一步调整户口迁移政策，统一城乡户口登记制度，全面实施居住证制度，加快建设和共享国家人口基础信息库，稳步推进义务教育、就业服务、基本养老、基本医疗卫生、住房保障等城镇基本公共服务覆盖全部常住人口。到2020年，基本建立与全面建成小康社会相适应，有效支撑社会管理和公共服务，依法保障公民权利，以人为本、科学高效、规范有序的新型户籍制度，努力实现1亿左右农业转移人口和其他常住人口在城镇落户。

改革开放四十年来，四川经济蓬勃发展，高速公路、高速铁路、民航及水运交通跨越式发展，人口空前的大流动，上亿华夏儿女在中华大地迁徙，深远地影响四川乃至中国的格局和未来。

从上古时期的文明古蜀国到现代的四川省，川蜀地区经历了数次人口变迁，"凤凰涅槃、浴火重生"，造就了天府之国。四川历史就是一部移民史，现今的川人大都是"外来人口"，我科赵珏医生家谱记载其先祖元代即来嘉定州（现四川省乐山市）定居，已是"资深"川人。四千多年以来，巴蜀大地始终张开她温暖的怀抱，接纳、哺育着一代又一代"移民"，正所谓"一方水土养一方人"，来到了天府之国，这方热土就会将你养成"四川人"，华阳国志载蜀人"君子精敏"、"好美食"，直到今日这些特质也未曾改变。勤劳勇敢、乐观上进、才思敏捷、热爱生活、深明大义一直是四川人的标签。

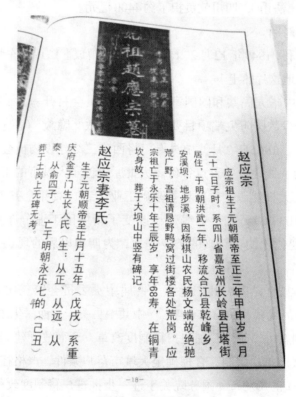

图4　赵珏医生家谱

二、物华天宝，道地药材丰富

在历次的政权更迭、移民浪潮中，多种民族地域文化交汇融合，但传统巴蜀文化并未消失，而是内化到新时期的巴蜀文化之中。其精神底蕴仍然具有浓郁的巴蜀特色，与中原文化等碰撞交融，扩大了巴蜀文化的外延和内涵，四川中医药的发展当然也概莫如是。天府大地素有"中药之库，中医之乡"之称，实源自这样的地理环境、对外交流、人口迁徙所孕育和不断创新的巴蜀文化。

中医人很早就意识到药材种植的环境对药效的影响，唐代孙思邈《千金翼方》载有

"药出州土"一章，为我国最早归纳药材产地的文献。"道地"一词源于明代《本草品汇精要》。

道地川药特指产于四川省内的一批野生或栽培的著名优质中药材。根据四川省的特殊地理位置，将省内药材产区大致分为：盆地中央药材生产区、盆地边缘山地药材生产区、攀西地区药材生产区和川西高山峡谷药材生产区。

著名的川产道地药材在古本草中均有考证，包括川芎、川乌（附子）、川牛膝、丹参、半夏、天麻、泽泻、杜仲、麝香等。其中麝香等为名贵稀有品种；川芎、川乌（附子）、川牛膝等为地产特有品种；泽泻、天麻、杜仲、半夏等以品质优良著称。川产道地药材储量在全国亦具有举足轻重的地位，如川芎占全国85%以上的市场份额；川牛膝、半夏、天麻、杜仲等也占据全国蕴藏量的50%~80%。

川芎，川芎栽培历史始于北宋，南宋范成大在《关船录》开始记载灌县（今都江堰市）栽培川芎；苏轼开封为官时，在自家花园种植川芎、白芷等中药以自娱，并赋诗以道其用，兼以自比："芎䓖生蜀道，白芷来江南。漂流到关辅，犹不失芳甘"。民国《灌县志·食货书》明确了川芎集中产于都江堰市（原四川省灌县）石羊场一带，即都江堰市为川芎的道地产区。

川附子，唐代《新修本草》云："天雄、附子、乌头并以蜀道锦州、龙州者佳，江南来者全不堪用。"明代李时珍云："出彰明者即附子之母，今人谓之川乌头也。"并引用杨天惠《彰明附子记》描述："彰明领乡二十，惟赤水、廉水（今让水）、会昌（今彰明）、昌明（德胜）产附子，而赤水为多。"《药物出产辨》谓："附子和川乌产四川龙安府江油县。"苏颂云："五者并出蜀土，都是一种所产，其（附子）种出于龙州（今平武县一带）……绵州彰明县种之，惟赤水一乡（今江油河西一带）者最佳。"由此可见，附子自古道地产区为古称彰明县（现四川省江油市）。

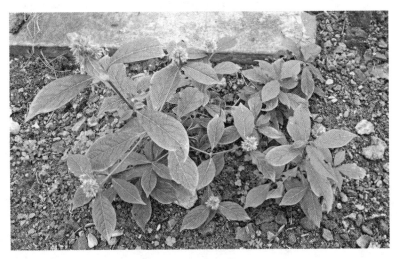

图5　川牛膝

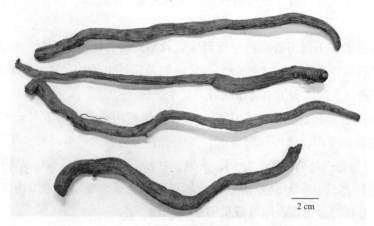

图6　川牛膝成药

　　川牛膝，明代《本草纲目》记载："牛膝处处有之，谓之土牛膝，不堪服食，惟北土及川中人家载莳者为良。"根据时珍记载，表明牛膝自明代开始就有种植，而且根据古今四川省栽培牛膝情况分析，基本可以确定是川牛膝，四川省雅安天全、宝兴两县是公认的传统道地产区。

　　泽泻，《中国道地药材原色图说》记载：泽泻主要在福建、四川、江西栽培，商品分建泽泻（福建产）和川泽泻（四川产）。《中国药材学》亦记载泽泻主要栽培于福建、四川和江西，以建泽泻、川泽泻产量最大。又据《中国土产总览》记载，抗日战争以前，川泽泻外销旺季时，最高产量达600吨。

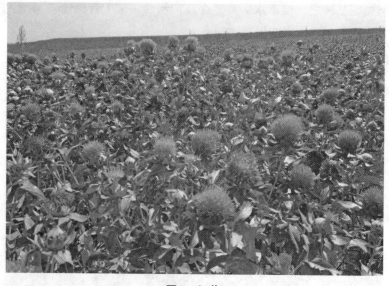

图7　红花

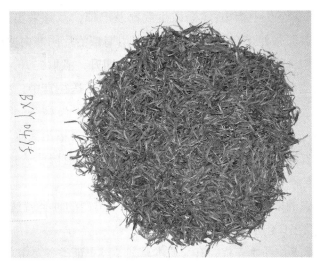

图8 红花成药

红花,《药物出产辨》记载:"以四川、河南、安徽为最。相当于川、怀、杜红花,最红艳,质量最佳。"四川种植红花始于公元122年西汉,即张骞第二次出使西域,由西南进发,带红花种子入川,种于简阳等地。据清乾隆年间《简阳州县》记载:简阳四野开花……州花染彩。说明了简阳为红花传统道地产区。目前红花主产于成都市简阳、资阳市、乐至县及安岳县等地,销本地和国内各省区。简阳产红花色泽鲜艳,质优,在国内享有盛誉。

半夏,据《南充县志》《阆中县志》和《地区医药志》记载:清代嘉庆二十五年(1820)前,南充盛产的63种药材中,以半夏、僵蚕有名气;据1951年《中国土产宗览》记载:1936年全省产半夏就达600吨。

天麻,《名医别录》曰:"生陈仓(今陕西宝鸡)川谷、雍州(今陕西凤翔)及太山少室(今河南登封)。"《开宝本草》记载:"生郓州(今山东境内)、利州(今四川广元市、旺苍县一带)、太山、劳山诸处。"《药物生产辨》记载:"四川、云南、陕西、汉中所产者佳。"根据上述本草文献记载,天麻产区主要包括四川、云南、陕西、山东、河南等省,而以四川产量最大。

杜仲,清代郑肖岩谓:"四川绥宁者最佳,巴河产者亦佳。"《通考》谓:"杜仲青川者佳。"《药物出产辨》载:"产四川贵州为最。"说明四川为杜仲道地产区之一。四川杜仲有川杜仲之称谓,其加工后具"张大皮细,肉厚"等特点,在国内外久负盛名。

牡丹皮,《名医别录》记载:"牡丹生巴郡山谷及汉中(今陕西境内)。"《日华子本草》曰:"巴、蜀、渝、合州者上,海盐者次之。"《本草品汇精要》记载:"巴蜀、剑南、合州、和州、宜州为道地。"《唐本草》载:"生汉中、剑南(今四川成都及其附近地区)。"

花椒，《神农本草经》中指出："蜀椒生武都及巴郡，八月采实，阴干。"可见花椒原产于四川。汉代名医张仲景在《金匮要略》中用蜀椒治疗阴寒内盛的腹痛，代表方是"大建中汤"："蜀椒，干姜，人参，右三味，以水四升，煮取二升，去滓，……"。《汉源县志》记载，在唐朝元和年间，汉源花椒就作为贡品送往宫中，称为"贡椒"。宋代《太平寰宇记》记载："黎州，汉源郡，今汉源县，土产：红椒"。北魏著名农学家贾思勰在他的百科全书《齐民要术》中记载，"蜀椒出武都，秦椒出天水"。由此可见，花椒的道地产区在四川省汉源县。现代药理研究表明，花椒具有降脂、止痛的作用，可用于心血管及消化系统疾病中。

在全国重点普查的430种中药材资源中，四川省出产的种类就达383种，储量丰富，对全国药材的使用及出口创汇起到举足轻重作用。

四川历史上本草著作汗牛充栋，有《蜀本草》《经史证类备急本草》《彰明附子记》、《草木便方》等，近现代中药学学者也鸾翔凤集，例如凌一揆、雷载权、张廷模等本草专家。

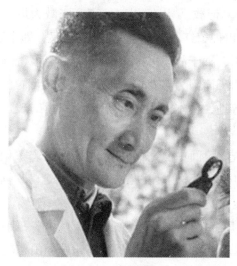

图9　凌一揆

凌一揆，成都中医药大学教授、博士研究生导师，全国著名中医药巨擘，中药学高等教育与系统中药学创始人。全国政协第七届全国委员会委员、九三学社中央委员会委员及四川省委员会副主任委员、成都市第十一届人民代表大会常委会副主任委员。任第一、二届国务院学位委员会中医学科评议组召集人、成员，全国高等院校中医药教材编审委员会主任，国家科委中医学中药学学科评审组委员等学术职务。凌一揆于1956年5月调任成都中医学院，和李斯炽一起成为建院元老。凌一揆在世时一直是高等中医药院校教材《中药学》的主编，另外著有《中药学讲义》《中医常用名词解释》《神农本草经讲义》《方剂学》《中药方剂临床手册》《中医方剂学》《本草纲目校补》《中医食疗学》等。他所撰写的"中药十八反研究"等论文13篇，均具有独特见解。凌一揆重视中药科研工作，从1975年开始主持编写《中国药典》川药部分，并多次亲自参加野外考察，主持了"川产道地药材系统研究"、国家中医药管理局"七五"重大课题"解表方药研究"等。凌一揆所倡导的系统中药学思想在国内外享有盛誉，多次受邀参加国外的学术访问、考察、讲学等，可见其为扩大中医药的国际影响作出了巨大贡献，为中医药学争得了荣誉。

为了更好地发展川产道地药材，国家"十五"期间在四川正式启动了全国第一个中药现代化科技产业（四川）基地药材生产体系建设，对解决"大健康"时代背景下如何提供安全、有效、质量稳定的中药材及其可持续发展具有重要意义。

川产道地药材种植历史悠久，有近2000年的历史。古籍对川药的种植、加工、组方成药、流通等均有详细的记载。川人以其孜孜不倦、勤奋好学、勇于创新的精神，传承了川药的资源优势，诠释了川药的学术内涵，利用现代技术，实现中药材种植的规范化、现代化与产业化。同时积极地开展资源普查，同时制定了中长期发展规划，推进了一批重点项目，包括中药种质资源库、中药材种子种苗基地、中药原料质量检测技术服务中心建设。使川药文化历经千年薪火相传。

四川中药材的加工业同样历史悠久，远在唐代就有了药材加工的记载，在历代川派中医名家的著作中均有体现。丰富的药材资源也为四川省中药饮片、中成药等的发展创造了得天独厚的条件，较大幅度地提升了四川省中药产业的现代化水平。

三、地灵人杰，历代名医辈出

巴蜀大地独特的自然环境和社会文化的长期浸润和积淀，四川历朝历代名医辈出，学术繁荣。

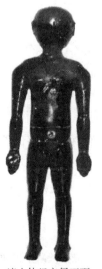 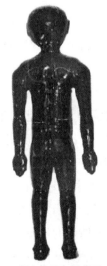

漆人体经穴俑正面　　　　漆人体经穴俑背面

图10　漆人体经穴俑

2013年，在成都老官山出土了汉代针灸漆人，是我国考古史上首次发现带有"心""肺"等线刻小字的人体经穴髹漆人像，是迄今我国发现最早、最完整的经穴人体医学模型，其精美程度令人叹为观止。天回镇老官山出土汉简经过成都中医药大学研究团队6年多艰苦细致的整理研究，已完成医简的释文、注释和学术源流的考证，近1100支医简，书写文字多达25000余字，包括了《五色脉诊》（原有书名）《敝昔医论》《脉死候》《六十病方》《病源》《经脉书》《诸病症候》《脉数》等8种医书。研究者反复求证判断它们属于扁鹊医学，确信即司马迁《史记·扁鹊仓公列传》中扁鹊、仓公所传之医书，汉景帝时由齐鲁传入蜀地。其重要的研究成果《天回医简》由国家文物出版社正式出版。这些研究印证中华医学的博大精深、源远流长，也印证了"扁鹊"的学术思想在汉代就传播到了四川。

四川山清水秀，名山大川遍布，道教的发祥地青城山、鹤鸣山就坐落在成都市。自东汉以来，历经2000多年，不仅道家思想得到传承，道医也逐步启蒙。"道生一，一生二，二生三，三生万物。万物负阴而抱阳，冲气以为和"，"人法地，地法天，天法道，道法自然"，"天之道，利而不害。人之道，为而不争"等思想影响深远。道家注重炼丹和养生，历代蜀医多受其影响，一些道家也兼行医术，如晋代蜀医李常在、李八百，宋代皇甫坦，以及明代著名医家韩懋（号飞霞道人）等，可见丹道医学在四川影响深远。

川人好美食，以麻、辣、鲜、香为特色的川菜享誉国内外；川人主张劳逸结合，养生学派也因此产生。"长寿之神"彭祖，据《华阳国志》载，"彭祖本生蜀"，"彭祖家其彭蒙"，由此推断，彭祖家在彭山，晚年也落叶归根于斯，死后葬于成都彭山县彭祖山。彭祖的长寿经验在于注重"导引"养生锻炼，是我国气功的最早创始人，他的健身法被后人写成《彭祖引导法》；他善烹饪之术，创制的"雉羹之道"被誉为"天下第一羹"，屈原在《楚辞·天问》中写道："彭铿斟雉，帝何飨？受寿永多，夫何久长？"反映了彭祖在推动我国饮食养生方面所做出的贡献。五代、北宋初年，著名的道教学者四川安岳人陈希夷，著有《指玄篇》《胎息诀》《观空篇》《阴真君还丹歌注》等，他注重养生，强调内丹修炼法，将黄老的清静无为思想、道教修炼方术和儒家修养、佛教禅观会归一流，被后世尊称为"睡仙""陈抟老祖"。现安岳县有保存完整的明代陈抟墓，有陈抟的《自赞铭》，为全国独有的实物。

宋代四川成都人著名医家史崧献出了家藏的《灵枢》，校正并音释，名为《黄帝素问灵枢经》，由朝廷刊印颁行。可以说没有史崧的家藏和胸怀就没有完整的《黄帝内经》，其为中医学发展作出了不可估量的贡献。

由此，中国古代三大中医学起源——发源于陕西等西部地区以神农、伊尹为代表的汤液医学；发源于湖北，四川等中西部地区以黄帝、彭祖为代表的导引医学；发源于山东等东部地区以伏羲、扁鹊为代表的经脉医学，均传入四川，并在巴蜀大地包容兼蓄，孕育产生了一大批名医大家。

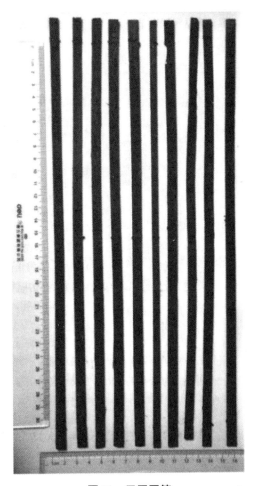

图11 天回医简

据历史文献记载，自汉代至明清，见诸文献记载的四川医家有1000余人，川派中医药影响医坛2000多年。

汉代以涪翁、程高、郭玉为代表的四川医家，奠定了古蜀针灸学派。涪翁为四川绵阳人，曾撰写针经，开巴蜀针灸先河，影响深远。郭玉曾任汉代太医丞，擅长于脉理，史称"多有疗效，帝奇之"。郭玉之师程高，同样都是享有盛誉的名医。

唐代杜光庭著有脉学专著《玉函经》3卷，后来王鸿骥的《脉诀采真》、廖平的《脉学辑要评》、许宗正的《脉学启蒙》、张骥的《三世脉法》等，均为脉诊的发展作出了贡献。唐代四川成都人昝殷，精通医理，通晓药物学，擅长妇产科。唐大中年间，他将前人有关经、带、胎、产及产后诸症的经验效方及自己临证验方共378首，编成《经效产宝》3卷，是我国最早的妇产科专著。加之北宋时期的著名妇产科专家杨子建（四川青神县人）编著的《十产论》等一批妇产科专论，奠定了巴蜀妇产学派的基石。

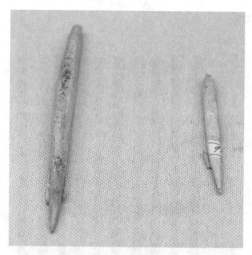

图12 成都中医药大学校博物馆馆藏 针砭

宋代，以四川成都人唐慎微为代表撰著的《经史证类备急本草》，集宋代本草之大成，促进了本草学派的发展。宋代是巴蜀本草学派的繁荣发展时期，陈承的《重广补注神农本草并图经》，孟昶、韩保昇的《蜀本草》等，丰富和发展了本草学说，明代李时珍的《本草纲目》正是在此基础上产生的。

宋代也是巴蜀医家学术发展最活跃的时期。除了著名医家史崧外，还有虞庶撰著的《难经注》、杨康侯的《难经续演》，为医经学派的发展奠定了基础。

宋代四川眉山人史堪，为政和年间进士，官至郡守，是宋代士人而医的代表人物之一，与当时的名医许叔微齐名，其著作《史载之方》为宋代重要的名家方书之一。同为四川眉山人的宋代大文豪苏东坡，也有《苏沈内翰良方》（又名《苏沈良方》）传世，是宋人根据苏轼所撰《苏学士方》和沈括所撰《良方》合编而成的中医方书。加之明代韩懋的《韩氏医通》等方书，一起成为巴蜀医方学派的代表。

以回阳救逆、破阴除寒的附子为代表的川产道地药材，既为中医治病提供了优良的药材，也孕育了以附子温阳为大法的扶阳学派。清末四川邛崃人郑钦安提出了中医扶阳理论，以其所著的《医理真传》《医法圆通》《伤寒恒论》为奠基，开创了以运用附、姜、桂为重点药物的温阳学派。

清代西学东进，受西学影响，中西汇通学说开始萌芽，四川成都人唐容川以敏锐的目光捕捉西学之长，融汇中西，撰著了《血证论》《医经精义》《本草问答》《金匮要略浅注补正》《伤寒论浅注补正》，后人汇为《中西汇通医书五种》，成为"中西汇通"的第一种著作，被誉为"我国中医界明确提出中西医汇通口号之第一人"，也是后人将主张中西医兼容思想的医家称为"中西医汇通派"的由来。

中华人民共和国成立后，历经沧桑的中医药学，受到了党和国家的高度重视，在教育、医疗、科研等方面齐头并进，一大批中医药大家焕发青春，在各自的领域里大显神通，中医药事业欣欣向荣。

四川中医教育的奠基人李斯炽先生，在1936年创立了"中央国医馆四川分馆医学院"，简称"四川国医学院"。该院为国家批准的办学机构，虽属民办但具有官方性质，是成都中医学院（现成都中医药大学）的前身，汇集了当时一大批仁人志士，如内科专家李斯炽、伤寒专家邓绍先、中药专家凌一揆等，还有何伯勋、杨白鹿、易上达、王景虞、周禹锡、肖达因等一批蜀中名医，可谓群贤毕集，盛极一时。共招生13期，培养高等中医药人才1000余人，这些人后来大多数都成为中华人民共和国成立后的中医药领军人物，成为四川中医药发展的功臣。

1955年北京成立中医高等院校、科研院所后，为了充实首都中医药人才的力量，四川一大批中医名家进驻北京，为国家中医药的发展作出了巨大贡献，也展现了四川中医的风采，如蒲辅周、任应秋、王文鼎、王朴诚、王伯岳、冉雪峰、杜自明、李重人、叶心清、龚志贤、方药中、沈仲圭等，各有精专，影响广泛，功勋卓著。1956年在全国西、北、东、南各建立了一所中医学院，即成都、北京、上海、广州中医学院。成都中医学院成立后，在原国医学院的基础上，又汇集了一大批有造诣的专家学者，如内科专家彭覆祥、冉品珍、彭宪章、傅灿冰、陆干甫；伤寒专家戴佛延；医经专家吴棹仙、李克光、郭仲夫；中药专家雷载权、徐楚江；妇科专家卓雨农、曾敬光、唐伯渊、王祚久、王渭川；温病专家宋鹭冰；外科专家文琢之；骨、外科专家罗禹田；眼科专家陈达夫、刘松元；方剂专家陈潮祖；医古文专家郑孝昌；儿科专家胡伯安、曾应台、肖正安；针灸专家余仲权、薛鉴明、李仲愚、蒲湘澄、关吉多、杨介宾；医史专家孔健民、李介民；中医发展战略专家侯占元等。真可谓人才济济，群星璀璨。鉴于篇幅有限，本文仅介绍萧龙友、方药中、李斯炽、郭子光四位作代表。

北京四大名医之首的萧龙友先生（1870年2月13日至1960年10月20日），出生于四川雅安、祖籍四川三台县，1892年在川中诊治流行病霍乱时声名鹊起，1897年赴京科考取得贡生，官至民国财政、农商部秘书。他在仕途中从未间断学习研究中西医学，1930年和施今墨、孔伯华等人自筹资金，创办了"北平国医学院"，出任董事长，培养了大批中医人才，是近现代中医教育的先驱。新中国成立时虽年近八旬，仍壮心不已，将自己别号"息翁"改为"不息翁"。他担任全国第一、二届人大代表、中医研究院名誉院长等职。他大力倡导中西医结合，在《整理中国医学意见书》中提到："医药为救人而设，本无中西医之分"。1956年根据萧龙友的提议，在北京、上海、广州、成都成立了四所中医学院，对推动建立现代中医药高等教育居功至伟。萧龙友是中医界最早的学部委员（1955年）、中央文史馆馆员（1951年），集医道、文史、书法、收藏等于一身，是中医界难得的全才，其厚重的人文功底、精湛的医术、精美的书法、高尚的品德，可谓"厚德载物"的典范。2010年9月9日，故宫博物院在北京为萧龙友先生诞辰140周年、逝世50周年，隆重举办了"萧龙友先生捐赠文物精品展"，以缅怀和表彰先生的收藏鉴赏水平和拳拳爱国情怀。萧龙友先生是一代举子、一代儒医，精通文史，书法绝伦，是中国近代史上中医界的泰斗、国学家、教育家、临床大家，是四川的骄傲，也是我辈的楷模。

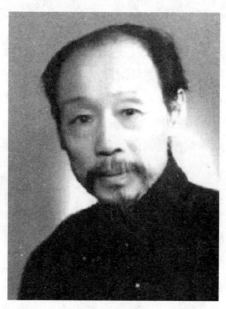

图13　萧龙友

方药中（1921年10月14日~1995年3月3日）重庆人，（原四川省重庆市人），原名方衡。幼年诵经习儒，深受我国传统儒学教育的影响；1940年师从清代著名医家陈修园后裔陈逊斋学习中医，更名为"方药中"，取"要一生沉潜于方药之中"，"方药必能中病"之意以自勉。1952~1957年，考入北京大学医学院医疗系学习西医五年，毕业后分配到中医研究院（现为中国中医科学院）一直从事临床、教学、科研和管理工作。二十世纪五六十年代，承担了卫生部举办的"西学中"高级班及协和、北医、军事医学科学院等十个单位的"西学中班"教学工作。1975年筹建创办全国中医研究班，1978年中医研究院研究生班正式开班，他长期主持工作。1981年国务院学位委员会授予方药中"中医基础理论"首批唯一一位博士生导师。他既接受了中医传统的师带徒教育，又接受过西医正规的院校教育，从而使他在教育思想方面能够兼纳中西，推陈出新。在中医研究生教育方面，提出了"不拘一格、宽严结合、学历与实践并重"的人才选拔措施；开拓性设计课程体系；"自学为主、提要钩玄"的全新教学方法；倡导广纳百川、学术争鸣等一系列新的教育理念，并进行了创新性实践，使研究生班赢得了"中医之黄埔"、"岐黄之杏坛"的美誉。方药中一贯主张中医学的理论体系与临床体系是中医学的两大学术支柱，他历时4年著成《黄帝内经素问·运气七篇》一书（与许家松合著），做到逐句讲解、逐段述评、逐篇小结，联系临床应用，成为唐代王冰补注"运气七篇"以来的第一个全文讲解本；他创立了辨证论治新模式，著述《辨证论治研究七讲》，提出了"辨证论治五步法"。他发表了《论中医理论体系的基本内涵及其产生的物质基础》一文，首次全面、系统、明确地阐述了中医学理论体系的基本内涵，提出中医理论体系产生的物质基础是"候之所始，道之所生"。并先后出版了多种专著，在国内外发表140多篇学术论文，共约400万字。为了宣扬中医学术，他走遍中华大地并多次出国讲学，受到了中外学者的广泛尊重和赞誉。方药中曾任中国中医研究院研究生部主任、西苑医院副院长等职。于1990年被国务院授予有突出贡献的专家，同年获"阿尔伯特爱因斯坦世界科学奖"荣誉证书。方老终其一生对中医药赤胆忠心，坚定无畏地捍卫中医事业，在中医这片沃土上，他是一位辛勤的耕耘者，奋力的奉献者，学术的开拓者。

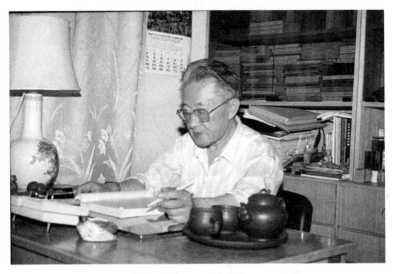

图14 方药中

　　李斯炽（1892~1979年），四川省成都市人。1915年毕业于成都高等师范学校（现四川大学）理化系，留校任理化助理，立志献身于中医事业。早年师从成都名医董稚庵，尽得其传。30年代初，有感于医道衰微，遂立志以振兴祖国医学为己任。积极参加反对"废止中医提案"的斗争，倡导并组建医药学术团体，创办中医刊物，建立国医学院，为四川地区造就了一批骨干力量。建国后，历任成都市卫生工作者协会宣教部长、成都中医进修学校班主任，四川医学院（今四川大学华西医学院）中医教研组主任等职。1958年，李斯炽先生成为成都中医学院的第一任院长，由周恩来总理亲自任命。六十年间，结合教学和临床，对古典医籍进行了深入的研究，著有《中医内科杂病》、《医学三字经浅释》、《运气学说管窥》、《素问玄机原病式初探》、《实用内经选释义》、《李斯炽医案》（一、二辑）、《医学歌诀三种》等二十余种。先生善于读书，不泥于古，他认为刻苦读书为学医首要关键，强调读书贵在明理。他认为学中医要有四不怕，才能有所收获，即"不怕难治之病，不怕难答之题，不怕难讲之课，不怕难写之文"。在学术思想上主张诸家兼采，推陈致新。他认为治疗应把握本病突出证型，分别选用各家之法。对证型复杂者，还可综合选用数家之法。他在临床上则主张"理宜精，法宜巧，方宜平，效宜稳"，对于各种疑难杂症，常以"四两拨千斤之法"取得显著疗效。李斯炽曾先后当选为第二、三届全国人民代表大会代表，第五届全国政协委员，并曾荣获中华人民共和国卫生部颁发的金质奖章。李斯炽先生致力于中医人才培养，除主持教务工作外，还亲自编写教材，讲授《内经》《金匮》《中医内科》等课程，培养了一大批中医人才，其中包括后来担任成都中医学院副院长、名誉院长的凌一揆教授等知名中医药专家，为我国现代中医药高等教育事业的发展作出了重要贡献。

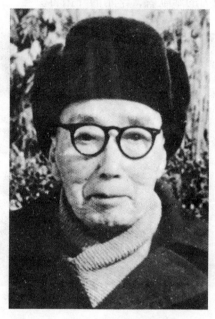

图15　李斯炽

　　郭子光（1932~2015年），生于四川省荣昌县郭氏中医世家。年幼便刻苦学习，勤学好问的他成为老师们的"爱生"，其师曾赠言："为学如逆水行舟，不可一篙放缓"，此言成为他终身治学的信条。1947~1951年，他中学肄业后读私塾1年，后师从舅父廖济安习医3年，承袭家学，为其未来的医学成就奠定了坚实的中医临床基础。1952~1955年，他悬壶乡里，小有名气，后任县城关医院主任。1953年，在西南军政委员会卫生部中医进修学校专修班结业。1956年，就读于成都中医学院（现成都中医药大学）医学系本科，受到了众多名老前辈的教诲。1960年，毕业后留校任教，从事中医内科、伤寒、各家学说、养生康复等课程的教学、临床及科研工作近60年。在国内外发表医学论文150余篇，撰写、主编或编著出版医学专著15部，参与编写的著作20余部。代表作有：《伤寒论汤证新编》《现代中医治疗学》《日本汉方医学精华》《郭子光养生新论》《郭子光临床经验集》等。他对于把中医固有的理法方药在临床上发挥现实价值颇有建树，擅长中医内科疾病，尤其留心研究心脑血管疾病、外感疾病和血液疾病、肾病以及癌症的中医诊治。

总结出"人–症–病–证相结合"的诊疗原则和临证必须遵循的8个治疗步骤供临床应用。他提出"病理反应层次"学说解释六经方论,被认为是伤寒新说;提出创立"六经辨证新体系"作为发展伤寒学说的远景目标。在全国率先开拓中医康复学科领域,提出创立"现代中医康复学"的框架构想。提出"三因鼎立"学说,被认为是对中医病因发病学的完美概括。2009年郭子光被评选为我国首届国医大师。他是中国杰出的中医大家,他丰富的学术思想,诲人不倦的教学态度,高山仰止的人格,堪为"杏林楷模,国医之光",给我们留下了宝贵的精神财富。

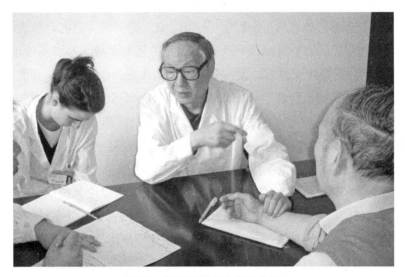

图16 郭子光教授生前工作照

四、中医心病学的发展

中医心病学是中医学专门研究心系病证的临床学科,是研究心的生理功能紊乱,以及心与其他脏腑关联异常所导致疾病的病因、病理变化规律、诊疗方案、用药特点和护理康复、预防调摄、保健养生的新兴学科,是中医内科学重要的组成部分。从中医角度来讲心病有三方面:一是与心主血脉相关的疾病,包括现代医学的心血管系统疾病;二是与心藏神明相关的疾病,包括现代医学的某些高级神经系统病变;三是心与其他脏腑相关的疾病,"心为君主之官",心的功能失调会诱发其他脏腑疾病。总之是病在心而密切关联脾胃、肾、肝、肺等脏腑之全身性疾病。

祖国医学认为,心主血脉,主,有主持、管理之意。血,指血液,是人体重要的营养物质。脉,指经脉,为气血运行的通路,中医又称为"血府"。所谓心主血脉,指心脏推动血液在经脉内运行的生理功能,包含了心主血和心主脉两个方面。

心主血,即心能推动和调控血液的运行和生成,以输送营养物质于全身脏腑形体官窍。心主血首先体现在心脏正常搏动推动血液输布全身,发挥血的濡养作用。而心脏的正常搏动，主要依赖于心气。心气充沛，心脏搏动有力，推动和调节血液正常地输布，营养全身，而呈现面色红润光泽。故《素问·五脏生成篇》说："诸血者，皆属于心。"王冰注云："肝藏血，心行之。"心主血的另一个体现是心有生血作用，指饮食水谷经脾胃之气的运化，化生水谷精微，水谷之精再转化为营养物质入脉，经心而化为血，即《血证论》所言："火者，心之所主，化生为血液以濡养周身。"《黄帝内经素问直解·五脏生成》谓："心为君主，奉心化赤，故诸血者皆属于心。"可见，心有总司一身血液的运行和生成的作用。

心主脉，即心能推动和调控心脏的搏动和脉道的运行，使脉道通利，血流通畅，营养物质输送于全身脏腑形体官窍。《素问·阴阳应象大论》谓"心之合脉也"，心脏位于胸中，有经脉与之相连。心、脉形成一个密闭循环的运行系统，心脏不停地跳动，通过经脉把血液输送到各脏腑组织器官，发挥营养和滋润作用，以维持人体正常的生命活动，即心能推动和调控血液的运行和生成，以输送营养物质于全身脏腑组织器官。心脏有规律地跳动，与心脏相通的脉管亦随之产生有规律的搏动，称之为"脉搏"。在人体的某些部位，可以直接触及脉搏的跳动，例如在颈侧部（人迎脉）、腕部（寸口脉）、足背部（趺阳脉）均可触及脉跳。心脏的搏动，还可以在左乳下触及，中医将此部位称之为"虚里"。《素问·痿论》说："心主身之血脉。"《素问·六节藏象论》说："心者，其充在血脉。"即是针对心脏、脉和血液所构成的一个相对独立系统而言，此系统的生理功能，都由心所主，都有赖于心脏的正常搏动，均依赖于心气的作用。在生理情况下，人的心气强健，推动血液运行的生理功能正常，气血运行通畅，全身的生理功能正常，表现为面色红润而有光泽，脉搏节律均匀，和缓有力。

中医理论还认为心藏神，主神明。《素问·灵兰秘典论》"心者，君主之官也，神明出焉"；《素问·宣明五气》："五藏所藏，心藏神……"；《素问·本病论》："心为君主之官，神明出焉，神失守位，即神游上丹田。"；《灵枢·邪客》："心者……精神之所舍也。"。

经络学是中医理论的核心之一，经络具有联络和沟通的作用。人体的五脏六腑、四肢百骸、五官九窍、皮肉筋骨等组织器官通过经络的联系而构成一个有机的整体，完成正常的生理活动。心脏亦是如此，与之相连的经络主要包括手少阴心经和手厥阴心包经。

《灵枢·经脉》记录，心手少阴之脉，起于心中，出属心系，下膈，络小肠。其支者，从心系，上挟咽，系目系。其直者，复从心系，却上肺，下出腋下，下循臑内后廉，行太阴、心主之后，下肘内，循臂内后廉，抵掌后锐骨之端，入掌内后廉，循小指之内，出其端。作为心的脏，与人体各部分之间，有着密切的联系。以脏腑为本，经络为体，手少阴心经就通过经络的循行，把心与体表、内部沟通起来。心经起于心中，属心系，下膈，络小肠。以完成心与小肠相表里的联系。

《灵枢·经脉》还记载，心主手厥阴心包络之脉，起于胸中，出属心包，下膈，历络三焦。其支者，循胸出胁，下腋三寸，上抵腋下，循臑内，行太阴、少阴之间，入肘中，下臂，行两筋之间，入掌中，循中指，出其端。其支者，别掌中，循小指次指出其端。心包在传统医学又称为心包络，是心的外围组织。虞抟在《医学正传·医学或问》中说："心包络，实乃裹心之膜也，包于心外，故曰心包络也，其系与三焦之系连属。"心包络，又称之为膻中。赵献可《医贯·内经十二官论》说："心之下有心包络，即膻中也，象如仰盂，心即居于其中"。心包通过自身的经络循行，即手厥阴心包经：起于胸中，属心包，下行，依次络于上、中、下三焦。完成了通过经络心包与三焦相表里的联系。

2019年国际顶级医学期刊JAMA Internal Medicine（《美国医学会杂志·内科学》，影响因子20.786）刊登了来自成都中医药大学教授梁繁荣团队的题为《针刺作为辅助疗法治疗慢性稳定型心绞痛：一项随机临床试验》的原创论著。该文通过404例随机临床试验研究证实了针刺作为抗心绞痛药物的辅助疗法对改善患者心绞痛发作次数和程度疗效确切，安全性好。

《素问·六节藏象论》说："心者，生之本，神之变也，其华在面，其充在血脉，为阳中之太阳，通于夏气。"这是对心的生理功能及特性的简要概括。

五脏中的心居诸脏之首，位于胸中，在外有心包围护。心的形态和位置，古代医家早有描述。《类经图翼·经络》曰："心居肺管之下，膈膜之上，附着脊之第五椎……心象尖圆，形如莲蕊……心外有赤黄裹脂，是为心包络。"即由心、脉、血、舌、面、小肠、手少阴心经、手厥阴心包经及与阴阳五行（心为阳中之阳，五行属火）、夏季等自然的对应关系，构成了中医学心藏体系，简称心系，包括心主血脉、心藏神两大功能。

心为五脏之一，位于胸腔偏左，横膈之上，肺之下，外有心包络裹护，内有孔窍相通。圆而下尖，形如莲蕊。心与小肠、脉、面、舌等构成心系统。心的五行属性属火，在阴阳属性中被称为"阳中之太阳"，心的主要生理功能为主藏神与主血脉，心与六腑中的小肠互为表里。其在体合脉，在窍为舌，其华在面，与自然界夏气相互通应。总之，心是五脏中一个重要的脏器，为五脏六腑之大主，其主要生理功能是主血脉并主神志。

《素问·灵兰秘典论篇》说："心者，君主之官也，神明出焉。"《灵枢·邪客》曰："心者，五藏六府之大主也，精神之所舍也。"都指出"心"不仅是脏腑形体之主，而且是精神心理的核心；不仅控制着各生理过程，且主宰着精神心理。生理和心理两大功能正是借助"心"，被有机地整合成一体。

至少从秦汉以来，中医理论认为脏腑气血的各项功能活动，都受制于"心"；在"心"的主导协调下，各项生理功能才能正常发挥，各生理过程之间才能和谐。心与其他脏腑相互配合、相互影响，共同构成有机整体。心与肺的关系主要表现在气与血、血液运行与呼吸运动方面，心肺同居上焦，心主血，肺主气；心主行血，肺主呼吸，肺气助心行血，即所谓"气为血之帅"、"气行则血行"；心血布散肺气，即所谓"血为气之母"、"血以载气"。心与脾的关系表现在血液的生成和运行方面，心运血而生血，脾统血为生血之源，即所谓的"中焦受气取汁，变化为赤，是谓血"，"心为君主，奉心化赤，故诸血者皆属于心"。心与肝的关系主要表现在血液运行调节和精神、情志调节方面。心主血脉，肝主藏血；心主神志，肝主疏泄，调畅神志，即所谓"肝藏血，心行之"。心与肾的关系主要表现在"心肾相交"，心阳下交于肾阴，肾阴上济于心阳，水火既济，彼此协调，维持正常生命活动。

另一方面，"心"又是精神心理活动之主宰，即"心主神明"；各种精神心理活动尽管与不同的脏腑气血有着复杂的对应或其他关系，然无不根于"心"，无不由"心"而出，故曰"心"为"神藏"。神魂魄意志、喜怒忧思悲恐惊等虽分属五脏，但都为神所主、总统于心。即身、心两大功能都为"心"所统摄，人的生理和心理活动及其过程均受"心"所协调、整合和控制，从而使个体体现出"形神相即"、"形神合一"，生理和心理高度有序、协调，机体各项功能活动和各个过程才能表现为统一完整、高效有序、健全和谐之特点。《类经·疾病类》："心为五藏六府之大主，而总统魂魄，兼赅意志。"张介宾分析病理情况下，"情志之伤，虽五脏各有所属，然求其所由，则无不从心而发"（《类经·藏象类》）。这些论述，集中体现了一个观点："心"对脏腑功能和精神心理都有着统摄作用，亦可理解为"心"整合着躯体生理与精神心理。在最高层次、最主要环节上，形神两者通过"心"而相互影响、协调合一。实际上中医学很早就认识到七情致病，在治疗中历来重视解郁、宁心、安神等心理治疗，这与现在提倡的"双心医学"契合。

随着各个历史时期对中医心系疾病的认识不断加深，从病证、临床表现、鉴别、分类、治则方药等自成体系，既丰富了中医心系疾病的病因病机理论，又完善了心系各种疾病的治疗法则和辨证用药。使得中医心病学逐渐成为一门具有完整理论体系的学科，也是中医内科领域向纵深发展的重要分支。现代医家将中医心病的基础理论及临床辨证治疗与现代科学技术和方法进行探讨和研究，取得较好的成绩，标志着中医心病学的理论又发展到了一个新的阶段。

在中医典籍中无心力衰竭、冠心病、心肌梗死、高血压、心律失常、风心病、心肌病等术语，但大量记载了相关症状、证候。如心悸常常是心律失常的代名词；胸痹多被认为是冠心病的描述；水肿、悬饮多指心衰；真心痛与急性心肌梗死相合；眩晕时常是高血压的表现。

心悸是指由气血阴阳亏虚，或痰饮瘀血阻滞而致的以心中急剧跳动，惊惕不安，甚则不能自制为主要临床表现的一种病证。其中因骤遇惊恐、忧思恼怒、悲哀过极或过度紧张而作称为惊悸；不因情志波动亦可发生，终日悸动不安，稍劳即甚者称为怔忡。如《素问·举痛论》曰："惊则心无所依，神无所归，虑无所定，故气乱矣。"心悸病名首见于《金匮要略》。汉·张仲景在《伤寒论》《金匮要略》中以惊悸、心动悸、心下悸等为病名，认为其主要病因有惊扰、水饮、虚损及汗后受邪等，并创立了炙甘草汤、苓桂术甘汤、小半夏加茯苓汤等方对心悸进行辨证论治。元·朱丹溪在《丹溪心法·惊悸怔忡》中提出心悸当"责之虚与痰"的理论。明·虞抟《医学正传·惊悸怔忡健忘证》对惊悸、怔忡的区别与联系有详尽的描述。明·张介宾《景岳全书·怔忡惊恐》认为怔忡由阴虚劳损所致，在治疗与护理上主张"速宜节欲节劳，切戒酒色"，"速宜养气养精，滋培根本"等。清·王清任《医林改错》认为心悸怔忡多为瘀血内阻导致，治疗主张用活血化瘀之法。以上有关心悸的描述包括西医学心动过速、心动过缓、过早搏动等多种心律失常。

心瘅又名心热病。在《汉书》《艺文志》之前已有心瘅之病名，因《方技略》中谓古代有"五脏六腑瘅十二病方"，其五脏瘅中当有心瘅，可惜已佚。《外台秘要》卷四："心瘅，烦心，心中热。"心瘅是指外感温热病邪，或因手术等创伤，温毒之邪乘虚侵入，内舍于心，损伤心之肌肉、内膜，以发热，心悸，胸闷等为主要表现的内脏瘅（热）病类疾病。与西医学风湿性心肌炎，风湿性心瓣膜病对应。

胸痹是由于正气亏虚、痰浊、瘀血、气滞、寒凝等所致心脉闭阻不畅，以膻中或左胸部发作性胸闷、疼痛为主要表现的一种病证。轻者仅感胸闷如室，呼吸欠畅，重者则有胸痛，严重者心痛彻背，背痛彻心。有关胸痹的症状描述最早见于《内经》。正式病名见于《金匮要略·胸痹心痛短气病脉证并治》："夫脉当取太过不及，阳微阴弦，即胸痹而痛，所以然者，责其极虚也。今阳虚知在上焦，所以胸痹、心痛者，以其阴弦故也。"该书认为"阳微阴弦"是胸痹的基本病机，即胸中阳气不足，阴寒内盛，胸阳闭阻不通，其表现为"胸痹之病，喘息咳唾，胸背痛，短气，寸口脉沉而迟，关上小紧数。"并创立栝楼薤白半夏汤、栝楼薤白白酒汤等名方对该病进行辨证施治。至明清时期，对胸痹的认识有了进一步的提高，如元明·徐彦纯《玉机微义·心痛》对心痛与胃脘痛进行了明确的鉴别。此期，尤其重视活血化瘀疗法的应用，如明·王肯堂《证治准绳·诸痛门》提出用大剂桃仁、红花、降香、失笑散等治疗瘀血心痛；清·陈修园《时方歌括》载以丹参饮治疗心腹诸痛；清·王清任《医林改错》中用血府逐瘀汤治疗胸痹，对后世治疗该病影响深远。胸痹涵盖西医学的冠状动脉粥样硬化性心脏病心绞痛、急性肺梗塞、主动脉夹层、心包炎等。

胸痹发病较急、较重者谓之真心痛。"真心痛"病名源于《灵枢·厥论》云："真心痛，手足青至节，心痛甚，旦发夕死，夕发旦死。"从症状及预后两方面阐述了病情的严重性与危险性。隋代名医巢元方在《诸病源候论·心痛病诸候》中提到："心为诸脏之主而藏神，其正经不可伤，伤之而痛，为真心痛，朝发夕死，夕发朝死。心有支别之络，其为风冷所乘，不伤于正经者，亦令心痛，则乍间乍甚，故成疹不死"，明确描述了真心痛极高的死亡率。《辨证录·心痛门》中阐发了寒火两邪为引发真心痛的病因："夫真心痛，原有两症，一寒邪犯心，一火邪犯心也。寒邪犯心者，乃直中阴经之病，猝不及防……"。明代学者在《症因脉治胸痛论》中详细地描述了真心痛的病因病机："内伤胸痛之因，七情六欲，动其心火，刑及肺金；或怫郁气逆，伤及肺道，则痰凝气结；或过因辛热，伤及上焦，则血积于内。"现真心痛特指西医学的急性心肌梗死。

眩晕是指由于风、火、痰、虚、瘀导致的以清窍失养或清窍受扰为基本病机，以头晕、眼花为主要症状的一类病证。《内经》最早对"眩晕"进行了描述，称之为"眩冒"。并记载了眩晕所涉及脏腑、病性归属等方面，如《素问·至真要大论》认为："诸风掉眩，皆属于肝"，指出眩晕与肝关系密切。《灵枢·卫气》曰："上虚则眩"。《灵枢·海论》指出"脑为髓海"，"髓海不足，则脑转耳鸣"，认为眩晕一病以虚为主。汉·张仲景认为痰饮是眩晕发病的原因之一，为后世"无痰不作眩"的论述提供了理论基础，并且主张用泽泻汤、小半夏加茯苓汤治疗眩晕。明代张景岳所著《景岳全书·眩运》，在《内经》"上虚则眩"的理论基础上，拓展出了"下虚致眩"并作了详尽论述，认为眩晕的病因病机"虚者居有八九，而兼火兼痰者，不过十中一二耳"。《医学正传·眩运》言："眩运者，中风之渐也"，认识到眩晕与中风之间有一定的内在联系。眩晕包括西医学中高血压、梅尼埃病、良性位置性眩晕、椎-基底动脉供血不足、贫血等。

"风眩"之名出自《诸病源候论·风头眩候》："风头眩者，故也。五脏六腑之精气，皆上注于目，血气与脉并于上系，上属于脑，后出于项中。逢身之虚，则为风邪所伤，入脑则脑转而目系急，目系急故成眩也。诊其脉，洪大而长者，风眩。"现"风眩"特指西医学的高血压病。

水肿是由多种原因导致的肺失通调，脾失转输，肾失开合，三焦气化不利，体内水液潴留，泛滥肌肤，表现以头面、眼睑、四肢、腹背，甚至全身浮肿为特征的一类病证。《内经》将本病称为"水"，并根据不同症状分为"风水"、"石水"、"涌水"。如《灵枢·水胀》说："水始起也，目窠上微肿，如新卧起之状，其颈动脉，时咳，阴股间寒，足胫肿，腹乃大，其水已成矣。已手按其腹，随手而起，如裹水之状，此其候也。"《难经六十六难》说："三焦者，原气之别使也，主通行三气，经历于五脏六腑"提出三焦理论，认为慢性心衰的早期以心肺气虚为主，患者多以运动耐量下降、心悸、汗出为主要表现，此为上焦心肺气虚所致。《素问·水热穴论》提出本病的病因病机，"勇而劳甚，则肾汗出，肾汗出逢于风，内不得入于脏腑，外不得越于皮肤，客于玄府，行于皮里，传为跗肿"，"故其本在肾，其末在肺。"《素问·至真要大论》又指出："诸湿肿满，皆属于脾"。认识到水肿病的发病与肺、脾、肾有关。《素问汤液醪醴论》提出"平治于权衡，去宛陈莝……开鬼门，洁净府"的治疗原则，并沿用至今。张仲景在《金匮要略》首提心水病，"心水者，其人身重而少气，不得卧，烦而躁，其人阴肿"。在《金匮要略》中以表里上下为纲，将水肿病分为风水、皮水、正水、石水、黄汗五种类型；根据五脏发病的机制及证候将水肿分为心水、肝水、肺水、脾水、肾水。治疗上提出了发汗、利尿两大原则。宋·严用和将水肿分为阴水、阳水两大类，并对虚实两类不同性质的水肿作了区分，为水肿病的临床辨证奠定了基础，如《济生方·水肿门》说："阴水为病，脉来沉迟，色多青白，不烦不渴，小便涩少而清，大腹多泄……阳水为病，脉来沉数，色多黄赤，或烦或渴，小便赤涩，大腹多闭。"对于水肿病的治疗，严用和倡导温脾暖肾之法，在前人汗、利、攻的基础上开创了补法。宋·杨士瀛创用活血利水法治疗瘀血水肿。明·李梴在《医学入门》中提出疮毒致水肿的病因学说。以上论述的水肿包括了西医学中充血性心力衰竭、急、慢性肾小球肾炎、内分泌失调（甲状腺功能低下）等疾病。

悬饮病是指机体对津液的通调、转输、蒸化失职，水液停积于胁肋部的病证。《内经》从病因、病机、病证等方面对"饮"及"饮积"病有所论述，如《素问·六元正纪大论》："土郁之发，民病，饮发湿下"。《素问·至真要大论》曰："岁太阴在泉……湿淫所胜……民病饮积心痛"。《素问·气交变大论》指出饮食由于体内水湿过盛，脾肾失司所致，"岁土太过，雨湿流行，肾水受邪，甚则饮发，中满食减，四肢不举"，为中医认识饮证奠定了理论基础。悬饮病名首见于张仲景《金匮要略·痰饮咳嗽病脉证并治》："饮后水流在胁下，咳唾引痛，谓之悬饮"。《诸病源候论》曰："悬饮，谓饮水过多，留注胁下，令胁间悬痛，咳唾引胁痛，故云悬饮"。悬饮病的治疗当以攻逐水饮为主，因饮邪停留于胸腔，阻遏肺气，呼吸困难，病情较急，故急则治其标。《伤寒论》："太阳中风，下利，呕逆，表解者，乃可攻之。其人汗出，发作有时，头痛，心下痞硬满，引胁下痛，干呕短气，汗出不恶寒者，此表解里未和也，十枣汤主之。"除十枣汤外，泽漆汤也是治疗悬饮的主要方剂，《脉经》卷二记载曰："寸口脉沉，胸中引胁痛，胸中有水气，宜服泽漆汤"。这里说的"悬饮"包括西医学的胸腔积液、肺水肿、胸膜炎等。

现代医家陈可冀首提"心衰病"，认为心力衰竭不是一个独立疾病而是一种临床综合征，仅依据症状将其归于中医喘证、肺胀、怔忡、痰饮范围并不妥帖，并认为悸、喘息、咳、肿仅属于证候诊断，并不能全面概括本病。陈可冀指出，中医心衰之名首见于唐，《备急千金要方·脾脏方》"心衰则伏，肝微则沉，故令脉伏而沉"，并建议将心力衰竭归于中医"心衰病"范畴，既不失中医特色，又能与西医有共通之处。

厥证是以多种原因引起的，以气机逆乱、阴阳失调、气血阴阳不相续接为基本病机，以突然昏倒，不省人事，或伴有四肢逆冷为主要临床表现的一种急性病证。病情轻者，一般在短时内苏醒，醒后无偏瘫、失语及口眼㖞斜等后遗症；病情重者，昏厥时间较长，严重者甚至一蹶不复而导致死亡。《内经》论厥甚多，含义、范围广泛，有以暴死为厥，有以四末逆冷为厥，有以气血逆乱病机为厥，有以病情严重为厥。概括起来可分为两类表现：一种是指突然昏倒，不知人事，如《素问·大奇论》说："暴厥者，不知与人言。"另一种是指肢体和手足逆冷，如《素问·厥论》说："寒厥之为寒也，必从五支而上于膝"。《伤寒论》《金匮要略》论厥，继承《内经》中手足逆冷为厥的论点，而且重在以感受外邪所致的发厥。《诸病源候论》将厥证详细分为尸厥、痰厥、酒厥、气厥、风厥等证。明·李梴在《医学入门·外感寒暑》中首先明确区分外感发厥与内伤杂病厥证。《景岳全书·厥逆》总结了明代以前对厥证的认识，提出以虚实论治厥证，符合临床实际。此后医家对厥证的认识与理论不断充实，提出了气、血、痰、食、暑、尸、酒、蛔等厥，并以此作为辨证的重要依据，指导临床治疗。厥证包括西医学的心源性休克、阿斯综合征、高血压脑病等。

在中医心病学的论述中，有些中医药概念、术语需要厘清，限于篇幅，仅举隅数例。

1839年英国医生合信等来华传道，1851年出版全体新论，在翻译西方医学书籍时借用了中医的五脏（心、肝、脾、肺、肾），语言的交融成就了中西医的"第一次"对话，却逐渐带来了百年的中医"五脏"概念的模糊和歧义。

中医五脏最初就是"半实半虚"的概念，明代李梴提出有"血肉之心"和"神明之心"，"实"的部分有解剖的影子；"虚"的部分是在"阴阳五行"等理论指导下，对人、自然、心理、社会等五大关系系统的朴素划分和功能概念。《灵枢·本藏》说："五藏者，所以参天地，副阴阳，而连四时，化五节者也"，中医以五脏为中心，在体与六腑、骨肉、皮毛、五官相合，在天与四时阴阳相应，在情与喜怒忧思悲恐惊相随，是一个以心肝脾肺肾为代表的五大系统。与西医分属于两个不同的理论体系，与解剖学不完全对应，超越相应脏腑解剖功能的范围，甚至与"解剖"无对应关系，如中医的脾脏。

在中医药浩如烟海的著作中，除阴阳、五行、藏象等常见术语外，"气"也是使用频率很高的术语，如：阳气、寒气、春气、夏气、水气、心气、元气等，"气"是古哲学名词，指的是无形的作用。物之生，阳气所使；物之死，阴气所至。如果不理解"气"是指什么，就常常无法领会传统生命科学和中医学。

现代文字中的气是指气体，但是古文字中的气并不单指气体。寒气热气，不是简单指寒冷或炎热的天气或气体。询子《天论》："不见其事，但见其功，俗人谓之神，君子谓之气"，自然万物的发展变化，如形体、颜色、声音、温度等变化，人能够感知到其成为现实，这就是功；使自然万物发展变化的作用，常常看不见，摸不着，没有知识的"俗人"认为是神仙法术，有知识的"君子"则认为是"气"导致的发展变化，这是可贵的唯物主义思想。"气"就是指使万物发展变化的作用。随着社会的发展，人们对自然的观察逐渐深入，渐渐认识到自然万物发展变化是多种多样的，故气也多种多样，如阴阳生命学认为万物发展变化的主要是阳气、阴气的作用；五行学说认为自然万物发展变化的主要作用有金木水火土五方面的五大作用，即金气、木气、土气、水气、火气。如火气，就是五行之火对生命的作用。五行之火，是阴阳学的阳中之太阳，阴阳日历学中的夏，中医藏象学的心，故火气、太阳之气、夏气和心在一定层面具有类似含义。

中医认识到人体内部对生命的作用多种多样，故中医有来自心作用的心气，有出自肾作用的肾气，有发自脾作用的脾气等等。中国传统生命科学中的气，是指有形或无形的物质对人体生命活动变化所产生的作用。肾气、肝气、脾气、心气、肺气，不是指这些机体的气体，而是指这些机体的机能对生命存在和发展变化的作用。自然万物的发展变化是多方面作用的结果。这些作用现象，人们看不见摸不着，但事实证明是存在的，古生命学称为"气"。气是无形的，但有能量；就像目光是无形的，但是有力量。

祖国医学认为正常脉象也称为平脉、常脉，是指正常人在生理条件下出现的脉象，既具有基本的特征，又有一定的变化规律和范围，而不是指固定不变的某种脉象。正常脉搏的形象特征是：寸、关、尺三部皆有脉，不浮不沉，不快不慢，一息四五至，相当于72~80次/分（成年人），不大不小，从容和缓，节律一致，尺部沉取有一定的力量，并随生理活动、气候、季节和环境等的不同而有相应变化，脉贵有胃、有神、有根，从不同侧面强调正常脉象的必备条件。正常脉象反映机体脏腑功能协调、气血充盈、气机健旺、阴阳平衡、精神安和的生理状态，是健康的象征，观察脉象推断疾病的进退须结合临床症状，四诊合参，并要注意对脉象的动态观察。

以现代思路理解脉诊，可以探查血管的充盈，血压的高低，血管的弹性和僵硬度，部分心律失常等，与查眼底推测小动脉硬化，颈动脉彩超判断大动脉硬化异曲同工。实际上脉学包含的信息量大，是中医"有诸内必形诸外"理论的体现，可以辨别疾病的病性、病位和转归。中小学生理卫生提及心率正常范围是60~100次/分，现在西医学心血管专家认为心率以50~80次/分为宜，一生心脏跳动3亿~5亿跳，以60次/分和100/次/分计算，后者的寿命只有前者的一半。而中医理论平脉约72~80次/分；"平缓脉"脉来和缓，一息四至，约60~70次/分，往来调匀，从容不迫，是脉有胃气的表现；缓脉，一息四至，来去缓怠。缓脉的脉象特点是脉率稍慢于正常脉而快于迟脉，每分钟60~70次，如果脉搏跳动从容和缓，亦是平脉。迟脉是一息不足四至，相当于每分钟脉搏在60次以下，运动员或经过体力锻炼之人，在静息状态下脉来迟而和缓；正常人入睡后，脉率较慢，都属于生理性迟脉，所以中医对脉率范围的认识比之今人对正常心率的认识更为合理，也更具有前瞻性。

中医药学既是有明确临床疗效的生命科学，也是中华文化的重要组成部分。深入在中国人的日常生活，行为思想，防病养生等诸多领域。体现"心主血脉，心主神明"的中医心病学思想的语言如：心平气和、心血来潮、沁人心脾、六神无主、心旷神怡、神清气爽、貌如其心、君子养心莫善于诚、万众一心等。

中医药在养生方面推崇养心为先，《素问·灵兰秘典论》曰："心者，君主之官也，神明出焉……故主明则下安，以此养生则寿，殁世不殆，以为天下则大昌。主不明则十二宫危，使道闭塞而不通，形乃大伤，以此养生则殃，此为天下者，其宗大危，戒之戒之！"《素问·上古天真论篇第一》："夫上古圣人之教下也，皆谓之虚邪贼风，避之有时，恬惔虚无，真气从之，精神内守，病安从来"。宋代四川籍文豪苏东坡写下的名句《定风波》"莫听穿林打叶声，何妨吟啸且徐行"；《六月二十日夜渡海》"九死南荒吾不恨，兹游奇绝冠平生"都体现诗人看透人生，仍然热爱生活的豁达心态，恰是这种养生观的文学表达和现实指导。

五、"心"机遇，"心"挑战——四川心病学的诞生和发展

近四十年来，在"改革开放"大旗引领下，中国国力发生了翻天覆地的变化，GDP排名全球第二，2018年人均预期寿命达77岁，国民主要健康指标达到中高收入国家平均水平。随之而来的是国民疾病谱也发生了重大改变，心脑血管疾病成为国民第一"杀手"。2019年中国心血管报告指出：在社会老龄化和城市化进程加快，以及居民不健康生活方式盛行的背景下，国民心血管病危险因素个体暴露显著增加，导致中国心血管病的发病人数持续增加。推算心血管病现患人数3.30亿，其中脑卒中1300万，冠心病1100万，肺源性心脏病500万，心力衰竭890万，风湿性心脏病250万，先天性心脏病200万，下肢动脉疾病4530万，高血压2.45亿。心血管疾病死亡率仍居首位，每5例死亡中2例死于心血管病。2017年农村和城市心血管病分别占死因的45.91%和43.56%。农村心血管病死亡率从2009年起超过并持续高于城市水平。2017年数据显示，不论心脏病（154.40/10万 vs141.61/10万）、脑血管病（157.48/10万 vs126.58/10万），死亡率均是农村高于城市。今后10年心血管病患病人数仍将快速增长，特别是农村。与此同时，心血管病住院总费用也在快速增加，从2004年至今，年均增速远高于GDP增速。中国心血管病负担日渐加重，已成为重大的公共卫生问题，加强政府主导下的心血管病防治工作刻不容缓。

《中国心血管病报告2018》清晰地显示，心血管防治工作在取得初步成效的同时，也面临新的严峻挑战。国民心血管病危险因素普遍暴露，并呈现在低龄和低收入人群中快速增长趋势和个体聚集现象，尤其凸显的是农村居民的心血管病死亡大幅增加和国民血脂异常地大面积暴露。

面对心血管疾病的挑战，中西医汇聚、携手应对是必然选择。原卫生部部长，中国科学院院士陈竺，在第五届中医科学大会上说："我的恩师王振义院士和我们在思考白血病的治疗策略时就受到《论语》里'道之以政，齐之以刑，民免而无耻，道之以德，齐之以礼，有耻且格'的影响。可以说是儒家思想中医理论与西医的互补治愈了这种疾病"。青蒿素的发现、运用于疟疾的治疗和砒霜（三氧化二砷）征服急性早幼粒细胞白血病的事例再一次证明，中医药具有强大生命力，中医理念与现代医学的汇聚，可以产生意想不到的突破，造福人类健康。在多基因、复杂性疾病的预防和治疗中，中医药的整体观、辨证施治、复方用药以及治未病的认识论和方法论可以为这些疾病的防治提供理论指导，也为现代医学的演进和医药工业的发展提供了知识技术来源和研发思路。

新中国成立后，特别是改革开放以来，中医药迎来了"大机遇，大发展，也面临大

挑战"，四川的中医药发展是如此，四川中医心病学的形成和发展也是如此。在面对大量心血管疾病临床实践中，四川中医人勤求古训，博采众长，潜心探索，发展创新，涌现了一批中医心病学大家和代表人物，为四川中医心病学学科建设作出了重大贡献。

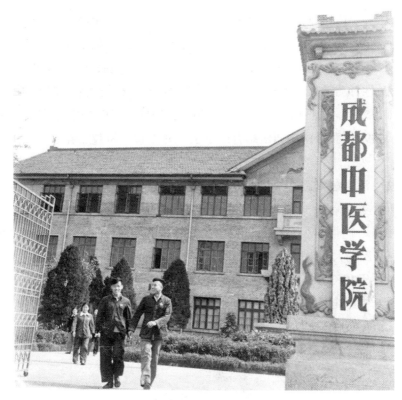

图17　成都中医学院旧址

　　前文提及的郭子光教授从"病证结合"角度，提出冠心病康复治疗十步程序方案，发挥仲景"凭脉辨治"精神治疗心律失常，将"通阳不在温，而在利小便"的治法，用于治疗少阴病格阳证。

　　李明富（1939~2022），中医内科教授，博士生导师，1983~2000年担任成都中医学院院长，著述颇丰，主编及参编瘀血论、瘀血学说及活血化瘀治则、实用中医内科学（获1988年国家科技图书出版一等奖）全国统编教材中医内科学（第五、第六、第七、第八版）等。

　　李良信（1928~）四川省南川市人。1961年毕业于四川医学院医学系，中西医结合心脏内科教授。曾任内科学教研室及急重症教研室主任。兼任四川省中西医结合学会常务理事，承担西医内科学和急救医学的教学、医疗及科研工作。1989年被评为全国优秀教育工作者，并授予优秀教师奖章。享受国务院政府特殊津贴。1992年受四川省中医管理局的派遣，前往马来西亚进行中医技术交流。参与编写全国高等中医院校统编教材《西医内科学基础》（上海科学技术出版社，1986）。主编了《中西医结合内科急救医学》（四川科学技术出版社，1989）。主审全国中等中医药学校教材《诊断学基础》（山东科学技术出版社，1991）。于1974年参与并主持了川西平原农村冠心病、高血压病和肺心病的普查普治工作，先后发表《川西平原农民中慢支、肺气肿和肺心病的调查报告》等14篇论文。1980年以来，与同事们一道开展中西医结合治疗急重症的研究，在中医理论指导下，运用现代科学的方法和手段，以中医药治疗心、肺、肾的危急重症为主攻方向，取得了不少科研成果。其中"生脉注射液研究"获1981年四川省科技成果二等奖，"中药结肠灌注液1号治疗急性肾功能衰竭研究"获1985年卫生部重大科技成果甲级奖。

刘永家（1955~），主任医师，硕士生导师，曾担任成都中医药大学附院心内科主任，医务部部长，1998年获全国中西医结合医学会优秀中青年科技工作者、四川省有突出贡献的优秀专家等殊誉，结合家学及自己40年临床经验深厚积淀创立"治心十法"，包括宁心法、理气法、活血法、益心气法、滋心阴法、补心血法、清心火法、化痰胜湿法、利水法等，临床每多效验。

在川派中医心病学的孕育成熟过程中，成都中医药大学附属医院心血管科的建立、发展和壮大，是巴蜀大地中医、中西医结合心病学事业的典型范本和精彩缩影。

李明富教授于1983年成为中医内科学硕士研究生导师，1986年成为中医内科学博士研究生导师，开中医内科心血管方向硕士、博士培养先河。李良信教授1987年率先在四川培养中西医结合心血管方向硕士研究生。

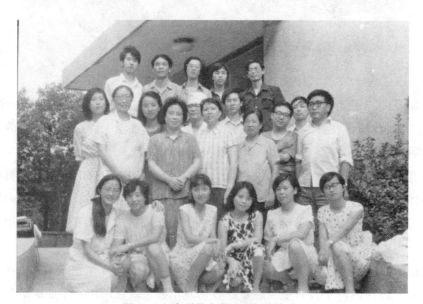

图18　心内科前身急研室初创专家

第一排——左三：杨涛；第二排左一：王安娜　左二：叶传蕙　左三：何仲莲
左四：史碧珊　右一：张发品　右二：张纷生；第三排左一：殷柳；
左二：姚稚明　左四：陈可一；第四排左四：李明权

1989年5月，成都中医药大学（原成都中医学院）附属医院在"急重症研究室"框架下成立肾内科（内四）和心肺科（内五），黄云瑞教授时任内五科主任，科内分为呼吸组和心血管组，并配置8张CCU病床，随着业务的发展和医院的规划，逐渐倾向心病学专业，1992年5月我到内五工作时，成为第一个没有做心、肺专业组分组"选择题"的新兵，默认为心血管医生。1993年在日本广岛县立广岛病院"循环器"内科研修的姚稚明教授归国，带回许多包括冠状动脉造影导管等心血管介入耗材，每一根都经她仔细清洗，放了满满2纸箱，她是我科接触心血管介入第一人，惜限于当时国内和医院的条件没有进一步开展。

1997年刘永家教授来我科主持工作，医院正式确立内五科为心病学专科，期间通过不断探索、学习，学科由小变大，进一步走向专业化，刘教授结合中医药经典、成都中医药大学附院积淀的经验和自己的深厚学识推出"心衰"（急性心力衰竭和慢性心力衰竭）"风眩"（高血压病）"胸痹"（冠心病）"心悸"（室性早搏）等系列疾病的标准化方案和临床路径。1998年开始招收中西医结合心血管临床研究生，先后共培养51人，他们主要工作于四川，成为四川中医药心病学事业的中坚力量。在刘永家教授的支持下，我于2001年开展我院第一例食道电生理，2002年我和张德来副教授安置了四川中医院第一台心脏临时起搏器和永久起搏器，从此我院心血管专业开始应用心脏介入技术。

2009年王卫星教授主持心血管工作，推出第二版优化的"心衰""风眩""胸痹""心悸"等心病方案。由王卫星教授、我等推出用于冠状动脉支架术后防止支架内狭窄的"益心通痹"方。

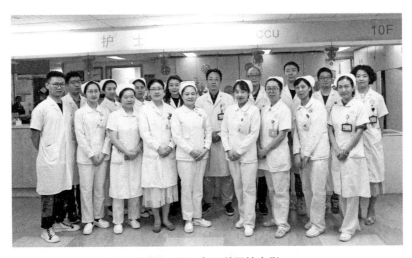

图19 现心内二科医护合影

第一排左起：韩明君 刘怡然 杨小凤 刘蕾 曹胜兰 罗雨鑫 杨卓 杨萍 李洁；第二排左起：赵珏 黄菊 汪方丽 姜莉 谢文 王卫星 张德来 张宏才 胡蓉

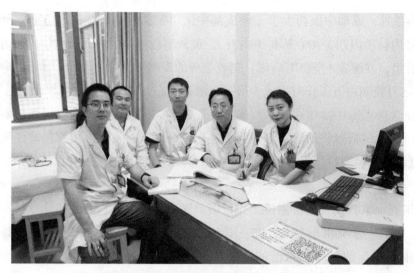

图20　《四川中医心病学名家撷英》部分主创人员合影

左起：聂谦　向劲松　张德来　谢文　姜莉

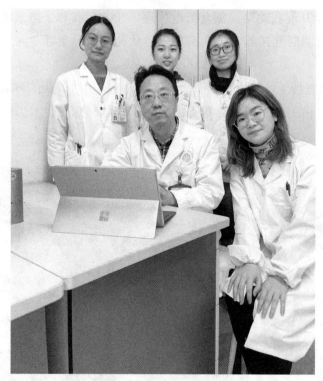

图21　《四川中医心病学名家撷英》部分主创人员合影

第一排左起：谢文　赖小平；第二排左起：邓昭霞　李藻颖　薛小娜

　　经过60多年的发展，成都中医药大学附院不仅产生了上述专家，也涌现了一批中青年优秀人才，如：王琳、张德来、向劲松、姜莉、高林林、王岚、聂谦、赵珏、张宏才……真可谓：惟蜀有才，于斯为甚。四川心病学中医人在先辈医家的基础上，不断继承总结，提炼升华，逐渐形成了具有四川特点和个人风格的中医药心病学四川流派，其特点如下：

1.完整继承中医药"汤液医学"、"经脉医学"、"导引医学"三大中医药源流，近现代大家辈出。

2.勤求古训，善用经方，重视中医药内经、伤寒、金匮要略、温病等经典研究。

3.八纲辨证、脏腑辨证、六经辨证、卫气营血辨证有机结合。

4.善于运用四川道地药材，在临床践行"无川不成方"的古训。

5.心血管疾病大都久病入络入血，历来重视活血通络，至清代唐容川以来愈发重视。

6.因地制宜，四川大部潮湿温暖，随证喜用除湿、化湿、燥湿，利湿之品。

7.基于心藏神、心主神明，重视七情致病，畅情志、解郁结贯穿诊治始终。

8.四川不仅开中西医结合风气之先，并不断发展。不仅重视结合，也提倡联合。

9.对常见高血压病、慢性心衰、冠心病等心血管疾病不断梳理、总结、提高，推出相应的临床路径和诊疗规范，即川派中医心病学方案。

10.与时俱进，"法"随时代，重视辨病与辨证结合，对"支架植入再狭窄"、"慢血流"等及时制定较完善治疗方案，取得较好疗效。

11.心血管疾病常见虚实夹杂，本虚标实，实邪多见气滞、血瘀、痰浊、水饮，常常多种病邪交织；本虚多见气血阴阳亏虚，常常二脏或多脏俱损，治疗上重视扶正祛邪结合，祛邪采用行气、活血、祛痰、化饮等治法；扶正采用补益气血阴阳，补气养血、滋阴补阳、心肾同治、心脾兼治、肝肾同补等治法。

12.遣方用药依据法度既中正平和，喜用黄芪、人参等甘温扶阳之品和丹参、三七等养血活血之药，久服不伤正。又善于驾驭大温大热、破血攻坚等峻剂。

祖国医学博大精深，他把天地万物运用到人体，取类比象，触类旁通，形成了独特的自然科学。我一直信奉"只要是人创造出来的东西，都与文化相关；文化中有科学的种子，科学中有文化的归宿；医学和健康更应该是与文化和人文精神紧密相连的学问。中医文化是中国传统文化的代表，他缔造和发扬了中国传统文化的轨迹。学中医，不仅要学习中医书籍，更要学习华夏传统文化，因为中医是传统文化的一部分，离开了传统文化，中医药这一部分也不复存在。川派中医心病学人信奉的格言是："学医必先立德，治人必先治己。"，努力从各个层面上去陶冶和修炼自己，以达到人文和科学的最高境界。

历经百年沧桑，中国从"站起来"逐步走到"富起来，强起来"，开始正视和反思中华民族几经沉沦而五千年文脉不堕，薪火相传的原因。习近平总书记提出"文化自信"，并对中医药工作作出重要指示："要遵循中医药发展规律，传承精华，守正创新，加快推进中医药现代化、产业化，坚持中西医并重，推动中医药和西医药相互补充、协调发展，推动中医药事业和产业高质量发展，推动中医药走向世界，充分发挥中医药防病治病的独特优势和作用，为建设健康中国、实现中华民族伟大复兴的中国梦贡献力量"。

中医药理论是先辈对人体这个复杂系统的运行规律提出的理论模型，在临床实践中反复印证。中医临床问题分为观象、比象、聚象、抽象四个过程。中医医生不仅要认真观察临床和自然的现象，还要通过对比去思考，以象问治，将所观之象凝练成科学问题，并上升到理论的层面。因此，临床中的发现和突破是疾病诊疗技术进步的关键。科学正在努力认识中医药的有效性，中医药是等待"科学"不断挖掘的宝库，"科学"对中医的认知会不断刷新。

2019年全国首个省级中医药循证医学中心在四川省中医院成立，该中心借助四川省中医药循证医学优势资源，联合省内外中医药循证医学研究机构，为四川省的中医药特色优势提供有效、可靠的循证医学证据。2017年9月21日，教育部、财政部、国家发展改革委联合发布关于公布世界一流大学和一流学科建设高校及建设学科名单的通知，成都中医药大学中药学成为双一流建设学科。2020年1月根据教育部办公厅关于公布2019年度国家级和四川省级一流本科专业建设点名单的通知，成都中医药大学中医学、中西医临床医学、中药学、护理学四个专业入选国家级一流本科专业建设点。

《战国策·魏策》魏人曰："我欲之楚。"季梁曰："君之楚，将奚为北面？"答曰："吾马良。"季梁曰："马虽良，此非楚之路也。"答曰："吾用多。"季梁曰："用虽多，此非楚之路也。"答曰："吾御之善。"季梁曰："此数者愈善而离楚愈远耳。"魏人与季梁故事在当今川派中医心病学的发展也极具意义，中医心病学的发展一定要看清方向，坚持"守正创新"，守正即传承精华，传承好经典文献和经典理论思想是心病学发展的根基，你能看见多远的过去，就能看见多远的未来，同时注重医药统筹与培养发展人才；创新是中医药发展的生命力，创新发展中医药既要在传统理论上有所提升，不断完善，又要与现代科学技术有机结合，当今系统生物学、生物信息学、大数据、人工智能、区块链等先进技术为中医药研究突破提供了有力支撑，多学科、跨行业、海内外合作为加快中医药现代化带来广阔空间，不断为中医药传承创新发展开辟"新路径"。

《吕氏春秋·下贤》道"其大无外，其小无内，此之谓之贵"，就是指道大至无所不包，小至微乎其微，这就是最珍贵的东西。可能对这段话的释义仁者见仁，智者见智，但我的感悟则是对宇宙和人类奥秘无穷尽的惊叹，可能是对宇宙和人类认知的方法，也可能是中医药发展的两条思路，一是"其大无外"，宏观上运用华夏文化和哲学的方法即阴阳五行学说、辨证论治、整体观、四气五味、五运六气、治未病等中医药理论指导中医心病学临床，并走出一条世界公认的中医心病学循证之路，即"守正"的真谛；二是"其小无内"，即当下做好中医心病学"证"的客观化指标，药物靶点，药物有效成分的研究。通过不懈努力，将会出现更多屠呦呦、陈竺、萧龙友、方药中、蒲辅周、凌一揆、郭子光式的医药大家。让我们一起执着追求，使一株小草改变世界、一枚银针联通中西、一缕药香跨越古今。

　　川人自古具有"地崩山摧壮士死，然后天梯石栈相钩连"的开拓意志，拥有"蜀船南来去未休，吴船西上到沙头"的交往情怀，怀有"岷江朝夕流，长波东接海"的高远追求，持有"万国同风共一时，锦江何谢曲江池"的开放包容胸襟。《华阳国志·蜀志》盛赞四川道："于是蜀沃野千里，号为陆海，旱则引水浸润，雨则杜塞水门，故记曰：水旱从人，不知饥馑，时无荒年，天下谓之天府也"，由此我将"蜀山陆海"权作巴蜀四川的代名词，一群耕耘于中医心病学的有志之士，本草天府，大医精诚，让为疾患困扰的心脏，沐浴在温煦的阳光下，重获生机；让神不守舍的心脏，荡涤心灵，复归平静。此实谓蜀山陆海沐心人的本义和初心，四川中医心病学中医人的本义和初心。

谢　文
庚子年正月于锦官城西会心居

国医大师郭子光

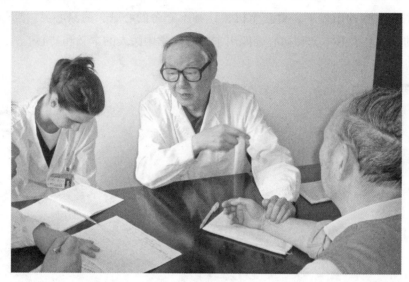

图22

郭子光，字茂南（1932年12月~2015年5月），男，汉族，成都中医药大学教授，国内外著名中医学家，1992年10月被国务院表彰为发展我国高等教育事业做出突出贡献的专家而享受"政府特殊津贴"，为第三批全国名老中医药专家学术经验传承导师，四川省政府首批确定的学术技术带头人，也是国内外公认的中医内科临床专家暨中医心血管疾病专家。"郭子光教授学术思想及临证经验研究"课题曾被纳入国家"十五"科技攻关计划加以研究。2009年由国家人力资源和社会保障部、卫生部、国家中医药管理局联合组织遴选，被评为我国首届国医大师，并于同年获中华中医药学会"终身成就奖"。

一、郭子光教授医事传记

郭子光教授于1932年12月25日出生于重庆市荣昌县郭氏中医世家，幼承庭训，15岁中学肄业又读私塾一年以提高古文基础，后师从舅父廖济安习医，19岁出师后悬壶乡里。1953年考入西南军政委员会卫生部中医进修学校专修班，1955年参与组建荣昌县城关医院并兼医院主任，临床已名誉一方。1956年考入成都中医学院（现为成都中医药大学）医学系本科，1960年提前毕业后，终身从事教学、医疗、科研工作。担任过助教、讲师、副教授，1987年被授予教授职称。曾任《成都中医学院学报》常任编辑、各家学说教研室主任、兼任四川省中医学会常务理事、四川省仲景学说研究会主任、成都中医学院学术委员会委员、成都中医学院职称评审委员会委员、国务院学位委员会学科评议组秘书、国家自然科学基金会生物部医学学科专家评审组成员、卫生部全国高等中医药院校教材编审委员会委员、四川省卫生厅科技成果评审委员、成都军区总医院学术顾问、四川省康复医学会副会长、中华中医药学会仲景学说分会顾问。

郭子光教授常提起自己自幼开始的学医过程中，在家学渊源的影响下，在父亲、舅父等当地名医的熏陶教诲下，庆幸没走什么弯路。总结他学医而后走上名医之路的历程，他对中医的热爱和兴趣、勤奋学习和对中医真理的不舍追求、广博精深的学习模式以及求实创新的思维，是众多成功因素中最突出的几点。

1.热爱中医是动力

郭老的父亲郭治安为当地名医，在郭老幼年时已声名远播，方圆百里之内来诊者甚众。在郭老的印象中，当时自家医馆里，常用药物如柴胡、银花等每日要用上一大箩，不少危重病人在父亲的调治下常应手而愈。当时白喉病肆虐，父亲用家传密制之"吹口丹"常吹之即愈，中医治病之捷效，病愈患者之感激，都深刻地印在了郭老年幼的心中。郭老在幼年攻读之余，父亲即开始教以诵读家传之《伤寒歌括》《温病百言》《药性六字经》《验方歌诀》以及陈修园《医学三字经》等书，郭老认为这些中医启蒙类的书至今仍对自己有帮助，可信口大段背诵。这样耳闻目濡，又从小开始了中医的启蒙教育，心灵中早已立下矢志岐黄之愿。

郭治安先生精习内外方脉，因诊务太忙，积劳而早逝，幸其妻弟廖济安尽得其传。济安先生擅经方、治"暴证"尤过其师，名噪乡里，门庭若市。既精于临床，又品德高尚，凡求诊者不论贵贱，一视同仁，遇赤贫者则送诊施药，是一位把医术与仁术紧密结合的典范，使郭老受益良多。郭老中学肄业后，由于对学医兴趣浓厚，婉拒了当时中学老师举荐赴重庆求学，欲从师廖济安先生专攻医学。济安先生为报师授业之恩，精心培养其甥，谓之当先专门攻读私塾，学习《论语》《中庸》《诗经》等一年有余，方开始教之以学医。

以后在跟从名医廖济安临床学习中医的3年中，其教习的方法是紧密结合临床所见的典型病例，引经据典地讲解其理法方药的要点，对疑难病例更则指明其疑难之处，再遇同类病例则要弟子先辨证开方，指出其是与不是，说明为什么；另一方面一有闲暇则解读《医学三字经》《金匮要略》《伤寒来苏集》等前贤所著。郭老当时认为，仲景《伤寒论》用六经来概括疾病简直绝了，认为百病不离乎六经，没有更好的概括方法了。若说郭老幼年时就对中医之理有了一些朦胧感悟，产生了莫大兴趣，而临床跟师习医三年后则体悟更深了，为郭老未来的医学成就奠定了较为坚实的中医临床基础，亦养成其数十年从医生涯中一贯重实践、讲疗效的风格。此时探索医学知识对他已不是简单的兴趣了，而是成为了他的信念和追求，鼓励了他的一生。直到今天，郭老每谈及中医成才之途径时，常说中医的学习要从培养兴趣开始，甚至从小孩开始就应该普及一些中医文化的教育和宣传，这样，青年一代才能对中医抱有兴趣和信心，也是中医事业能继续发展的基础。

2.勤奋追求为精神

郭老自小即天资聪颖，颇有悟性，侍诊二年有余，就对济安先生的许多独到见解与经验继承无遗。如其用大剂柴胡白虎汤治高热证，认为系三阳合病重在少阳阳明，也有高热证属寒温合邪所致者，当寒温并治，柴胡白虎与银翘大板合用；用半夏泻心汤加味治吐泻证，认为吐泻多寒热夹杂；用大剂生脉散加茵陈治夏日暴厥虚脱脉微之证，认为此类证候在蜀地多夹湿郁，加茵陈通利更利于气机升降和大气回转；用养阴清肺汤和自配吹口丹治愈很多流行一时的白喉病，指出白喉本质为阴虚，切忌辛温发散，若误用之则生变证。如此等等，他承袭而沿用至今，历历不爽。尝得济安先生"郭氏医术后继有人"之赞。他年未弱冠，从师卒业，时已解放，悬壶乡里，小有名气，但他并不满足，而是立志深造。1953年，他考入西南军政委员会卫生部中医进修学校专修班进修一年，虽学习内容全是西医，却大大拓宽了知识领域，使他认识到对人体生命活动、疾病诊治等，还存在另一套学理甚精的理论体系。这次学习使他萌生了探讨中西医学之间的联系、差异与实质的思想。同时也使他明白了医学之理非常渊博，只有不停歇地勤奋努力，才能做得更好。

郭老结业后仍回乡行医，医事日益精进，调入县城关医院任内科医生兼医院主任。白天看病，晚上看书，广泛阅读。深感学海无涯，自己的西医尚属初识，而中医典籍的概念深邃，哲理性强，结论多，论证少，要探讨中西医的异同与实质，必须要有更大的追求，非尽量掌握现代自然科学与方法论的认识手段和思维方法不可。于是他继续谋求深造，1956年考入成都中医学院（现成都中医药大学）医学系本科，又受到众多四川中医界名老前辈如吴棹仙、李斯炽、邓绍先等的教诲，因成绩优异而提前于1960年毕业留校任教，一边工作，一边修完本科六年制全部课程，获得该校首届毕业生文凭。

他把中学老师的赠言"为学如逆水行舟，不可一篙放缓"作为他一生的信条。在此后的年代里，他的求知欲和探索精神与日俱增。他在临床上白天应诊，晚上必翻阅中西书籍，弄清当日所见疑难，对典型的或有体会的病案，必作详实地搜集整理。如此日积月累，从中有所发现时就动笔著述。他治学严谨，不图虚名，论文、著述从不假手于人，文字朴实，富有新意与启迪，常获读者好评。其治学严谨还表现在时间观念上，认为"遵守时间就是科学"，几十年来，不论学习、开会、上班、讲课、完成各项工作或书稿任务等，从不误时。他精医善文，思维活跃，具有锐敏的洞察能力和综合概括能力，常能捕捉到事物之萌芽，领悟出言外之旨意，观察到医学发展之趋势，及时著文探讨，时人为之注目，故其而立之年，就闻名遐迩。这样，在数十年间凭借严谨的治学态度、精深的学术造诣、丰富的临证经验、不息的探索精神，在国内外刊物上发表了学术论文130余篇，主编或编著出版医学专著20余部，享有巴蜀中医界"多产作家"之称誉。

3.广博精深作方法

除中西医学外，郭老还是文史哲和方法论的爱好者。他认为知识都是有联系的，只有广博才能精深，他始终把"学术上广博而不精深者，有之；精深而不广博者，未之闻也"作为至理名言。几十年来一直保持着强烈的求知欲，不管是中医书还是西医书、古今典籍抑或各类名著及思辨类著作、期刊杂志，无不广泛阅读。他每读一本书或一本杂志，都要将其中的重要事实、独到见解、名言名喻，摘录在册。他常说："不要太相信自己的记忆，只有摘录下来的东西才可靠"。他的一大堆笔记和上万张卡片，就是"读书破万卷"而成。

有一件事情郭老提起来印象特别深，那是1972年，由于他研究慢性支气管炎有成，和其他专家一起受到周恩来总理在北京人民大会堂的接见。周总理说：关于慢性气管炎的原因，西医有"病毒说"，病毒是怎么产生的？说不清楚！中医一切都归脾胃也太笼统，都要发展。这段话对他的影响很大，作为一个有为的中医知识面决不能窄，坚定了他在学术研究上采用广博精深作方法，也使他更加相信中医学术必须在继承的基础上着重发展的思路。

郭老很多在学术上影响较大的著作如《伤寒论汤证新编》《日本汉方医学精华》《中医奇证新编》《中医各家学说》等，都是在广泛阅读和精深思维后，编著而成的。广博造就他多方面的学术成就，精深使他对中医理论的探索富有创意，以中医理论指导临床更有发挥。如他在《肺结核病》一书中提出"三因鼎立"学说，形成发病公式：原因+诱因+素因→疾病，被认为是对中医病因发病学的创新。他殚精竭虑从事伤寒研究，在《伤寒论汤证新编》一书中，提出"病理反应层次"学说，以之解释伤寒六经方证，是现代研究伤寒频有影响的新说。他发表有关伤寒研究论文30余篇，揭示出《伤寒论》辨证论治的理论框架具有显著的系统论特点；从病机角度探讨了伤寒六种治法的新涵义；探讨伤寒存津液的途径，对"存津液"是伤寒论精神实质之说作了具体诠释；从临床事实中总结出阳明辨惑二说及其具体临证指标，解决了阳明病最易误治的两种情况，以临床实例为据，提出不仅少阴寒化证气阳虚极可致格阳证，少阴热化证气阴虚极亦可致格阳证，格阳的形式是多样的，若有浊水停聚者，则当运用叶天士"通阳不在温，而在利小便"的治法，是辨治格阳证之发展。又如在对历代伤寒注家深入研究之后指出，通过校刊、注释与编次，融汇注家自己的经验与认识，是古代发展伤寒学理的一种形式，虽至今仍效验彰著，但不可否认今天的社会、学术环境与古代大不一样了，对疾病的自然过程干扰很大，仲景描述的某些反应状态及其传变转归规律，今天已不可见了，随着时间的推移和经验的积累，对伤寒方证的应用，今天需要大大地突破了仲景的规范。基于这些事实，他提出创立"六经辨证新体系"，作为发展伤寒学说的远景目标。

4.求实创新贯思维

郭老于中医理论的建树良多，临床治疗的效果显著，其根本的因素还在于他在中医学的探索和研究中一直贯穿着求实创新的思维。求实对中医研究上讲就是重临床实效。他常说，中医存在的价值关键在于提高疗效，他幼而学，壮而行，医风朴实，临证经验丰富，擅长内科疾病诊治。因他尤擅心脑血管及血液疾病辨治而多次受邀作相关国际学术交流。如1986年应日本东洋医学会邀请在第37届年会上作"寒温结合"治疗心肌炎伴心衰的特别演讲；1992年应邀在日本广岛日中传统医学交流会上作从肝脾论治血液疾病的经验的报告；1995年在韩国汉城（现首尔）第8届国际东洋医学学术交流会上作心律失常的凭脉辨治经验报告，如此等等，都受到同行的高度评价。

创新重点是学术上的创新。他将灵活机巧的悟性与深厚的理论素养相结合，运用中医理论指导临床，每多发挥。如以"脏为阴，腑为阳"学说指导治疗泌尿系结石，是对治疗无症状性疾病的启示；以"肝主疏泄"学说指导治疗血小板疾病，是将辨证论治扩展到微观领域的示范；重在实与虚辨治慢性肾炎蛋白尿，纠正了"肾无实证"的时弊，展现其提高疗效的途径；运用"久病入络"学说论治各种神经病和顿挫咳喘，以及运用"气虚血瘀"学说治疗冠心病心绞痛等，表明扩大古代学说应用范围的关键是病机，给人启迪良多；以古籍文献为据结合临床事实，阐明升补阳气为主辨治慢性疲劳综合征，是发掘中医治疗潜力的范例；而用"攻邪已病"辨治癌症，"寒温结合"辨治病毒性心肌炎及其他外感高热证的良好效果，都是匠心独具的举措。他对病机相对稳定的疾病所精心拟定的一些基础方，是其长期、大量临床观察的结晶，具有比较确定的疗效。他认为突出中医特色为前提的"病证结合"、"宏微互参"，是充分发挥中医治疗优势的途径。他总结出临证必须遵循的八个辨治步骤，是其自成体系的临证特色，也是其开阔而敏捷的多向思维能力的硕果。

二、郭子光教授学术特长和成就

在长期的临床、教学和科研中，深感中医几部经典和历代名家的代表著作，内含深邃，义蕴无穷，是中医理论与实践的最高境界，折射出人类战胜疾病和健康长寿的最高智慧之光。只有深究经典和各家名著又能运用于临床取得疗效，才知道中医之真谛。因此，广泛涉猎，博采众长，坚持在继承中求发展，在突出特色中求创新，为其一贯的治学态度。独撰医学论文120余篇在国内外发表，编著或主编《伤寒论汤证新编》（上海科技出版社，1983年），《中医康复学》（四川科技出版社，1986年），《中医各家学说》（贵州人民出版社，1988年），《现代中医治疗学》（四川科技出版社，1995年第1版，2002年第2版）等10部医学专著。

提出"病理反应层次"学说，解释伤寒六经方证；倡导"三因鼎立"学说，（原因+诱因+素因→疾病）使中医发病学体系更加完善；提出创立"现代中医康复医学"基本框架的设想，率先开拓中医康复学科领域；分析指出"病证结合"论治的四种形式（分证论治、分期论治、方证相对论治和基本方加减论治）的特点、优点和适应范围，同时总结出治疗慢性疾病的五个步骤（凡有外感先治感、气机不畅先治郁、运化失司先理脾、平调阴阳治原病、逐步减除治标药），是对临床措施的规范运用。其临床特点是，重视脉理，习用经方，强调辨证论治，擅治心脑血管、血液和肺肾的慢性疾病，对外感发热性疾病和癌症的治疗也有研究。能灵活运用中医理论指导临床，取得疗效。例如，用"寒温合法"治疗急性外感热病（多系病毒感染）；将"通阳不在温，而在利小便"的治法，用于治疗少阴病格阳证（多系慢性心力衰竭）；以"久病入络"学说指导治疗多种慢性疼痛、眩晕、喘咳等病症；用"攻邪已病"学说指导治疗多种癌症；以"脏为阴、腑为阳"学说指导治疗泌尿系结石症；从肝脾虚损论治血液病；从"命门火"论治肾上腺皮质、甲状腺等机能低下症；提出冠心病康复治疗10步程序等，疗效显著，都是中医理论在临床上运用的发挥。曾获部省级科技进步二等奖一个，厅局级科技进步二等奖一个，西南西北地区优秀著作一等奖二个。多次应日、韩等国医界邀请讲学、交流，获得好评。1992年开始享受国务院政府特殊津贴，四川省政府首批确定学术技术带头人。

【最擅长治疗的疾病】

（1）心脑血管疾病：冠心病心绞痛、心律失常、慢性心力衰竭、心肌病、心肌炎、高血压、血管神经性头痛等。

（2）血液疾病：血小板减少症、血小板增多症，白细胞减少症、再生障碍性贫血、缺铁性贫血等。

（3）泌尿系疾病：慢性肾盂肾炎、慢性肾炎、慢性肾功不全、泌尿系结石等。

（4）呼吸疾病：急、慢性支气管炎、哮喘、肺部感染等。

（5）消化疾病：溃疡病、慢性胃炎、肠炎等。

（6）外感、内伤发热及癌症的治疗等。

【最常用处方】

以仲景方为常用兼采后世名方：桂枝汤、小柴胡汤、小陷胸汤、麻杏石甘汤、炙甘草汤、五苓散、瓜蒌薤白半夏汤、真武汤、葛根芩连汤、乌梅丸、半夏泻心汤、理中汤、茵陈蒿汤、小青龙汤、防己茯苓汤、泽泻汤、苇茎汤、大黄䗪虫丸、承气汤、薯蓣丸、白虎汤、竹叶石膏汤、丹参饮、黄连解毒汤、黄连温胆汤、肾气丸、左归丸、右归丸、济生肾气丸、失笑散、八正散、玉真散、川芎茶调散、四妙散、犀角地黄汤、天麻钩藤饮、柴葛解肌汤、银翘散、藿朴夏苓汤、潜阳丹、越鞠丸、封髓丹、二至丸、补中益气汤、三仁汤、藿香正气散、补阳还五汤、二陈汤、六君子汤、四物汤、四逆汤、四逆散等。

【最常用中药】

黄芪、白术、茯苓、桂枝、川芎、黄连、法半夏、南星、全蝎、葛根、羌活、麦冬、人参、丹参、生地、玄胡、黄芩、防风、水蛭、地龙、三七、银花、连翘、附片、猪苓、黄柏、苡仁、茵陈、薤白、僵蚕、白芷、乌梅、山药、大枣、丹草、柴胡、石膏、干姜、泽泻、栝楼、苦参、虎杖、白花蛇舌草、桃仁、当归、前仁、牛膝、天麻、枣仁、砂仁、白蔻、藿香、枳壳、丹皮、薄荷、栀子、大黄、谷芽、青黛、白芍、苇茎、阿胶、鹿胶、麻黄、细辛、石韦、蝉蜕、黄精、玉竹、石斛、生姜、苍术、槟榔、地骨皮、旱莲草、女贞子、鱼腥草、金钱草、广木香、陈皮等。

【最喜欢的中医学家】

张仲景、孙思邈、叶天士、张景岳、张子和、李东垣、柯韵伯、陈修园等。

【最喜欢的中医药书籍】

《黄帝内经》《伤寒论》《金匮要略》《外台秘要》《本草纲目》《温病条辨》《济生方》《景岳全书》《儒门亲事》《脾胃论》《医学实在易》《伤寒论注》《注解伤寒论》。

三、郭子光教授临证要诀

郭老以从事中医内科临床为主已50余载，积累了丰富的诊疗经验，尤其擅长心、脑血管疾病以及多种疑难重症的诊治。其临证基本的要诀就是重视脉理，习用经方，强调辨证论治。临证遵循病证结合的思路，发挥中医传统理论为指导辨证施用中药治疗现代疑难病证，在长期的临证实践过程中，逐渐形成自己独特的临证特点。

（一）强调现代中医治疗思想

郭老早年就在《健康报》上撰文指出，中医临床关键在于提高疗效。他在临床上以中医理论指导，用中医方药治疗病人，力图在继承之中发展，在突出特色中创新。在长期的临床中他观察到，当今临床上所面临的常见病、多发病和一大批难治之病（尤其慢性疾病），单因单果者至为鲜见，大多虚实夹杂，寒热混淆，表里同病，升降逆乱，或宿疾兼新病，或内伤夹外感，往往由多因素所致，涉及多脏腑，累及多层次，尤其是一些难治的慢性疾病，纯虚纯实，或单一脏腑、层次受病者，几乎没有。此类病证，往往不是一种病机变化，而是多种病机变化交互影响。加之，病人的正气强弱，脏腑虚实，气血盛衰，情志状态，性格特征，饮食喜好，环境处所等，各不相同，个体差异性很大，即使罹患同一种疾病，其临床表现也极复杂多样。对这些变化多端、表现复杂的病证，如不明确病证诊断，不辨标本主次，不分先后缓急，用药面面俱到，处方庞杂不精，味数多而战线长，表面看似乎对证，实际上鲜有疗效。因此，郭老临床上主张突出中医特色下的"病证结合"、"宏微互参"、"寒温结合"、"中西结合"进行辨证论治，对复杂病证的论治中尤其注意掌握治疗节奏。

1.病证结合

病证结合，即通常所称的辨病与辨证相结合的诊疗方式。对某一种疾病来说：病、是其过程的共同性反应，证、是其过程的特殊性反应。辨病与辨证相结合，实际就是对疾病过程的一纵一横的认识方法。进一步言之，辨病论治是以致病因子或病理损伤为特点，来区分不同疾病并进行处理；辨证论治，则是着眼于机体对致病因子和病理损伤的反应状态，来认识疾病的千变万化并进行处理。二者从不同的视角揭示了疾病发生发展及其诊治规律。二者各自之所长，恰是对方之所短，可以说，"病证结合"诊疗，取长补短，相辅相成，无疑是提高诊疗效果的途径，也是中医临床医学发展的方向。

无数事实证明，一门学术的发展方向，总是受当时的社会需要所形成的社会导向所制约。今天中医学所处的社会环境与古代大不一样了，病人与医生都不满足于仅仅是中医诊断的病名和靠四诊为手段的疗效判定。而是要求明确西医病名诊断与客观检查指标。勿庸讳言，中医的病名诊断有的太模糊。例如，中医的"胃脘痛"，实际包括了西医的胆、胃、胰、心等器官的多种疾病，这样的病名诊断，显然不能反映疾病的本质，虽可"异病同治"，但毕竟影响用药的针对性和疗效的提高。事情还不止于此，由于检测方法的飞速发展，西医诊察出的疾病，用中医四诊却出现无病无证可辨的情况，比比皆是，客观需要导致中医学辨病与辨证的内涵不断发展，更加丰富，更具适应性，这是不以人们意志为转移的必然趋势。现今所谓辨病，多指辨西医的病名诊断。翻开各种杂志、刊物一看便知，大多数临床报导都是使用西医病名，或分型、分期论治，或以基础方为主、据证情加减论治。现今所谓辨证，仍是辨中医的证候，但出现了以中医理论为指导，对西医化验检测结果进行辨证的探索。如在内伤杂病中认为，白细胞减少多属气虚，而增加则是"气有余"便是火；红细胞减少多属血虚，而增多则属血瘀；尿中有脓细胞多为膀胱湿热等。辨病与辨证相结合，扩大了中医辨证的视野，使中医学术的确定性更高了，无疑促进了疗效的提高，是中医学进步与发展的标志。古代是这样，现代也是这样。

为了正确选用"病证结合"诊疗方式，郭老归纳出"病证结合"论治的四种形式，指出了每种形式的特点、优点和适应范围：

（1）分型论治　分型论治即分证分型论治。就是对同一种疾病分辨出几种不同的证候类型进行治疗。如冠心病心绞痛，分为气郁痰凝、血瘀气滞、阳虚寒凝和阴虚血瘀等。不过，目前对许多疾病的分型尚未形成共识，处于见仁见智，各有经验的状况。但有一条必须遵循的原则，即对某一种疾病来说，其分证分型的标准应该统一，或以病因，或以病机，或以突出症状，总以利于临床辨证和治疗为准。若不统一，而用二个以上标准对同一疾病分证分型，必然导致证型混淆不清。分型论治，最适于多因素所致，多脏腑受累，多病机演变的疾病。这类疾病在人群中型别突出，各证型的治疗方向迥异。如慢性萎缩性胃炎，常涉及中医的肝、脾、胃诸脏，其病机突出表现为气郁、阴虚、血瘀、虚寒等，其证型特征明显，治疗方向迥异，以此分证有利于辨证治疗。

（2）分期论治　分期论治即分期分阶段论治。就是根据疾病过程不同时期、不同阶段的病机变化特点，进行治疗的形式。这些疾病不同阶段的病机变化，在人群中具有共同的、突出的特点，而在同一阶段的证型类别则不明显，因其原始致病动因比较单一的缘故，多属外感热病一类。如麻疹分疹前期、见形期和收没期；肺痈分痈前期、成痈期、溃脓期和慢性期，等等。分期论治的优点是，能抓住其传变、转归的一般规律，掌握治疗上的主动。如麻疹顺证则按上述三期演变，在疹前期宜辛宣透疹，使疹出毒解，在见形期宜解毒透疹，在收没期宜养阴清化。这是麻疹顺证必经的三个病机演变过程及其论治大法，掌握了麻疹三个过程分期论治，也就掌握了诊治麻疹的一般规律。若病情不循此过程进行，往往形成逆证，提示及早主动采取措施。

（3）方证相对论治　方证相对论治就是把辨证与治疗融为一体，方与证合，以方名证，有是证用是方，诊断就是治疗。如小柴胡汤证、白虎汤证，有其证就用小柴胡汤、白虎汤。此虽仲景伤寒的论治形式，现今实际上也发展成"病证结合"的一种诊疗形式了。如急性支气管炎有麻杏石甘汤证、小青龙汤证、桂枝加厚朴杏子汤证、小柴胡汤证等；急性肠炎有泻心汤证、五苓散证、理中汤证、葛根芩连汤证、桂枝人参汤证等。由于仲景方证的概括性与确定性较高，无论外感内伤诸病，只要能够对证应用，多能取效。

（4）以基础方加减论治　以基础方加减论治就是固定一方为基础，据病情加减通治一病，是现今常用的论治形式。这种论治形式大体适于两类疾病：一是病因病机单一、病程较短，如疟疾、痢疾等；二是致病因素虽然比较复杂，病程也长，但其基本病机始终是共同的，如冠心病心绞痛便是一例。冠心病心绞痛虽是多因素引起，多病机演变，证候类型也很明显，但其气虚血瘀是贯彻始终的基本病机，在此基础上或气虚兼气阴虚、气阳虚，或血瘀又夹痰湿、气郁等。所以，既可分型论治之，又可以固定的基础方针对其气虚血瘀，再据其兼夹证情加减论治之。这种论治形式的优点是，便于掌握运用，便于总结经验。当然，一个有效的基础方，必须是在大量观察、摸索多年后才能凝聚而成。

就目前而言，辨证论治的形式约有上述四种，各有其适用范围和优点。认为只有某一种形式才是辨证论治的看法显然是片面的。

2.寒温结合

寒温之争，肇始于宋·庞安时、元·刘完素、王履，分庭于清·叶、薛、吴、王诸家，逐渐形成与伤寒对峙的温病学派。郭老认为，温病从伤寒中独立出来是一大进步，伤寒与温病分流，两个学派的论争，曾经促进中医学的大发展，成就是辉煌的。然而，随着实践经验的积累和认识的深入，近、现代不少医家又提出"寒温结合"，对此，他从临床实际考虑认为是必然的。他观察到，临床上寒温并无绝对界限，往往同一疾病寒温互相渗透，或是不同的阶段表现或寒或温。因此，同一种疾病时而用伤寒法，时而用温病法，或者同用的事情是经常发生的。如少阳半表半里证合并三焦湿热证，阳明腑实证合并心包痰热证，少阴热化证合并营热动血证等，都是常见的。甚至感冒风寒与风热，有时也是混合受邪。治疗这类病证单用伤寒法或温病法，都显得鞭长莫及，无济于事。临床需要促使寒温结合，发挥二者之所长，以克服二者之局限，从而达到提高疗效的目的已成势所必然。他认为，如果说过去寒温分治是中医学一次大发展，那么，现今正在实际运用着的寒温结合，却酝酿着中医学在辨治外感病方面的又一次大发展，其结果将是一个崭新的辨证论治体系的产生。当然，这是一个随着临床经验的积累而水到渠成的过程，而不是仅凭想象在文字上下工夫一夜之间的凑合。

3. 中西医结合

中西医结合是在我国医学界中医、西医、西学中三支力量并存的特定环境条件下，必然形成的发展趋势。西医和中医都有各自的优势和局限，就内科范围而言，目前中西医结合主要体现在治疗上的取长补短，发挥中西医的优势，克服各自的局限方面。这意味着目前中西医结合尚处在积累经验的初级阶段，远远没有达到理论上的结合。所以，许多医家一再指出，在目前的中西医结合中，只能以各自的理论为指导，处方用药要防止似是而非与简单化。例如，一见西医认为是"感染"、"炎症"，就理解成"热"、或"毒"，用大队清热解毒，苦寒泻火之剂投之，以为能抑制细菌、抗感染，也不管表里虚实寒热的性质，疗效往往不如人意。其原因在于，所谓"感染"、"炎症"，也有属寒属虚、兼表兼里、夹风夹湿之类。至于"毒"更有阴毒阳毒、寒毒热毒、风毒湿毒等性质之别，故解毒治法也是多种多样的。经验证明，对于一些慢性炎症概用苦寒之药多是坏事。因此，既要参考西医诊断提供的信息，又不受其思想束缚，坚持运用中医理论去分析、判断和采取措施，疗效要好些。不过，现代科学对一些中药疗效原理研究的认识，在辨证论治的范围内加以考虑运用，则很有针对性。如，现代研究指出，夏枯草、菊花、黄芩、钩藤等有降血压作用，黄精、玉竹、生地、麦冬等有降血糖作用，若属高血压病肝阳上亢型酌用前四味药，属糖尿病阴虚津亏型酌用后四味药，则现代研究的认识与中医辨证论治融为一体，往往收效满意。

一般说来，西药针对性强、起效快、但副作用大，中药针对性广、起效慢、几乎没有什么副作用。在治疗许多疾病中，用西药顿挫病势，用中药减轻其副作用，克服其疗效不稳定易反复的缺点，帮助其逐步撤除，从而达到治愈的目的，就充分体现出中西医结合的优越性和必要性。

（二）注重临证辨治步骤

辨证论治是中医学的特点与优势，也是中医在临床上采取措施、总结经验、探求新知的理论支柱。然而，在临床上证侯的表现往往是复杂的，多样的，有些异常脉症反映病机本质，有些异常脉症则不反映病机本质，"据证定方"对表现典型、单纯的病证，可以取得良效，而对表现复杂的病证，就很难切中病机，以至有隔靴搔痒或头痛医头、脚痛医脚之感。"良工"的标准甚高，要求通过辨别证侯，把握病机，审察情由，于复杂的病情中，排除疑似假象，分清标本主次，采取先后缓急的步骤，遣方用药或其他治疗措施，常能治疗某些疑难病证。经过多年探索，郭老总结出自己临床治疗的八个步骤要领，也是其临证上的要诀：

1.凡有外感先治感

外感时邪，包括风、寒、暑、湿、燥、火六淫邪气，既是外感病的主要原因，又是许多内伤杂病复发、加重和影响治疗计划的主要因素。仲景所谓"外证不解，当先解外"的原则，实具普遍意义，外感、内伤，各科顽疾，概莫能外；不只风寒外感，当先解表，感受暑燥湿热之邪，亦当首先解除，再议治疗它病。总之，凡有外感先治感。

外感病风寒外束，表气闭郁，可以一汗而解，自不待言。内伤杂病复遭风寒外感，也须先解表、和表。使表气疏达，则里气不滞，有时不仅能愈外感证，还能促进原病好转，收一举两得之效。外感失于表散，以致表邪内陷，传变入里，造成变证、坏证，仲景《伤寒论》用了大量篇幅加以阐述，内伤杂病失于表散，其结果是相同的。尤其慢性病、老年病，多是气血亏虚，表卫不固，稍冒风寒，即患外感，原病往往因此复发，复发一次常病情加重一等；有的原病本已有很大好转，但因一次外感而前功尽弃；有的更因一次外感失治，表气闭郁，邪气稽留，正气不支，而导致死亡。所以，此等病人，有外感之时，自当首先解表、和表，而无外感之时，也应始终注意固表实卫，避免冒风感寒，不少慢性疾病，防止了外感即可使原病逐渐好转。

2.气机不疏先治郁

郁者，滞而不通之意。这里是指因无形之气或有形实邪（痰、瘀、食、石、虫、浊水、糟粕等）阻滞，以致气机不疏为范围。不包括六淫邪气所致之表气闭郁、肺气闭郁或三焦壅滞等外感邪气所致之郁。

郭老谓观察一个病人，如无外感存在，就应考虑有无气机郁滞不通的问题。尤其是慢性疾病，多虚亦多郁，常虚郁互见，如单补其虚，不疏其郁，则愈补愈滞塞，病无宁日。故凡有郁者，必以疏郁为先，而后言补。

形成郁滞的因素很多，朱丹溪曾提出六郁之说，包括气火痰血湿食诸种等，但归之不外无形之气郁和有形之实邪阻滞两类。然六郁相因，恒以气郁为首，诸郁之治，莫不以调气为要。因无形之气郁日久，必导致有形阻滞之变，而有形之实邪阻滞，未有不导致无形之气郁者。故治无形之气郁自当调气，而治有形之实邪阻滞亦当调气。所以，承气汤通下肠中糟粕阻滞，要配枳实，厚朴以行气；血府逐瘀汤、膈下逐瘀汤等祛瘀通滞，要配枳壳、乌药、香附等理气；保和丸、平胃散等消食导滞，要配陈皮、莱菔子，厚朴等调气；二陈汤、苏子降气汤、滚痰丸等逐浊痰之郁，要配陈皮、厚朴、沉香等降气顺气；实脾饮治浊水停滞，要配木香、厚朴等行气，如此等等，莫不体现调气为要。

就气郁而言，气郁即木郁，木郁即肝郁。肝滋生于木，涵养于土，性升散而喜条达。所谓治疗气郁当调气，实际调气即是调肝，调肝即是达木。只要肝气调达，则气顺血和，升降有常，脏腑协调，脾胃因之而能纳能化，气血因之而能生能长，此治郁即寓治虚之义。尤其慢性疾病，多虚亦多郁，常虚郁互见，有时单治其郁而虚证自解，如不治其郁而单补其虚，常常不仅达不到补虚目的，反而愈补愈塞滞，病无宁日。

3.运化失司先理脾

在病人没有外感，没有气机郁滞的情况下，一般就要考虑脾胃运化状况如何。如有脾胃运化失司，首当调理脾胃，俟脾胃键运，再调治其他。有的虽然气机郁滞（如浊水、瘀滞、结石等），但脾胃太虚，不任攻伐，也当先行调理脾胃。由于脾胃居中州而应四旁，为人体气机升降之枢纽、生化之源泉。急性病以调治脾胃善后，只要脾胃运化改善，其他脏腑元气也会迅速康复。许多慢性病人，常常会因为脾胃运化之恢复，带动整个脏腑功能向康复转化，从而促使原病好转。

由于人体之营卫气血全赖水谷化生，而水谷之运纳则是脾胃所司，只有脾胃建运，能纳能化，气血有源，五脏得养，生机旺盛，才有抗拒邪气，修复损伤的能力，而且药物亦赖脾胃运化输布才起作用。所以，除某些外感病（如湿热蕴结中焦等）、伤食证等，有一时性脾胃气机郁滞、运化失司之外，许多疾病过程，尤其是慢性疾病，脾胃的功能状态，通常是其病情好转与恶化，预后善恶的标志。可以说，一切慢性疾病，只要脾胃不虚，则虽重无虞，若脾胃一败，生化无源，病虽轻而难复。

脾胃虚弱，运化失司，有气虚、阴虚和阳虚之别。急性热病之后，调理脾胃收功，重在气阴。慢性久病，护胃益脾的法则当贯彻始终，即脾胃尚可之时，须小心护胃固脾，慎用大热大寒、猛攻克伐，峻补滋腻之剂。因大热伤阴，大寒伤阳，猛攻伤气，滋腻碍湿滞气之故，如其必用也须稍加反佐之药。例如，必用峻补滋腻之剂，须稍佐行气醒脾，芳香开胃之药，以轻展气机，催动运化，使其补而不滞。至于过分苦涩，腥臊难于入口之药尽量少用，以免引起呕吐而伤胃气。脾胃虚弱之人，饮食调理十分重要。总宜清淡，新鲜，荤素混食，粗细混食、多样化，富营养，八分饱，勿过量为原则。常用山药粥、苡仁粥、莲米粥、芡实粥等，食以养之。有时饮食调养胜过药疗，不可轻视。

4.平调阴阳治原病

从广义讲，前述三个步骤：治感、治郁、调理脾胃，其目的都属于平调阴阳范围，许多病证往往因此而缓解或治愈，这里所谓平调，是指经过前述三个步骤的治疗而原病未愈，当从平调阴阳入手，以改变脏腑间的病理反应状态，达到治疗目的。如果原病不存在前述三个步骤治疗的病情，也应该从平调阴阳着手治疗，即"虚者补之，实者泻之，以平为期"。此中切忌片面而纯粹地"中药西用"，即根据现代医学病因概念，采用中药来治疗原病。例如，由于细菌存在所致的一些慢性疾病，如慢性痢疾、慢性肾盂肾炎等，若立足于现代医学的"病因治疗"，采取某些抑菌、制菌的中药治疗，往往没有效果，或疗效很不满意，有的甚至加重病情。如用平调阴阳之法，改变这些病因致病的条件性，则不治因而治因，常能收到较好效果。这正是中医最具特色的治疗手段，也是中医学的优势所在。不过，郭老主张在辨证论治的范围内，汲取现代中药研究的成果。例如，痢疾，辨证为肠道湿热，选用黄连、黄芩、地榆、马齿苋等，这些药物既有较强的抑菌作用，又能寒以清热，苦以燥湿；高血压病，辨证为肝阳上亢，选用黄芩、决明子、地骨皮、菊花等，这些药物既有降血压的作用，又符合平肝清肝的论治要求；冠心病心绞痛，辨证为气虚血瘀，选用黄芪、川芎、当归、丹参等，这些药物既有较好的扩冠作用，又满足益气活血的需要。如此考虑，他认为能提高疗效。

5. 整体局部善处理

许多疾病，是由于整体失调而波及局部，局部病变突出而根源在整体，如胃痛、狐惑病等。有的疾病则由局部病变波及整体，导致整体失调而根源在局部，如痢疾、淋证等。有的疾病则主要是整体失调，无明显局部病变，如百合病、脏躁病等。中医学都强调整体治疗。即通过整体调节促进阴阳平衡，这一过程实际是调动人体正气抗病能力，对疾病损伤和局部病变进行修复的过程，这是主要的方面。与此同时，也要分别情况，善于处理整体与局部的关系，才能收到良好效果。

一般说，在经过前述第一、二、三个治疗步骤，进入针对原病平调阴阳的步骤时，就应考虑整体与局部关系的处理问题，才能更好地平调阴阳。如整体失调的症状显著，无明显局部症状者，就立足整体论治。如整体失调症状显著，局部症状也突出，就须整体与局部兼而治之。如只有局部症状，无整体失调者，就着眼局部治疗。如经调治，整体失调已消除，只剩下局部症状者，亦只调治局部。就慢性疾病而言，只有局部病变而无整体失调的情况，几乎没有。

整体失调多为虚和郁两类病机变化。虚指脏腑阴阳气血津液营卫等不足，郁指整体气机郁滞。局部病变比较复杂，包括各种有形之实邪阻滞和无形之邪气损伤。根据前述第二个步骤"气机不疏先治郁"的原则，无论整体和局部之郁滞都当先行治疗，是不言而喻的。这里只是说明，当整体之气郁与局部之郁滞或损伤同时存在，以及整体之虚与局部之郁滞或损伤同时存在，而且整体与局部病变都很突出，如何兼而治之的问题。例如，一个脏腑正气大虚而腹中浊水停聚的病证，攻腹中之实邪又伤整体之虚，补整体之虚又碍腹中之实。经验证明，对此等病人，如攻补杂下，把整体调节的方药与局部攻邪方药混在一方使用，往往作用相互抵消，收不到预期的效果。所以，当整体与局部病变，需兼而治之时，整体调节的方药与针对局部调节的方药，应该分别投服，或分阶段投服，使其针对性明确，效果更好。不仅补整体之虚与攻局部之实，可视情况采取一攻一补，或二补一攻……即使针对局部治疗的方药对整体调节无碍甚至有利时，也应以分别投药为佳。例如，针对局部的止痛、止血、止呕、制酸等方药，混在大队整体治疗方药中使用，效果就不很满意，如分别投服，则能充分发挥专长。

6. 无证可辨亦须辨

"有诸内，必行诸外"，这条定理是以四诊为条件的。在临床工作中经常遇到这样的情况：一是病人没有任何自觉症状，四诊检查也未发现异常，但经化验或其他检测方法，却发现了疾病的存在；二是经过治疗之后，病人的自觉症状完全消失，形神色泽，舌象脉象完全正常了，中医认为病已痊愈，但化验或其他检测指标表明，并未痊愈。必须认识到，传统中医四诊发现的异常脉证是疾病的表现，现代化验检测的异常结果也是疾病的表现，二者都是客观存在，都应该承认。但是，"无证可辨"怎么办呢？郭老早就注意到了这样的临床现象，他说"无证可辨"的具体内容在中医书上无记载，说明固有的理论已经不能概括和解释新出现的事实，理论上出现了"危机"。解决的办法，就是要在临床实践中摸索规律，达到消除此种"危机"状态的目的，使"无证可辨"亦须辨，"无证可辨"亦可辨。

上述第一种情况，如早期发现的癌肿、初期高血压、肺结核病、肝炎、肾炎等，其中有的病人就无任何症状，而被西医检查发现。中医虽有上工治其萌芽之语，但此类病人宏观上无阴阳失调和脏腑气机紊乱，处方用药，确感棘手，又不能等待病情发展到出现症状时才治疗。郭老主张对这类病人的处理，原则是现代医学有特效治疗方法者，尽早采取特效治疗，以免延误病机，如早期肺结核及时给予抗痨治疗等等。如现代医学对其无特效治疗或必须配合中医治疗者，当分下述三种情况处理：一是现代医学检测确诊的病与中医能"对号入座"，就按中医的认识作治疗。例如，肺结核病与中医所言"肺痨"是一回事，中医认为"肺痨"是因"痨虫"所致，阴虚肺热为基本病机，于是采取保阴液，清肃肺热，抑制痨虫的治疗，实践证明，也能收到较好效果。二是现代医学检测确诊的病与中医不能"对号"，但现代医学没有特效药治疗，其病又不具很快恶化的性质，这些病从中医角度看，其病机演变可能比较复杂，不便遣方用药作治疗，则根据其体质、气质情况，采取体育、气功、饮食、情志等自我调摄方法处理，如初期高血压、动脉硬化之类。其中有的则可摸索微观辨证论治的处理方法，如根据初期高血压、动脉硬化的血液流变性、血脂的变化等遣方用药，也能获满意效果。三是现代医学检测确诊的病与中医难以"对号"，又具很快恶化的性质，预后不良而中西医皆无特效治疗，如癌症等。对此类疾病，除采取现代医学的治疗方法外，要积极摸索中医治疗经验，有的则可取二者之长结合进行治疗。如对癌症的治疗，一方面采取手术、放疗和化疗，一方面用中医方法对抗其副反应，保证通过疗程，并改善体质，改善其血液流变性等。实践证明，二者结合实施能大大地延长其生存期。

上述第二种情况是，经过治疗之后，病人自觉症状完全消失，形神色泽、舌象脉象完全正常了，中医认为病已痊愈，但现代检测指标表明，疾病并未完全消除，比如慢性肝炎、慢性肾炎、慢性肾盂肾炎、某些糖尿病人等。郭老对这类病人的处理，一般是按原来的病机治疗。他认为，虽然宏观上"无证可辨"，而微观上继续存在的、异常的检测指标，实际上表明原来的病机变化尚继续存在，理应按原来的病机继续治疗。例如，慢性肾炎的蛋白尿，原属于脾肾阳虚的病机，在其完全消失以前，当然意味着脾肾功能未完全恢复，继续原来补益脾肾的治疗，直到蛋白尿完全消失，显然是正确的。许多疾病的反复性大，即使化验检测指标正常了，也应针对原来的病机继续治疗一段时间，以巩固疗效。

此外，还有一种情况是中医"四诊"观察其阴阳失调的证候明显，病人的自觉症状也突出，但现代检测方法却未发现任何异常，比如一些所谓综合征、官能症、原因不明性疾病等。现代医学不能定位，处于"无病可辨"，也就无从治疗，而中医却有证可辨，按辨证论治，平调其阴阳，正好发挥中医的优势，自不待言。

7.治标药物逐步减

这里所谓，"治标药"，是指用来控制某些主要症状和某些疾病的发作而长期服用的中西药物。例如，一些慢性发作性疾病，如支气管哮喘、癫痫等，由于西药针对性强，有的病人就是长期依靠西药控制其发作，不敢稍微懈怠，而且用量越来越大，用次也越来越频，一种药失效了，又用另一种药。穷年累月的服用，并未获得根治。对于控制某些突出症状，如头痛、腹痛、失眠、便秘、心动过速等，情况也是这样。这类药物的作用虽然局限，仅能控制标证，但因其不服用就不行，长期使用已成习惯，在治疗期间如突然停用，不仅不能控制其症状发作，病人的心理上也承受不了。所以，对于这类病证缓图根治时，要着重治本，通过治本而逐步减除治标药，最后逐步解除治本药而达到根治目的。经验证明，逐步减除的过程要愈慢愈能成功。欲速则不达。因为这类长期不愈，反复发作的病证，多属脏腑损伤，顽痰作祟，生克关系异常紊乱，其来也渐，其积也久，要把已损之脏腑补起来，陈久之顽痰彻底消除，并杜绝生痰之源，要把非常紊乱之生克制化调整正常，绝非易事，只能缓缓图之，让其有一个适应的过程。

8.西医诊断作参考

郭老说，在现实的学术环境中，病人多半要求明确西医诊断，而西医诊断也确能指出许多疾病的本质、转归和预后，对中医的治疗无疑是可以参考的。例如，借助于西医诊断，可以把疟疾与疟证分别开来，若是疟疾则及时使用截疟药，以免"须观察数发后"才使用截疟药，徒伤正气。又如一个咯血的病人，是肺癌、肺结核、支气管扩张、支气管炎，还是其他疾病？这些疾病的性质、演变与转归差别很大，只从证候表现上分析，是有困难的，而西医诊断则提供了说明。再如，有的必须及时手术的疾病，中医效果不能确定的情况下，有了西医诊断以免延误手术。当然，这不是说没有西医诊断，中医就无法判断疾病的转归和预后，中医对许多疾病的顺逆与善恶，都有明确的指标与认识的。例如，朱丹溪指出："风、劳、鼓、格为真脏病，绝难治"，早已认识到这些疾病的预后不良。《沈氏尊生·医旨》明确指出鼓胀病的临证指征，说："血鼓烦躁……迷妄惊狂，痛闷呕逆者，绝难治"。再以黄疸为例，古人认为，腹满小便不通，或呕吐烦躁，都是病情恶化的转归。其他许多疾病都有类似的记载，只要能很好地运用，也能达到目的。

问题是参考西医诊断，要防止似是而非与简单化，不切当地用中医的观念去理解西医概念。例如，一见西医说"感染"、"炎症"，就理解成有热毒，就用一大队清热解毒、苦寒泻火之药，以为这些药能抑制细菌、抗感染，也不管表里寒热虚实的性质。其所谓

"感染"、"炎症"也有属寒属虚，或兼表兼里，夹风夹湿之类。至于"毒"更有阴毒阳毒、寒毒热毒、风毒湿毒、火毒水毒、温毒疫毒……种种性质，故解毒之法也是多种多样。经验证明，对于一些慢性炎症，概用苦寒药多是坏事的。还有一种情况，就是一闻西医说预后不良或恶化转归，也不用中医理论去分析，就胆怯而放弃治疗，丧失机宜。总之，既要参考西医检查诊断提供的信息，但又不受其束缚思想，始终运用中医理论去分析、判断和采取措施。尤其是遣方用药，必须坚持中医辨证论治为指导，不受西医诊断影响，疗效要好得多。

四、郭子光教授临床辨治心血管疾病经验

（一）从风痰瘀虚病机建立冠心病心绞痛康复治疗10项程序

1.病证结合认识冠心病风痰瘀虚络阻病机

郭老通过大量诊治冠心病心绞痛患者，深刻认识到冠心病的形成多伴随年老体虚或久病而产生，生活中的各种因素如膏粱厚味、七情内伤、劳逸失度、外邪侵袭等又都要对冠脉的病变发生影响。年老体虚、过劳、久病等常致脏腑亏损、气血不足、推动乏力，久则气虚血瘀；若再加恣食膏粱厚味，久则脾运失司，痰浊内生，气机不畅，阻于心脉可致心脉闭阻；七情内伤，忧思恼怒，致心肝之气郁结，亦可导致和加重血脉瘀阻，而血脉瘀阻也可以进一步导致气郁痰阻；此外，肾虚气弱，不能鼓动心脾，痰瘀阻滞亦会加重。这样虚痰瘀多种因素交结，久则阻络，终致脉络绌急，虚风内动，从而聚结成风痰瘀虚多种病机交织，使冠心病一旦发作，往往病情危重而成难治之症。

郭老主张，对本病的治疗不仅要抓气虚血瘀这样一个基本的病机，同时，还应该看到本病形成有一个缓慢过程，年老体虚、脏腑病变、膏粱厚味、七情内伤、劳逸失度、外邪侵袭等因素逐渐导致风痰瘀虚病机交织。因此在治疗上要注意综合治疗。①在益气化瘀基础上须全面照顾风痰瘀虚络阻的病机，②遵守程序化的系统治疗，从而能收到满意的康复效果。尤其是随着病情的发展和加重，风痰瘀虚而导致久痛入络，治疗必当借助虫类通络药以搜剔络脉，否则不能达到良好的止痛和治疗效果。他的这种对冠心病的论治思想与中医所谓"久病多虚""久病多瘀""久病多痰""久病多风""久病入络""久病及肾"等理论是一致的。

2.冠心病心绞痛康复治疗的10项程序

中医药辨证治疗冠心病心绞痛有着自身独特的优势，不过，就目前临床研究来看，对具体治法方药的疗效研究更为侧重，系统中医康复治疗思想却体现不够。郭老在长期临床中，不断探索本病治疗，选用益气化瘀为基本治法，围绕风痰瘀虚络阻改善冠心病心绞痛的基本病机，同时亦重视综合治疗以防止和消除引发因素，并在治疗中重视对兼证的处理。把治疗冠心病心绞痛的过程系统概括为10项程序。从大量治疗病例看，坚持此程序治疗，对稳定型心绞痛终止疼痛、改善心电图，都有肯定疗效，对不稳定型心绞

痛也有较好的效果，对中医论治本病有一定的临床实用价值。兹将10项治疗程序交流如下：

（1）首当迅速终止心绞痛发作

由于本病气虚运血无力，或血瘀、气郁、痰滞等因素，使心脉闭阻，不通则痛，当迅速通闭止痛，终止发作，以免闭阻范围扩大，引起严重后果。常用的临时缓解心绞痛的中成药有苏合香丸、速效救心丸、麝香保心丸、复方丹参滴丸（均有成药出售）等，一般叫病人随身携带，一遇胸闷、心痛时立即含服，并静坐休息。这些中成药只可临时缓解疼痛，虽然很有必要，但要终止发作，还得积极运用益气化瘀基本方药的汤剂加味治疗。

（2）以益气化瘀为基本治法

本病患者始终都具有不同程度的下述共同症状：①乏力气短，动则更甚；②心前区或胸骨后疼痛，呈刺痛或闷痛状，其部位较固定。前者是气虚之象，后者乃痰瘀络阻之征。据此，针对本病的基本病机，宜以益气化瘀消痰通络为基本治法。其相应基础处方和加减如下：

基础方

黄芪30~50g	川芎15~20g	葛根20~30g	丹参20~30g
制首乌20~30g	水蛭2~5g	薤白10~15g	

1日1剂，浓煎2次，将2次药液混合分3次服，其中1次晚间睡前服。

方中用大剂量黄芪益气，用川芎、丹参活血化瘀止痛，配葛根升阳解痉祛风，水蛭透络息风，制首乌补肝肾、生精血，兼顾本虚，薤白宽胸利气化痰。方中诸药在药理研究中亦证明有扩张和增加冠状动脉血流量、使冠状动脉阻力下降、并降低心肌耗氧量、降低血液黏稠度及延缓衰老等作用，且没有明显的毒副作用，相互配合，能增强益气化瘀止痛之功。以此方作为益气化瘀基本处方，其性味平和，疗效肯定。

加减法：

瘀滞重者：痛如锥刺，或牵联背臂，舌有瘀点、脉紧。酌加生蒲黄、五灵脂、降香、赤芍各10~15g，延胡索20g。若久痛入络，其表现特点为：①有上述瘀滞症状，较固定的疼痛部位或包块，或较为固定的发作性症状；②病久顽固不愈，一般活血化瘀或缓解症状的药物无效或效果不明显。病机为络道瘀滞太甚，治当辛通络脉，加入全蝎、水蛭、血竭之类，或加用五龙丹（全蝎15g，蜈蚣15条，水蛭20g，地龙30g，地鳖虫30g。研细末，每次吞服2~3g。）或加用中成药通心络（由人参、水蛭、全蝎、蜈蚣、地鳖虫、冰片等组成）亦可。

阳虚寒甚者：痛如锥刺，伴以紧缩感，畏寒神怯，四肢不温，舌淡苔白润，脉沉。酌加桂枝15~20g，炙甘草5~10g，高良姜15g，荜茇10g。

痰湿气滞甚者：胸闷胀或压迫感，或剑突后胀满作痛，或形体偏胖，时时咯痰，舌质淡，苔白滑厚腻。酌加瓜蒌、郁金、白蔻、菖蒲各15~20g。

若痰湿化热：舌质红，苔黄滑厚腻者，则酌加茵陈、黄芩、郁金、丹皮、栀子之类。

临床上观察到有的病人合并慢性支气管炎，见咳喘、胸闷、痰多等，忌用麻黄开宣肺气，用之不慎，往往使心绞痛复发或加重，可重用薤白、苏子代之。

（3）控制合并症

本病患者多为中老年，具有多病性特点。常见的合并症有高血压、高血脂、高血糖、高血黏等。较重的高血压、糖尿病等，病人通常都已一直服用着降压、降糖的西药或中成药，当嘱其按常规继续服用，绝不能贸然停服。对于较轻的血压、血糖升高，以及较轻的高血脂、高血黏等，只需按下述加减法在基本方中加入相关药物即可。对较重的高血压、糖尿病，则需另外按时服用有效的降压、降糖药，以维持血压、血糖在正常范围。有关合并症如下加味：

血压高者：多为肾虚肝旺。酌加杜仲15g，桑寄生30g，决明子15g，钩藤20g，或夏枯草、菊花、黄芩之类。

血压低者：多为气虚较甚。加生脉饮之类。

血脂高者：多为痰湿浊邪或阴虚为患。酌加茵陈、决明子、泽泻、山楂、桑椹之类。

血黏度高：患者甚至面呈黧暗色者，乃血液瘀滞太甚。酌加水蛭5~10g，以及红花、桃仁、赤芍之类。

血糖高者：多为阴虚内热。酌加生地、麦冬、枸杞、地骨皮、山茱萸、知母之类，可另服玉泉丸。

合并胆囊炎、胆石症者：常致胆心综合征，多表现为胆胃不和，湿热遏郁。暂停基本方，待湿热大半清除后才恢复使用。可改用黄连温胆汤加味。黄连10g，竹茹、枳壳、法半夏、陈皮、茯苓、郁金、黄芩各15g，茵陈、丹参、延胡索各20g，金钱草30g，谷芽20g。1日1剂，水煎服2次，分3次服。

合并慢性胃炎者：多兼胃脘胀痛、嗳气、泛酸等症，是夹肝胃不和。如胃脘烧灼者，表明气郁化热，基本方加煅瓦楞子30g，黄连10g，法半夏10g，槟榔15g，或再加香橼、枳壳之类；胃脘冷凉者，为中焦寒湿，酌加丁香、砂仁、良姜、肉桂之类。

心功能不全者：心悸气短特甚，下肢浮肿，小便短少，是心气极虚，浊水不行所致。其病情较轻者，下肢肿不过膝，于基本方中的黄芪加至50~80g，再加桂枝、茯苓、白术各15~20g即可。

心律失常者：多有心慌、心烦、心空、心悬、心悸、心恐不安等，脉常结代或参伍不调。若为快率型，表现为数、疾脉，多是气阴虚极所致，酌加生脉散、生地黄、酸枣仁、浮小麦、炙甘草之类；若为慢率型，表现为迟、缓脉，多是心阳不振引起，酌加红参、桂枝、当归、淫羊藿之类，脉太慢者，加入细辛3~5g；如脉结代太频发，酌加炙甘草10~20g，苦参10~20g。

（4）注意清除湿热或寒湿

本病有部分患者夹中焦湿热或寒湿郁遏，引起胆胃气逆或肝胃不和等兼证，从而加重气郁血瘀的程度，使心绞痛久久不解，故应注意清除。若兼湿热轻证，胃脘痞满，口苦、苔黄滑、舌质红酌加黄连、黄芩、法半夏、郁金、茵陈、白蔻、槟榔、菖蒲之类；重证胃脘胀满、烧灼感，嗳气频作，或恶心欲呕，口苦咽干，苔黄滑厚腻，舌质红，用黄连温胆汤加瓦楞子、槟榔、白蔻、茵陈之类。兼寒湿轻证，胃脘痞满、口淡、苔白滑，酌加藿香、厚朴、法半夏、茯苓、白蔻之类；重证胃脘胀满，或冷凉，苔白厚滑浊而腻，当用藿朴夏苓汤酌加草果、白蔻、菖蒲、郁金、丁香、陈皮之类。当湿热或寒湿缓解，胃脘胀满等主要表现消除，厚腻之苔变薄，即转入以基本方为主的治疗。

（5）保持大便通畅

生理状态下，"清阳出上窍，浊阴出下窍"（《素问·阴阳应象大论》）。大便秘结，腑气不行必然加重血流瘀滞，易致心绞痛甚至心肌梗死，故保持大便通畅是治疗本病的重要环节。轻者每日或间日仍解大便，但干燥难解，可嘱病人多食海带、白菜、橙、香蕉、玉米等食物即可。重者数日解1次，便如羊粪，干燥难解，可于主方中酌加瓜蒌仁、鸡血藤、虎杖、决明子、肉苁蓉之类。极重者不服泻药不解，除于主方中加入上述润肠通便药外，当另服麻仁丸或泡服大黄等药。

（6）戒烟、戒酒、慎风寒

烟酒使人气郁，滋生痰湿；风寒外感，乱人营卫，都是心绞痛的重要诱因，应绝对戒除和避免。

（7）保持情绪稳定

《素问·举痛论篇》曰："百病生于气也。怒则气上，喜则气缓，悲则气消，恐则气下"以及"惊则气乱"，"思则气结"等，说明不稳定的情绪，包括沮丧、悲伤、忿怒、激动、惊喜等，都会使人立即气机紊乱或郁滞进而诱发心绞痛，故一切竞争性活动，激动性电视等都要回避。保持情绪愉快、舒畅而平静。

（8）调节饮食质量

《素问·生气通天论》说："谨和五味，骨正筋柔，气血以流，腠理以密，如是则骨气以精，谨道如法，长有天命。"在《素问·通评虚实论》又说："肥贵人，则膏粱之疾也。隔塞闭绝，上下不通，则暴忧之疾也"。由此可见，心绞痛患者在饮食上总宜食物清淡，远肥甘厚味辛辣，不过饱过饥。过饱，使胃气壅滞而加重血瘀；过饥，又使心气失养，都是心绞痛的诱发因素。若素体肥胖者，更应严格控制食量，远离肥甘厚味。

（9）节制房事

早在《素问·上古天真论》中，对"醉以入房，以欲竭其精，以耗散其真，不知持满，不时御神，务快其心，逆于生乐，起居无节"等就作了批评。因相火之动则心火动，火劫真阴，情急气逆，精气外泄，使已虚之气阴更虚，已郁之气郁更郁，可诱发心绞痛、心律失常等，故应适当节制。

（10）坚持适当体育活动

体育活动能使气血流畅，生机活泼，阳升阴长，对本病非常有益，是任何药物治疗所不能代替的。现代研究证明，运动能使冠心病的发病率与病死率大大降低。一般说，只要没有下述情况，都可以施行适当的体育锻炼：①不稳定型心绞痛或急性心肌梗死6个月以内者；②在休息时也有心绞痛发作者；③轻微活动就感到心慌、气喘或有尿少、水肿等心功不全症状者；④严重心律失常，或结代脉每分钟超过6次以上，运动后结代脉增加者，或脉迟缓且在运动后脉息并不增加者。有这些情况勉强运动可能增加心绞痛发作，当十分注意。一般说来，病人运动后自觉轻松、愉快、精神好、睡眠佳、饮食香，表明其运动量是合适的。假使运动后感到头昏、胸闷、心慌、气短、易疲乏等，表明其运动量过大，应立即减少运动量，否则易引起心绞痛发作。总之，运动后以脉搏每分钟不超过110次，自觉轻松愉快为宜。

上述"10项程序"当综合运用，直到症状消失，心电图恢复正常或明显改善，才逐步减剂或停止第1、2项的方药治疗，而其他8项仍需坚持以达到持久为目标。

【引用医案】

病例1

郭某某，女，61岁，2000年3月17日诊。病案编号：GZGH028

患"冠心病心绞痛、高血压、糖尿病"6年，血压血糖经用药维持在正常范围，惟心前区憋闷疼痛反复发作，逐渐加重。近年来，憋闷疼痛程度加重，上三楼要歇两次。1月前，因稍事操劳，突发心前区绞痛，引起左侧背部亦痛，恶心欲吐，有濒死之感，当即含服硝酸甘油，效果已不如过去，乃即去某省级医院急诊住院，做有关检查为：广泛心肌缺血、心房纤颤、室性早搏，诊断为：冠心病心绞痛（不稳定型）、心衰，同时还有Ⅱ期高血压，Ⅱ型糖尿病，以及高血脂、高血黏等。经住院治疗症状改善不明显来就诊。症见时时胸闷、心前区刺痛，含服硝酸甘油可缓解。心悸气短殊甚，面足浮肿，小便短少，大便溏，饮食少味，时有眩晕、手足麻木，口渴不欲饮。察其体质偏胖，精神欠佳，面白浮肿。唇色浅紫，两足轻微浮肿，按之凹陷，舌质淡胖，苔白润，脉细涩而参伍不调。辨证为气虚血瘀，心阳不振，夹痰郁及水湿浸渍之证，本虚标实，若纯攻则阳气有脱竭之虞，若纯补则水湿痰瘀更加壅滞，当以攻补兼施留人治病为上策。治疗按10项程序：

（1）复方丹参滴丸，随身携带备用，若胸闷痛时含服10粒。

（2）治疗处方

黄芪60g	红参15g	丹参20g	川芎20g
葛根30g	五味子12g	麦冬20g	桂枝20g
炙甘草6g	薤白20g	法半夏15g	延胡索15g

泽泻15g

5剂，1日1剂，水煎服。

（3）嘱其要稳定情绪，坚持适当散步而不劳累，清淡饮食。降压、降糖药照常维持治疗。

患者服上方5剂后，症状大减，乃停用复方丹参滴丸。以后每周复诊1次，均根据上方加减，浮肿加泽泻、茯苓；心痛未完全缓解则酌加三七粉、良姜、蒲黄、五灵脂、归尾、桃仁、红花之类；胸中郁闷解除则去薤白、法半夏，咽干唇燥则去桂枝，或改用羌活；若大便干结酌加决明子、瓜蒌仁之类，始终保持大便通畅；脘腹胀满酌去甘草、五味子。总之，以益气活血化瘀为主，据证加减，坚持服药近200剂，已两次检查：广泛心肌缺血和房颤、早搏均消失，判若无病，甚为高兴。乃嘱其每日服地奥心血康1~2次维持，坚持"10项程序"之后8项云云。随访数月，情况稳定，未反复。

按：本例患者由于病情复杂、逐渐加重，故寄希望于中医，治疗中十分配合，坚持治疗，保持合理的生活方式并坚持力所能及的锻炼，故收效较好。我们在临床中观察到，凡心绞痛与其他自觉症状消失，心电图明显改善或恢复正常的患者，大都是坚持了适当的体育活动的患者，尚未发现因适当运动而加重病情者。

病例2

倪某某，女，60岁。退休教师。2005年12月2日初诊。病案编号：GZGQ057

患高血压已15年，胸中结痛反复发作7年，每晨服络活喜2片，卡托普利50mg每日两次方能维持血压大致正常。但近1周胸痛略加重，故前来请治。

初诊：心中结痛，胸闷心慌，略感乏力。偶有双手轻微颤抖感。其余症少，亦无头昏头痛，睡眠饮食均尚好，询之性情亦不急。察之形体适中，面色红光。测心电图显示：心肌缺血，偶发房早，血脂血糖等均在正常范围。测血压为：155/92mmHg。脉弦滑有力，略数。舌质淡红，舌尖略红，舌苔薄白腻。诊为胸痹（冠心病心绞痛）。虽本病临床一般为本虚标实，但该患者长期肝阳偏亢而致瘀热郁闭、痰浊内生，久则随阳亢而上扰，使血压居高难下，心中结痛，胸闷心慌；肝火内炽，木火化风，风性上扬，故使患者在痰热瘀阻病机上表现有双手轻微颤抖。脉弦滑有力，略数。舌质淡红，舌尖略红，舌苔薄白腻等均显示病机以标实突出。治宜清肝息风，化瘀消痰。用冠心病基础方合瓜蒌薤白半夏汤加减。处方：

明天麻15g	丹参20g	葛根30g	羌活15g
川芎15g	决明子15g	泽泻15g	炒杜仲15g
野菊花30g	黄芩20g	川牛膝15g	薤白20g
法半夏15g	全瓜蒌15g		

水煎服，每日一剂。嘱其注意调整心态，正确对待病情，使情绪放松。强调低盐饮

食。注意适当活动锻炼。

二诊（2005年12月15日）：服上方4剂后症状稍减轻，在服上方过程中又不慎因感冒而停药，虽胸中结痛未消，但自测血压已较为稳定，感冒愈后，胸中闷塞而疼痛，乏力已不明显，手颤动亦不明显了。今查病人血脂较高。脉滑数。舌略红，苔薄黄腻略干。此为经上治疗后，症有所减，肝风欲动之状得平，痰瘀阻滞之病机尚较明显。治疗仍当以化除痰瘀为主，兼行气解郁以利脉道畅通。处方：

葛根30g	川芎15g	延胡索20g	薤白20g
法半夏15g	全瓜蒌15g	郁金15g	山楂15g
黄芩20g	丹参20g	制香附15g	

医嘱同前。

三诊（2005年12月25日）：再服上方4剂后，病人感到效果显著，胸中结痛之症全解，血压较稳定。舌质正常，舌苔薄白。脉弦滑。当施巩固治疗之法以善后。治法以化痰瘀，补肝肾。仍用上方加减。

薤白20g，法半夏15g，全瓜蒌15g，羌活15g，葛根30g，川芎15g，延胡索20g，丹参20g，山楂15g，制首乌20g，炒杜仲20g，桑寄生30g，谷芽30g。6剂。建议服银杏叶片。同时保持情绪放松，低盐饮食，适当活动锻炼。维持血压在正常范围。治疗后随访，高血压及心肌缺血所致诸症消失。

按：本案虽高血压日久，但肝火上亢，痰瘀阻滞之病机突出，症状以胸痛为主，而本虚之状反不甚明显，故乏力等症轻，且临床症状亦不多。故治疗以泻实为主，如此控制合并症，常可迅速收到较好效果，也是"10项程序"中的内容。后期仍当注意在化除痰瘀过程中调补肝肾气血，以巩固疗效，配合正确的生活方式及维持血压在正常范围等，并适当服些对心血管有保健作用的药物，其预后一般当较好。

病例3

赵某某，女，59岁，大学教师。2006年1月8日初诊。病案编号：GZGQ100

患者心前区反复不适已10年，2月前伴见乏力、心区疼痛加重，在华西医院检查诊为冠心病，窦性心律不齐等，因疗效不满意而来诊。

初诊：感觉乏力、心痛而心中十分难受，心痛发作无明显诱因，其发作持续数秒至数分钟不等。病后思想压力大，身体日渐消瘦，睡眠欠佳，饮食无异，大便常干。询其素易怕冷，血压、血糖等未有异常。舌质略红，舌苔薄腻略干。脉沉弱细缓，两寸尤弱。诊为胸痹。此因患者长期工作辛苦，过耗心气心血，久则心阳不振推动乏力，气血运行受阻，瘀血痰浊可随之而阻滞心脉，故可见心痛而心中十分难受。气虚而乏力、乏力甚至怕冷，阴血不濡则消瘦、面色乏华、便干等。综之，证属心阳不振，气虚血弱，瘀痰痹阻。故治当益气养阴，温阳活血，宽胸化痰。用冠心病基础方加味。处方：

黄芪50g	川芎15g	葛根30g	丹参20g
制首乌20g	延胡索20g	薤白20g	法半夏15g
全瓜蒌15g	桂枝15g	炙甘草8g	生晒参20g
麦冬20g			

1日1剂，水煎服。

另按本病治疗程序予患者复方丹参滴丸备用，嘱心痛时含服10丸。注意放松情绪，勿过劳，保持适量活动，如散步等。

复诊：上方服完4剂，胸痛大减，偶见隐隐痛不舒，乏力亦减，效不更方，继续以上方加减，前后约服药20余剂，乏力心痛等症缓解，病情稳定。

按：从临床大量冠心病病患者的基本病机看，气虚血瘀是其基础病机，但其形成过程又常因心阳不振推动乏力，气血运行受阻等，从而瘀血痰浊随之而阻滞心脉，终致脉络绌急，虚风内动，从而聚结成风痰瘀虚多种病机交织发为十分难受之心痛。气虚而乏力、乏力甚至怕冷，阴血不濡则消瘦、面色乏华、便干等。治疗中围绕上述病机，按康复治疗的合理程序确能收显著之效。

（二）发挥凭脉辨治思想诊治心律失常

由心血管疾病而致的心律失常是指心律起源部位、心搏频率与节律以及冲动传导等的异常。由于心律失常的脉象变化比较明显，所以郭老认为中医临床对心律失常的诊察可主要以脉象为依据。脉象虽不如心电图、超声心动图等对各种心律失常反映的深入细致，但也能诊察出一些常见而重要的心律失常，以之进行辨证论治，常能收到较好效果。

郭老临床主要以脉象为依据，通过对脉象"形、势、位、数"的分析，并脉证合参，确定其阴阳寒热虚实之性，以辨证施治。所谓"形"，指脉体的形状大小；"势"，指脉搏动的强弱与节律；"位"，指脉的部位浅深；"数"，指脉搏的频率。心律失常时，脉象的"形、势、位、数"均有变化，常见迟、数、结、代、促、疾、涩、雀啄、虾游、釜沸、屋漏等脉象。他在临床上通常以脉"数"为纲，对心律失常的异常脉象进行分类辨治，取得了较好效果，现介绍如下。

1.慢率型辨治

【诊病要点】

主要以凭脉诊结果辨证。慢率型脉象包括迟、缓、涩、结、代、虾游、屋漏脉等。在临床过程中多始终以脉迟缓而肢冷、畏寒心悸、眩晕甚至寒厥晕仆为主要表现。若能病证结合，对其治疗和预后更有把握。

【辨证思路】

郭老认定其病基本病机为少阴心肾阳气虚甚，阴寒凝结。因阳气虚而无力温动血脉，阴寒凝结又必致血脉瘀滞而阳气不能通达，从而产生上述诸症。然而，本类脉象之形成病机却较为复杂，既可由先天禀赋不足、又可由后天的多病变和多因素导致阳虚寒凝、脉气不畅而致。虽临床病机是围绕少阴心肾虚损为基础，但气虚气滞、阳虚寒凝、血虚精亏等病机常相互兼见。少阴心肾之虚，必及太阴脾肺之运，痰瘀阻滞当由此而生。少阴阳虚，进而太阳御邪乏力，势必还易复感外邪，使脉气愈加难以恢复。说明形成本病的病机既有气虚阳损，又有阴虚血弱，终致阳虚不运血虚失养，复因寒凝、痰阻、瘀滞等，造成复杂的病机结果。

【治则治法】

因有形之阴不能速生，无形之阳所当急固，故郭老指出，本病治疗始终要以益气温通为基础，但临床又要根据病变之标本缓急，在益气温通的基础上可分作三步治疗程序，即：第一步当益气温通提速，第二步当益气养血稳率，第三步当益气培元固本。在治疗过程中，若脉势兼涩象，则夹气滞、痰郁、血瘀，适当加入行气、祛痰、活血之品。如此循次渐进，方能收到更为满意之疗效。

对伤寒热病，邪热内聚，血为毒滞，气为血阻，亦可出现迟脉，但必迟而有力，按之坚实。如《伤寒论》208条，所言阳明病脉迟，属可下之类，不在此例。

【处方用药】

第一步　益气温通提速法：本法常用于治疗的第一阶段，本阶段以病人的心率每分钟在50次以下为标志。脉可呈迟、缓、涩、结、代等象，常有心慌，气短，心悸，胸闷或痛，头晕目眩，甚或晕仆，面白无华，神疲乏力，畏寒肢冷，舌淡苔白等表现。病机虽复杂，但总以阳虚寒凝，心气推动无力最为突出，故治疗首当提高心率。提速的关键在于辛通阳气，温化寒凝。处方常重用麻附细辛汤加味。振奋少阴阳气非大辛大热之附子莫属，细辛温散少阴之寒，配麻黄更具辛热透散寒凝之功。再加入黄芪、红参、羌活、桂枝等以增强益气温心、化瘀通脉之力，使临床收到更好疗效。

第二步　益气养血稳率法：本法常用于治疗的第二阶段，本阶段以病人的心率每分钟在55~70次或以上为标志。往往是第一阶段治疗有效，心率回升已2~3周，临床症状亦明显缓解，故治疗当转向以稳率为主。郭老常说提率相对容易而稳率难。说明必须重视这一阶段的治疗，否则，前面的提率治疗有可能前功尽弃。虽阳气有所振奋，治疗仍须以益气温阳为基础，加上养阴益血活血之法。益气使气不虚而运血有力，而血为气之母，养血亦可益气，气血调和，阴阳相贯，运行有序，心搏自然稳定而病情方不易反复。临床用方可仍以前方合生脉饮加玉竹、黄精、丹参、当归等，适当减轻和减少辛热之品。

第三步　益气培元固本法：本法常用于治疗的第三阶段，本阶段以病人的心率已提升稳定在每分钟65~70次或以上为标志。治疗进入本阶段，病人一般已经过数月以上的治疗，诸症大减或无明显不适，但长期形成的影响心率的多种因素往往尚未完全消除，故治疗必须重视固本。由于心阳靠肾阳支撑，前贤郑钦安《医理真传》亦说："肾中真阳为君火之种，补真火即是壮君火也。"心君火旺，阳气不虚，阴霾自消，故固本之法当培补肾中元阳为主，并配合治疗宿疾及其他可导致心阳虚脉气不振之病机，以期彻底治愈本病。益气培元固本方药可考虑用右归丸加仙灵脾、黄芪、丹参之类。

在治疗过程中，有的病人可能因为过劳、受凉等诱因而使心率一时性减慢，可以再用第一阶段方药恢复心率。

在以上三步治疗程序中，若证情较重，心悸、头晕、心慌等症突出者，可加用成药心宝；气虚甚当用人参，若其人素有肝阳亢则麻黄慎用；若痰湿气滞，胸闷突出，苔腻者，酌加瓜蒌、薤白、郁金、菖蒲、半夏、白蔻等；若瘀滞重者，疼痛明显，面唇色黯或青紫，舌有瘀点，酌加延胡、蒲黄、赤芍、降香、乳香、没药等；若寒甚者加干姜、淫羊藿等；若有化燥伤阴，舌红或舌尖红，时烦，口干，喜饮者，酌加麦冬、玉竹、熟地、黄精、五味子等；若血压低者，可加升麻、柴胡；若心跳突然加快至每分钟100次以上者，去麻黄、细辛、桂枝等，去附子或减量至5~10g，酌加生地、苦参、柏子仁、黄精、玉竹等。

【引用医案】

病例4

邹某某，女，55岁。2000年6月13日初诊。病案编号：GZGH016

主诉：心悸、气短、头晕1月余，伴晕仆。

病史：1月前，因心悸、气短、时时头晕并晕倒1次而在某医大附院作心电图、超声心动图等检查，诊断为"病态窦房结综合征，室性早搏"，给予阿托品等提高心率，并一再嘱其准备安装人工起搏器。患者因不愿安装而来求治。现症：头晕、畏寒、气短、心悸、胸中闷塞，说话多则有短气不续之感，自查心率每分钟40~50次，血压90/60mmHg。察其体质瘦弱，面色萎黄少华，精神欠佳，说话语言断续而清晰，四肢欠温，舌质淡嫩，苔白润，诊其脉迟缓而结代频繁。

辨治：患者具有明显的脉迟结代以及气短、晕眩诸症，当属少阴病范围，乃心阳不振，肾阳不足，气弱血寒，致使气血不相接续而引起。治疗上首先温通心肾，益气活血，使阳气通达而提高心率以治标；待证情稳定，再大力补肾阳以图治本，巩固疗效。第一步处方采用麻附细辛汤加味：

麻黄12g	制附片20g（先熬1小时）	细辛8g	当归15g
黄芪40g	红参15g	五味子12g	麦冬20g
桂枝15g	羌活15g	丹参20g	

浓煎，1日1剂，停服一切西药。

2000年7月27日复诊：此前每周诊治1次，均以上方为基本方，症状很快改善，心率迅速提高，其间因早搏频繁，加入苦参30g后很快被控制，心率一直保持在每分钟60~70次，自觉一切良好。治疗期间还随身携药上青城山游览，1日上下山步行4~5公里，未发生任何不良感觉。察其精神佳良，舌质红活苔薄白润，脉息调均，表明其阳气通达，寒气已去，气血和畅，似平人也。毕竟是患者未曾停药的表现，若骤然停药或更方，其病当反复。当转入益气养血活血稳搏为主的第二步治疗。仍以上方去麻黄、羌活，减附子、细辛量，加玉竹15g防其辛温燥热伤津，加淫羊藿20g、菟丝子15g以温补肾阳。处方：

红参15g	五味子12g	麦冬20g	黄芪40g
丹参20g	当归15g	桂枝15g	制附片15g（先煎）
细辛6g	淫羊藿20g	菟丝子15g	玉竹15g

浓煎，1日1剂。

至9月29日复诊，心率一直维持在每分钟62~78次之间，治疗再以前方去附片加入巴戟天20g，又服10余剂后减细辛为5g，病情仍稳定。其间发生早搏1次，加苦参30g则被控制。乃以右归丸用巴戟天易附片，加细辛5g通阳气。此为体现益气复脉、培元固本第三步治疗。嘱其逐步由3日2剂，减至2日1剂、3日1剂。未更方观察至半年后，病情仍稳定，嘱其逐步撤药。至今，病人情况一切良好。

按：病理性心动过缓临床治疗的难度较大，中医多以温心通阳为主治疗，虽能显示出较好疗效，但效果常不稳定。究其原因往往是治疗中对本证的复杂病机没能贯彻标本缓急的思想，因而治疗难以彻底。郭老的三步治疗程序，针对本证形成病机和表现，治疗遵从标本缓急、进退有序，反映出的是中医对本病辨治的一个整体规律，能充分发挥中医辨治本病的优势。当然，三步治疗程序并非一成不变，郭老常随病机及其演变所表现出的侧重不同，在具体方药上灵动多变。事实说明，灵活地运用这种程序性的辨证治疗规律，既能迅速地提升心率，又可收到较为稳定的远期效果，对本病临床治疗无疑具有重要的现实意义。

2.快率型辨治

【诊病要点】

病证结合，以凭脉诊结果为主辨证。快率型脉象包括数、疾、促，以及釜沸、雀啄脉等。

【辨证思路】

若脉来较数，多指脉率一息超过五至，脉势有力为实者，多是阳热鼓动所致；脉势无力为虚，是阴虚内热之象；严重之心中气阳不振，阴血不能濡养心体，甚至阴盛格阳亦可出现脉虚而数。疾脉，指脉率一息七至以上，脉势无力，是气阴不足，阴虚阳亢之象。在数脉与疾脉中出现不规则的间歇，即称为促脉，是气阴严重亏损，或夹邪气郁滞、瘀血凝阻之象。心律失常时，数脉与疾脉的脉形细而脉势弱，由数而疾是病进，由疾转数是病退。常见于窦性心动过速、阵发性心动过速，若伴有过早搏动，则出现促脉。

若属釜沸脉，多指脉率一息九至以上，脉位浮浅，脉形或大或小，脉势极弱稍按即无之象。雀啄脉，指脉率九至以上，脉位深沉在筋骨之间，脉形细微，脉势极弱，且久久而至，疾速三五下，如雀啄食之象。这二种脉象皆属气阴将尽，元气将脱之危候，也多见于各种器质性心脏病所致慢性心力衰竭的严重阶段。不过，釜沸脉与雀啄脉属气阴衰竭之热证，虾游脉与屋漏脉属气阳衰竭之寒证，属性不同，治疗有别。

【治则治法】

快率型辨治总以益气、养血、滋阴为大法，并根据病机辨证，兼用或加强益气、活血、开郁通阳、宽胸化痰、清热或渗湿利尿等诸法。

【处方用药】

根据不同病机类型而选方用药。气阴两虚型者常以生脉散为基础方加减；气虚血弱，又心阳不振者常以炙甘草汤为基础加减治疗。加减中注意对头晕气短乏力较甚者，需加入红参，血虚较甚者可加阿胶，眠差怔忡者加龙眼肉、酸枣仁，兼瘀者酌加丹参、当归等，痰阻酌加半夏、瓜蒌、菖蒲等，热盛口干者加入玉竹、麦冬等，所选药物中适当注意其对心律失常的改善作用。

【引用医案】

病例5

晏某某，男，69岁，退休干部。2005年8月30日初诊。病案编号：GZGQ001

患者反复心悸、乏力、胸闷10年，加重2月。于1个月前安装起搏器。术后房颤仍难以控制。

初诊：心悸、乏力、胸闷，全身乏力，饮食睡眠尚可，大便略干。精神不振，语音低弱，面色略乏华。舌质淡，边有齿痕，苔白滑。脉细数乏力，参伍不调，每分钟达110次。心脏彩超提示：左室壁增厚，主动脉增宽伴反流（轻度）。诊为胸痹（高血压、心功能不全、心律失常、置起搏器术后房颤）。证属心阳不振，气虚血弱。乃由患者心脏病日久，心中阳气虚损，兼夹痰瘀。心之气阳不振，则乏力、心悸，全身乏力。心阳鼓动无力，且阴血亏虚不能濡养心体，故心悸甚而细数乏力，参伍不调。幸痰瘀阻滞不甚，故未以结代为主。治疗只须温心益气，养阴益血，略兼活血祛痰即可。方用炙甘草汤加味。处方：

黄芪40g	丹参20g	葛根30g	羌活15g
苦参20g	炙甘草10g	麦冬20g	生地15g
红参须20g	川芎15g	制首乌20g	薤白20g
法半夏15g	瓜蒌仁30g		

水煎服，1日1剂量。配合冲服稳心颗粒。并注意放松情绪，低糖低盐饮食，注意休息。

复诊：服药后一剂症减，效果显著，服完4剂后，又自捡10余剂服后，原控制不好的房颤服中药后即消失。2月后房颤又有反复，继续以上法加减治疗，前后共服近50剂，病情稳定，房颤未发，电话随访，情况良好。

按： 郭老认为本证如不积极治疗，也可能转变为持久性心房颤动而引起血流动力学改变，形成"病久入络"，痰瘀胶结之痼疾，中医治之也难取效。本例用方以生脉散加黄芪、炙甘草益气，葛根、羌活升阳，丹参、当归活血，法半夏、茯苓祛痰，谨扣病机，加之患者器质性改变尚轻，又病程较短，故效果良好。

病例6

余某某，女，80岁。1994年4月12日初诊。病案编号：GZGH030

患冠心病、时发心房颤动已10余年。近年来常于冬季加重，发生浮肿。此次复发住进本市某医科大学附属医院诊治，诊断为"冠心病、心房颤动、左心衰竭"。给予地高辛、呋塞米等药。患者感到以往服这类药效果不佳，自动出院而来求治。

初诊：自诉头眩晕，心悸，心慌，时有心前区隐痛，气短甚，不能行走。小便短黄，大便三日未解，腹胀满，两腿足灼热难当，口燥咽干不欲饮。察其形体枯瘦而浮肿，面色苍白，神志清，懒言，语音低微而断续，两足高度浮肿至膝以上，按之如泥，右胁下痞块（肝大），舌质光剥无苔少津而紫，脉呈雀啄之象。辨证属于气阴衰竭，浊水停聚，瘀血阻滞，格阳于下，有脱竭之势，病险。治以益气滋阴，利水通津，辅以通下活血之法。方用生脉散合黄芪防己汤化裁（因无汉防己用泽泻、茯苓代之），处方：

红参25g	五味子15g	麦冬30g	生地15g
黄芪90g	白术20g	泽泻20g	茯苓20g
车前仁15g	丹参20g		

浓煎，2日1剂，服4剂。嘱进低盐饮食。

大黄10g，泡服，解便后，停服。

复诊：上方服4剂，大便通，小便逐日增多，浮肿渐消。又自配原方2剂服用，浮肿全消退，能在室内行走，诸症缓解，仍感头晕，乏力。察其头前倾似无力支撑，一身枯槁如皮包骨状，舌光剥无苔而有津，脉数沉细而参伍不调，未见雀啄之象。气阴回复，浊水消退，病根未除，元气大伤。以麦味地黄丸加参芪与服，调养善后，随访一月余，病情稳定。

按： 前案气阳衰可以出现格阳证，本案说明气阴衰亦可出现格阳现象，原因是有浊水停聚之故。气阳衰之格阳证，通阳不在温而在利小便；气阴衰之格阳证，救阴不在滋亦在利小便，都是基于同样的原因——浊水停聚。因津液不化气阴，反凝聚而为浊水，阻碍气机升降，当此之时，使小便利则津液通，阴液自生，气化有源，含有以"通"为"补"之义。而用大黄通下大肠积滞，旨在改善胃肠瘀血状态，有利于气机升降，亦有以"通"为"补"之义。不过，对此种气阴衰惫而又浊水瘀血停滞，本虚极而标实甚之证，只通利化瘀，恐正气难支；纯补气阴，又愈补愈滞，故当攻补兼施，双管齐下，力挽狂澜。

【综述】

总结郭老治疗心律失常的经验归纳出如下几点：

（1）各种心律失常均有寒热虚实的不同属性。从脉象辨别，大体慢率型以气阳虚夹瘀滞为基本病机，或兼寒凝、痰浊等为患；快率型以气阴虚夹瘀滞为基本病机，或兼阳亢、痰浊等为患。所以，遣方用药当分辨寒热虚实，辨证论治。

（2）心律失常的病人，几乎都有心悸，气短，脉无力等气虚症状，几乎都有心前区闷痛不适，舌质紫或瘀点，脉律不齐或涩等瘀血症状，故气虚血瘀是心律失常的共同病机。生脉散加黄芪、丹参，具有益气活血的良好功效，药性平和，不偏寒热，可用于各种心律失常。现代药理研究证明：生脉散可使心肌兴奋性增高，不应期延长，自律性降低，而有改善心功能、抗心律失常的作用；黄芪、丹参有扩张冠状动脉，增加冠脉血流量，改善心肌营养状态的作用。如能辨明其寒热虚实属性，酌加温凉补泻之药，则可显著地提高其疗效。

（3）中医药治疗心律失常，在改善症状方面普遍效果显著。现代药理研究证明，其中大多数药物对多种实验性心律失常亦具有保护作用。但对某些心律失常的心电图等客观指标的改善尚不满意，如心房颤动、传导阻滞等。

（4）临床所见，虾游脉、屋漏脉、釜沸脉、雀啄脉以及经治疗不能改善的促脉，进行性加重的迟脉，多是预后不良；结、代、数、疾、涩脉，一般预后良好。

（三）发挥少阴病理论辨治充血性心衰

充血性心衰即慢性心功能不全，其主要问题在于多种原因作用下心肌收缩力受损，心排出量不够，进而使组织血流量减少、静脉淤血和压力升高，形成心力衰竭下的多脏腑损害，水肿、高血压、各脏器淤血和感染常随之产生。郭老指出充血性心力衰竭从中医辨证看所涉及病证范围广，但病本属虚，包括心肾肺脾等脏的虚损；由于气化无力，气机阻滞，则瘀血、痰浊、水饮内生，标实之象常又非常突出。考其病机当以少阴心肾为中心，因而主张充血性心力衰竭从少阴病论治。在治疗中当以振奋少阴气阳为本，标本兼顾。气阳不振，气化推动无力即见痰瘀阻滞，水饮泛溢，严重者甚至阴盛格阳。一旦出现格阳之象，治疗中更须引起充分重视，否则治疗难以奏效。因此他常把本病分为少阴本虚标实证和少阴阴盛格阳证两类论治。

1.少阴本虚标实证

对属本证之充血性心力衰竭的治疗当以改善心功能，消除水肿为基本目标。郭老因此从多年来大量的临床实践中总结出一个扶正消肿方：黄芪50~90g，白术20g，泽泻20g，茯苓20g，大腹皮15g。他将本方为基础，随证加减进行广泛治疗各种原因导致的心衰水肿，感到本方性味平和，起效迅速，利水而不耗气。除了个别病例因肾功极差或血浆蛋白过低而无效外，大多病例均随着尿量增加而全部消肿，全身情况改善。一般服药4~8

剂，只须进低盐或无盐饮食，未发现任何不良反应。本方适用证候如下：（1）四肢颜面浮肿呈凹陷性，皮色淡白；（2）小便不利；（3）心悸气短，面色苍白无华；舌质淡苔白润，脉弱。此外，如慢性肾炎、贫血所致水肿以及特发性水肿等，使用本方同样有效。

本病由于心肾气阳不足，本虚标实，病证表现复杂。因而使用中必须重视辨证加减：（1）若少阴阳气不振，寒化征象明显而表现出神疲、肢厥、畏寒者，可合真武汤或酌加制附片、桂枝；（2）心悸气短甚，脉数歇止者，酌加制首乌、生脉散；（3）胸闷、心前区痛者，酌加丹参、川芎、郁金；（4）苔厚，腹胀满，食不下者，酌加白蔻、厚朴、沉香、陈皮之类；（5）咳喘有痰，加葶苈子、半夏、杏仁；（6）如舌红少津，手足心热，证偏阴虚者，亦可用本方加生脉散、生地、女贞子、制首乌之类；（7）如苔黄厚腻，夹湿热者，加茵陈、通草、黄芩之类。

【引用医案】

病例7

肖某某，女，71岁。2005年8月4日初诊。病案编号：GZGQ004

患者反复头昏10余年，半年前突发心悸、心慌，诊为高血压病3级（极高危）等，行永久心脏起搏器安置术。术后又见持续性心慌、双下肢浮肿不除而反复住院，经强心、利尿、扩血管、降压、改善循环、保护心功能等综合治疗后病情改善不明显、房颤持续不除而前来就诊。

初诊：心中慌乱不适，时有心悸、汗多，动则更甚，双下肢轻度浮肿，四肢乏力，纳差不欲饮食，夜尿频4~5次，口干不欲饮。精神不振，语音低弱，面色萎黄乏华。血压及心率均正常。舌红干少苔。脉弦滑。辨为少阴病，气阴两虚，脾胃失调，浊阴停聚。采用生脉散加味以益气养阴、利水活血。处方：

黄芪40g	炒白术15g	茯苓20g	丹参20g
太子参30g	麦冬20g	北五味12g	羌活15g
薤白20g	黄精15g	葛根30g	益母草30g
谷芽30g			

5剂，水煎服。嘱注意休息，低盐饮食，有效后逐渐减少利尿药物。

再诊：（2005年8月18日）服上方后精神明显好转，纳差改善，能进食少许干饭。患者甚高兴，又以上方自煎数剂服用。目前仍有虚汗，自觉足心明显发热，夜间心中时有饥饿感。病机同前，效不更方，仍以前方加猪苓，增强利尿消肿作用。7剂，煎服注意同前。以后治疗均以上方略似加减，至9月1日，病人第三诊，诸症更加减轻，虚汗、神疲、食少诸症都有明显改善，双下肢浮肿消失。至9月15日，10月14日四诊、五诊则已不肿，不累，精神好，完全停掉了利尿西药。病人面色渐转红润，精神状态较好。唯足心热不解，再于前方中加入地骨皮、浮小麦在益气养阴，利水活血基础上清解虚热。至11月10日六诊，前述诸症悉平，足心热止。前后其服中药约近40剂。植入起搏器后的心衰症状基本消除。

按：本证辨证属少阴病，气阴两虚，脾胃失调，浊阴停聚，本虚标实之证，只通利化瘀，恐正气难支；纯补气阴，又愈补愈滞，故当攻补兼施，双管齐下，以挽危难。亦为本证治疗特点之一。

2.少阴阴盛格阳证

由于少阴本热标阴，本标异气，故其病理反应有从标从本化，可引起寒化与热化两类证候。仲景在少阴寒化证中提出阴盛格阳证共二条，即通脉四逆汤证与白通汤证。前者为阴盛于内，格阳于外，主要表现是：厥逆、脉微、下利清谷、汗出、面赤、身反不恶寒等症。后者为阴盛于下，格阳于上，主要表现是：厥逆、脉微、下利不止、干呕而烦、面赤等症。所谓格阳，即"阴阳隔离"，是少阴寒化证中最危重的证候。仲景创辛温通阳治法，以引阳入阴，巧夺天工。后来，张景岳在此法的启发下，创引火归原法，用于杂病阳虚阴盛，虚火上浮之证。并在《伤寒典》中云："若阴盛格阳，真寒假热者，则当以大补元煎、右归饮、崔氏八味丸料之类，此引火归原之治也。"是对辛温通阳法的发挥。然而，只有阳虚阴盛才出现格阳证，只有辛温通阳法才治疗格阳证，这似乎已成千古定律，医家未敢越雷池一步。

通脉四逆汤证与白通汤证所形成的阴盛格阳现象，是以严重的下利为共同特点，实际是严重下利引起失水，导致水、电解质代谢紊乱和循环衰竭的结果，随着现代输液术的广泛应用，此种格阳证今已少见了。现代临床常可见到的少阴格阳证，多发生在某些慢性心功能不全的过程中，其中有寒化证，也有热化证。其典型表现是：厥逆，脉微欲绝或参伍不调，但欲寐，高度浮肿，小便不利，此为气阳虚衰或气阴衰惫之象；同时病人自觉胸、腹部或体表部灼热难当，有的则觉下肢灼热如火燎，有的则伴面赤、烦躁等症状，此为格阳之象。凡具格阳证的慢性心衰病人，单纯使用西药地高辛、双氢克尿噻（氢氯噻嗪）或速尿等治疗，往往效果不佳，尤其对消除浮肿和自觉的"灼热感"（灼热如火燎，往往是病人陈述的主要痛苦）疗效很不满意；而单纯使用辛温通阳法，如通脉四逆汤、白通汤等情况亦然。在慢性心功能不全的过程中，所形成的少阴格阳证，其寒化证与热化证的共同特点是：都有严重的浊水停聚。据此，郭老根据叶天士"通阳不在温，而在利小便"的治法，以利小便为主，佐以辛温通阳或益气滋阴，可收卓然之效。

【引用医案】

病例8

姜某某，男，70岁，退休干部。1995年4月15日初诊。病案编号：GZGH032

患者因"风心病"反复全身浮肿，加重2月。住某医科大学附院，诊为"风心病，心房纤颤，心功能Ⅲ级"，持续服用地高辛、速尿等药，浮肿消而又肿，乃出院转求中医。

初诊：心悸、气短、动则更甚，不能行走。全身浮肿，下肢麻木浮肿至膝，按之凹陷没指，久久不起，厥冷如冰。腹中灼热如火燎难当，其热气时时上冲，则面赤、身热、自汗、眩晕，反不恶寒。咳嗽，痰少，偶尔痰中带血。口不渴，小便少。察其精神萎顿，面色苍暗，两目微闭，似欲寐状，呼吸短促，语音断续，舌质淡紫、润而少苔，舌下络脉青紫而怒张，六脉沉微而弱，参伍不调。诊为少阴病，阴盛格阳于上证（风心病、心衰）。属阳虚寒水积滞，血流瘀阻而格阳于上，虚阳浮越，有欲脱之势。治以益气利水以通阳气为主，佐以温阳活血法，用真武汤、防己茯苓汤、生脉散合方化裁。处方：

黄芪90g	防己15g	茯苓20g	桂枝15g
制附片20g（先煎30分钟）	白术20g	泽泻20g	红参20g
五味子15g	麦冬20g	丹参20g	

浓煎，1日1剂。嘱进低盐饮食。

复诊：上方服4剂，小便利，浮肿消，只足踝部尚有轻微浮肿，腹中灼热、冲热、出汗、眩晕、咯血等症状均消失，气短、心悸减轻，下肢转温，可以下床在室内走动。舌少苔而红润，舌下络脉较前短细，其色较前浅淡。脉沉细，仍参伍不调。是阳气通，格拒除，阴寒去，浮阳潜藏之象。乃以原方减黄芪为60g，再给4剂而诸症除，但脉仍然参伍不调，是标症虽去，本症难愈，只有尽心调养，保护心肾阳气，以稳定病情。属继续以上方每周服2剂，另以"心宝"（主要含附片、鹿茸）1日3次，每次120mg，两周后停中药，再两周停"心宝"。停药观察月余，病情稳定。

按：本案阴盛阳虚，水停血瘀，阳被格拒，互为因果，形成恶性循环。其中寒水停聚，使阴阳格拒，则是整个病情发展的主导环节。考仲景《金匮》水气病，没有格阳证；而《伤寒论》少阴病阴盛格阳证，又没有寒水停聚之浮肿。然而，病人有厥逆、脉微、但欲寐等少阴定证，故应为少阴水气，阴盛格阳之证。选用少阴病之真武汤与《金匮》水气病之防己茯苓汤，去甘草之甘缓满中，去芍药之敛阴，加泽泻增强利水之功，加丹参活血，以取益气利水，辛温通阳，两法并用之义。加生脉散益气滋阴，旨在防其通利伤气阴，辛温燥浮火之弊。药味不多，面面周到，又针对性强，故一举收效。

3.发挥寒温结合学说辨治病毒性心肌炎

病毒性心肌炎是指因感染各种病毒所引起的心肌炎症，病毒可直接或通过毒素作用造成心肌损害，其后则免疫反应在病变中发挥着重要作用。近年来病毒性心肌炎的发病有不断上升趋势，尤对青少年的危害较大。

【诊病要点】

对本病的诊断目前主要依靠临床表现，心电图，X线片，化验结果等综合判断。

【辨证思路】

郭老认为中医对本病的治疗优势是肯定的。他认为患者素体正气不足、复感温热邪毒，从而出现邪实正虚是本病的病机基础，也是最难处置之处。单纯补之易碍气机，单纯攻邪又易伤正气，因此宜扶正祛邪、寒温结合辨治心肌炎。

为有利于中医正确治疗，临床辨证时需注意如下一些辨证要点：对凡外感后导致病毒性心肌炎要测体温，并注意辨别有无寒热等表卫证。有无心悸、乏力、心痛以及短气咳嗽等邪气毒热袭肺损心病机。有无冷汗淋漓、四肢不温甚至面色青灰等心阳暴脱趋势。有无心气不足而血运不畅、心脉瘀阻而出现的面色暗滞、口唇青紫、以及脉律是否整齐等征象。或有无烦躁失眠、心神不安等阴亏火亢证候。若心气虚衰进而发展为心阳虚衰时，脾失温煦、釜底无薪、脾阳衰微、水湿痰浊内生，则出现心悸气促、胸闷腹胀、纳呆便溏、四肢不温甚至下肢浮肿等症。总之，本病核心病位在心，但由心而可涉及肺脾肾多脏腑，故其心之气血虚损和肺脾肾气化减弱紊乱为病之本，热毒、痰湿、瘀血为病之标。

【治则治法】

根据病情急缓分期不同而扶正祛邪、寒温结合当各有侧重。其要点在于：急性期以清热解毒、辅以益气养阴，慢性期以扶阳益阴、佐以益气通络等。本病治疗时间相对较长，注意祛邪务尽，扶正有力，治疗力求彻底，以免复发。总以控制症状，防治心衰，及其他后遗症，改善体质为目标。

【处方用药】

根据本病分期，寒温结合治疗各有侧重，概述其用药特点如下：

急性期：若热毒侵心较轻，发热较低，时有恶寒，心悸胸闷等多以小柴胡汤加减。若为热毒犯肺淫心较重，表现为发热恶寒明显等多先用银翘散合生脉散等清热解毒、益气养阴。若湿热重者多用甘露消毒丹加减。以上诸证中，若热盛加石膏、黄芩、知母之类，胸闷突出加瓜蒌、薤白、半夏、郁金等品，气短乏力甚者加红参、黄芪增强益气之力。若突发面色青灰、口唇青紫、心胸憋闷、呼吸困难、冷汗淋漓、肢厥脉微则属心阳暴虚，急用参附汤以急救回阳。

恢复期和慢性期：皆以正虚为主兼余邪未尽，治疗多以生脉散加味。若气虚者可合用黄芪、红参、党参，余热未尽喜用板蓝根、柴胡、黄芩等清解余毒，湿热郁闭多用茵陈、白蔻、菖蒲等化湿清热，胸闷多用瓜蒌、薤白、法半夏、郁金宽胸解郁，心悸失眠常加酸枣仁、合欢皮等养心安神，胸痛或舌有瘀点等常用延胡索、丹参、川芎等化瘀止痛，若邪热不重而心悸神疲较明显者还常用桂枝、羌活等通阳，以促气血运行等。

后遗症期：主要为长期遗留心电图改变，心律失常较顽固，其病机以脏腑虚损、气血阴阳不足为主，治疗时参恢复期和慢性期的辨证论治，着意于调补阴阳并注重通阳复脉，常以炙甘草汤加减，并多选配有抗心律失常作用之中药。

【引用医案】

病例9

急性期病毒性心肌炎案

王某某，女，15岁，高中学生。1984年7月15日初诊。病案编号：GZGH039

患儿为感冒后致病毒性心肌炎1个月，低热不解，渐觉心悸动不安，下肢浮肿。已为西医诊断为"病毒性心肌炎、心衰"，中西药杂治乏效。其病尚属急性期。

初诊：心悸动，气短甚，稍动则气短不续，以致不能平卧和下床行走，低热，不得眠，心烦易怒，头眩晕，口苦，咽干，时而恶心欲呕，胸闷，腹胀满，腹泻清稀，1日3~4次不等，小便短少。近日下肢浮肿增加，一直服用西药维持，从未间断。察其面色㿠白，唇甲淡白，颜面及四肢浮肿，神志清，息短，语音低弱、断续，腹胀满，按之濡、无压痛，双下肢中度浮肿，按之没指、不温，舌面满布深黄厚腻滑苔，舌质微红，脉疾促甚，歇止频繁，细弱无力而濡，六部皆然。辨为少阳三焦湿热壅滞，心脾虚极之证，有大气下陷欲脱之势，病在重险一途。首先治以清热除湿，疏利少阳三焦，兼益气以固护心脾。若三焦气机畅利，则病有转机。处方：小柴胡汤加味：

红参10g（另煎浓汁兑服）	柴胡10g	黄芩10g	法半夏10g
生姜10g	炙甘草10g	大枣5枚	茵陈15g
郁金10g	白蔻10g	厚朴10g	茯苓12g

1日1剂，水煎服。忌盐及肥甘辛辣生冷食物。如有效则逐步减停西药。

7月22日二诊：上方服6剂，小便逐日增多，胸满、腹胀大减，下肢浮肿消尽，腹泻停止，低热已退，心烦，口苦、不眠、咽干、恶心等症也随之缓解，能下床行走至室外，西药心得宁、强的松减至每日服1次维持，略能进食。察其脉数，歇止减少，脉仍细弱，深黄厚腻之苔几乎退尽。种种征象表明，湿热分消，三焦气机趋于畅利，心脾虚象略有好转。原方去郁金、厚朴，以免过用耗气，加白术12g。

8月2日三诊：上方服8剂，病情更趋改善，已能行走上2楼，西药全撤，只偶感心悸时服心得宁1次（1日或间日1次）。舌苔白润，中带淡黄，舌质色偏淡，脉略数，偶有歇止。余邪未尽，心脾气虚未复。以小柴胡汤全方加茯苓12g、白术12g，嘱服20剂。

9月1日四诊：面色有华，情绪乐观，行动自如，早已全撤西药，开始复习功课。惟胃口尚欠佳，舌正，脉平，按之弱（自摸脉搏有时有歇止现象）。正气恢复尚未彻底，全在调养之功。以香砂六君子全方作散剂常服，嘱其仍需静养，勿劳累，慎风寒，调养半年以待康复。

1985年11月随访，病人春季已复学，本学期体育及格。

按：本案所表现之口苦、咽干、头眩和心烦欲呕而兼微热，是少阳定证已具；心悸、小便不利，乃少阳之或然证；辨为少阳病当无疑义。三焦属少阳之域，病人胸中满闷，是上焦壅塞；腹中胀满，是中焦壅滞；小便不利，乃下焦不疏。三焦郁滞，水道不调，所以有浮肿诸症。此少阳三焦枢机失利，是由湿热邪气所致，从舌象可得证明。首诊以小柴胡和解少阳三焦，疏利气机，加白蔻、厚朴，芳化中焦湿邪；加茵陈、茯苓清利下焦湿邪；以郁金畅通三焦气郁。其中半夏又兼燥中焦之湿，黄芩又兼清湿中之热，参、柴、草、枣、姜，益气补虚，以防大气脱陷；一般健脾益气，党参即可，防陷救脱，非人参莫属。只要气机舒展，则虚者受补，病情自趋好转。初诊后其小便通利是三焦气机疏畅的标志，然余邪残留最不易尽，故次诊以后继续以小柴胡加味与服，直至诸症悉解，才转入单纯的调理脾胃收功。临床上不注意余邪残留的治疗，以致酿成后遗症或转慢性的病例比比皆是，不可忽视。

本案治验，是六经辨证与脏腑辨证相结合，以及伤寒和解少阳法与温病清利湿热法相配合，寒温二法合治的结果，说明各种辨证论治方法，未可截然分开，尤其对一些复杂病情，往往需结合实施，才能适应。

病例 10

恢复期病毒性心肌炎案

张某，女，29岁。2005年10月23日初诊。病案编号：GZGQ002

患者2月前因感冒后出现心区疼痛闷感而在省医院诊为病毒性心肌炎，住院治疗1个月，自觉症状恢复不理想，转求中医专家诊治。

初诊：心区闷压感明显，轻度心区疼痛，疲乏甚，易汗出，动则出汗更甚，汗后极易感冒，头略昏。面色㿠白无华，精神疲惫，语音较低。脉滑，舌质淡嫩有齿痕，苔白滑淡黄。血压112/68mmHg。心电图显示ST段下移。此为热病之后，气阴亏损，余热未尽。因气阴两虚，故见面色㿠白无华，精神疲惫，语音较低；推动乏力，脉络瘀阻，故胸闷心痛；余热未尽，故脉滑苔黄等。法当益气养阴，清解余热。方以生脉饮加味治之。处方：

太子参30g	麦冬30g	五味15g	黄连10g
玉竹20g	北黄芪40g	板蓝根15g	防风15g
谷芽30g	丹参20g		

3剂，煎服，1日1剂。嘱适寒温，防感冒，注意休息。

二诊：（2005年10月28日）心中仍觉不舒，活动用力则心痛、乏力，疲乏明显，食纳略差，有怕冷感。面色㿠白无华，精神疲惫等同前。舌质淡红，舌苔薄黄，脉细滑略数。病机仍属气阴不足，余热未尽，心阳不振，有气虚络阻之趋势。治疗当坚持益气养阴、清解余热，稍加羌活通阳，丹参、薤白、玄胡化瘀通络。处方：

红参15g	麦冬20g	五味子15g	黄芪40g
丹参20g	板蓝根15g	谷芽30g	延胡索20g
枣仁15g	薤白20g	羌活15g	炙甘草8g

5剂，煎服，1日1剂。

三诊：（2005年11月3日）上方效果明显，胸痛基本缓解，偶因动作过重而感胸中不适，胸闷亦明显减轻。仍以上方去延胡索加白术、瓜蒌，服后诸症基本悉平。其后，患者又因外出旅游疲劳而又感乏力和胸中轻度不适，再以上方为基础，随症加减，前后共诊6次，服中药30余剂。诸症消失，随访一切情况良好。嘱其适寒温，防感冒，注意休息，不可过劳。

按：中医对病毒性心肌炎的治疗有一定优势。邪实正虚是本病的病机基础，最难处置，单纯补之易碍气机，单纯攻之易伤正气，因此治疗宜扶正祛邪、寒温结合辨治。本案处方选用生脉散为基础，以红参、黄芪、白术、炙甘草等益气复脉，麦冬、五味子、枣仁等滋阴养心宁神，以黄连、板蓝根等清解余毒，以丹参、延胡索、薤白、瓜蒌、羌活等为主活血消痰、宽胸通阳等。尤其二诊以后注意寒温结合治疗对本患者难以克服的胸闷胸痛易汗等具有显著作用。本证治疗始终抓紧时间，根据病情急缓分期不同而扶正祛邪当各有侧重。总以控制症状，防治心衰及其他后遗症，改善体质为目标，最终收效较好。

病例11

后遗症期病毒性心肌炎案

张某某，女，15岁，初三学生。2005年11月13日初诊。病案编号：GZGQ089。

患者2年前因心悸乏力在华西医院诊为病毒性心肌炎并治愈后，体质一直较弱，免修体育，学习期间较易感冒。3天前又患感冒，并引发心悸乏力，本人及家长心中甚忧，乃慕名前来就诊。

初诊：心悸阵作，时有乏力，咽中有异物感，时有少许白痰，口略干，恶寒发热不明显。询之胸部无闷压疼痛等，食欲不振，睡眠二便等如常。测之体温36.6℃。血压115/72mmHg。察其面色略淡少华，精神欠佳。脉细略数，结代频繁。舌质淡红，舌苔薄白乏津。诊为心悸，证属心气血阴阳俱虚、脉气不振，兼外感风热、肺气失宣。治宜分清标本，先表后里。先以银翘散加减1剂予之（银花、连翘、薄荷、桔梗、玄参、麦冬、青果、甘草），再以炙甘草汤加减。处方：

炙甘草10g	麦冬30g	生地15g	红参15g
黄芪30g	丹参20g	酸枣仁15g	苦参20g
葛根25g	羌活15g	枸杞15g	谷芽20g

水煎服，1日1剂。配合服用宁心宝胶囊。嘱适寒温，防感冒。注意休息。

复诊：患者坚持服用初诊之益气养阴复脉处方10余剂，并配合服用宁心宝后，心悸乏力诸症明显缓解，精神亦佳，面色转红润。脉亦逐渐有力，偶尔出现一次结代。舌质渐转红润，舌苔薄润。查心电图亦为正常，嘱其仍以原方加当归继续服用。

然患儿后又因劳累、感冒等数次使心律不齐病情反复，其治疗均遵从有外感先治外感、兼以益气养阴，外感基本消失时再大力益气养血活血、通阳复脉等。所选药物以炙甘草、黄芪、红参补益心气，其中黄芪配白术、防风还能御风抗邪；再以麦冬、酸枣仁、枸杞、生地、玉竹等滋阴养血，以改善心气血阴阳不足之病状；此外，用丹参、苦参、葛根、羌活、谷芽等活血通络复脉，并有较好地抗心律失常作用。诸药共奏益气养阴复脉，故虽病多反复，幸患者年少，恢复能力尚可，加之服药认真，前后数十剂，应对病机亦较为准确，终使症状基本消失，病情稳定，疗效明显。随访月余，情况良好。

按：本患儿病毒性心肌炎后两年，体质一直较弱，遇外感而心悸、乏力、脉结代等症复发，究其病机显系脏腑虚损，气血阴阳不足为基础，治疗心律失常当着意于调补阴阳，寒温并用，适当选用一些现代研究证明有较好地抗心律失常的药物以治之，收到较好疗效。

结语

在郭子光教授一生为中医事业奋斗的历程中，必需要提及其夫人冯显逊大夫对郭老无私的支持。她1966年毕业于成都中医学院医学系6年制本科，为学院附属医院中医妇科专家。她出身书香门第，文静秀雅、善良和蔼、勤奋严谨，淡名利，乐文史，勤于医技钻研。为人治病，认真负责，一丝不苟，深受病家爱赞而门庭若市。临证之余，夫妻讨论当日所遇疑难，或收集、整理其学术资料，孜孜不息，未曾稍息。可以说，郭老的成就与她的鼎力相助紧密相联，在其温馨和谐的家庭里充满着人生的美好和浓厚的学术气氛。

郭老在数十年间凭借严谨的治学态度、精深的学术造诣、丰富的临证经验、不息的探索精神，在国内外刊物上发表了学术论文130余篇，主编或编著出版医学专著11部，参与编写著作22种，享有蜀中医界"多产作家"之称誉。在他的有生之年总是奋进不息，讲课、临床、带教后学，积极撰写论文、书稿，积极参与国内外的相关学术活动。自比犁铧宁愿在耕耘中磨损，也不愿在无为中锈蚀。他的一生都在实践着自己的人生格言："人生的目的是对人类事业的开拓进取，无私奉献；人生的品格是诚实宽容，作风正派；人生的价值是在人们心目中有为有位"。

整理人：刘杨　谢文

李明富

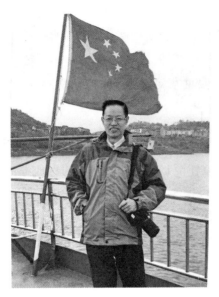

图23

一、李明富教授简介

李明富（1939~2022），男，汉族，云南省玉溪市澄江县人。成都中医药大学中医内科学教授、博士生导师。

（一）主要荣誉

1980年荣获"成都市先进工作者"称号；1985年作为四川省高校代表参加中国共产党全国代表大会；1991年荣获"四川省教育委员会教育管理先进个人"称号；1992年国务院确定为"享受政府特殊津贴专家"；1998年被四川省人民政府授予"四川省学术和技术带头人"称号。

（二）主要社会团体任职

国家中医药管理局中医药工作专家咨询委员会委员，中华医学会理事，中国中医药学会理事，中国药典委员会委员，全国高等中医院校教材编审委员会委员，中国老年学会中医研究委员会副主任委员，《中华大典》编纂委员会委员，《医药卫生典》主编，四川省科技顾问团成员，四川省青年科技基金会专家委员会委员，四川省老科学技术工作者协会常务理事，四川省中医学会副会长，四川省学术技术带头人等。

二、李明富教授学术渊源简介

（一）家学渊源深厚，为家族中第三代中医

李明富教授1939年3月生于云南玉溪，其祖父、父亲均为当地颇有声誉的名中医。因家学渊源，幼承庭训，耳濡目染，对中医学产生浓厚的兴趣，并有着一份深厚的感情。因家中在云南玉溪澄江县开设中药铺，从7岁起，放学回家之时，即可按照处方捡药，并借以初识多味中药的药性；眼见家父为邻里乡亲扶伤治病，受人尊敬与爱戴，便立志长大为医，为百姓解除病痛。

（二）成都中医学院首届六年制本科生，受教于名师大家

李明富教授于1953年10月至1956年7月在昆明医士学校读书，因学习成绩优异，1956年毕业时有两所大学可以保送，一所是昆明医学院，另一所是刚刚成立的成都中医学院。李教授考虑到家中祖父、父亲均为中医，怀着弘扬中医，绵延家学，治病救人的理想，李教授毅然选择了就读成都中医学院，成为学院首届六年制本科生。学习期间曾聆听著名中医学家李斯炽、吴棹仙、邓绍先、卓雨农、蒲湘澄、宋鹭冰、刘耀三等名师大家的教诲，于1962年9月以优异成绩毕业，毕业证号为"成都中医学院毕业证001号"。毕业后留校从事中医内科学的教学、医疗、科研工作及学校的行政管理工作，先后担任成都中医学院院长（于1995年更名成都中医药大学）、校长17年，于2010年4月退休，退休后，仍坚持临床工作。

在李明富教授的学术成长道路上，除了自己不断努力提高业务能力外，还得到老一辈中医专家的亲切关怀与悉心指导，这是中医学术薪火相传的生动体现。1962年李明富教授需要撰写毕业论文，经过梳理自己的一些临床经验和体会，并查阅了一部分医学杂志与医学文献后，李明富教授对瘀血以及活血化瘀治则这个问题，有了较为深入的思考。非常有幸的是，在成都中医学院李斯炽教授、凌一揆教授、宋鹭冰教授、刘耀三教授等名师的指导下，李明富教授广泛地查阅了古代的医学书籍，比如《内经》《金匮要略》《伤寒论》《神农本草经》《诸病源候论》《千金要方》《外台秘要》《圣济总录》《直指方》《医林改错》《血证论》和《读医随笔》等，并进行了深入系统的整理，首次从概念、历史源流、理论发展水平和未来研究方向等方面全面整理了传统中医学的瘀血理论。并首先提出了"瘀血学说肇始于内经，奠基于仲景，经历代的演进，至清代而大为发展，尤其是由于王清任、唐容川、周学海等的努力，使瘀血学说逐渐形成为一门独立的学说，成为祖国医学中具有实践意义的重要学说之一"。这一结论至今为多种活血化瘀研究专著所沿用。

三、李明富教授的主要贡献

李明富教授从事中医内科学教学、临床、科研工作50余年，学验俱丰，担任成都中医学院（及更名后的成都中医药大学）院（校）长17年期间，对中医内科学的学科建设、学术发展做出了积极的贡献。

（一）学科建设成绩

1.培养人才

李明富教授担任中医内科学硕士生导师及博士研究生导师，研究方向专注于活血化瘀治则在内科常见病、多发病中的运用，共培养了1名硕士生和15名博士生，他们现在都已成长为高级职称的中医师，成为各自所在单位的骨干人才和中坚力量，其中有四川省名中医2名、重庆市名中医1名、广东省名中医1名等，他们通过临床、教学、科研等不同形式不断培育中医后学，服务广大患者，令活血化瘀学说在各地枝繁叶茂，生机勃勃。

2.教材建设

李明富教授作为副主编、编委参与了全国统编教材《中医内科学》（第五、第六、第七、第八版）以及《中医内科学》（高等中医院校教学参考丛书，该书荣获1992年国家教委第二届普通高校优秀教材全国特等奖）、《中医内科学第二版（高等中医药院校教学参考丛书）》；作为主编编撰了《中医内科学》（全国高等教育自学考试指定教材）、《中医内科学自学辅导》系列教材以及《社区常见病症的中医药照顾》（卫生部全科医师培训规划教材），在中医内科学教材建设方面做出了一定贡献。

3.学术专著

李明富主编及参编论文论著有《瘀血论》《瘀血学说及活血化瘀治则》《中医文献活血化瘀专辑》《实用中医内科学》（获1988年国家科技图书出版一等奖）《长江医话》《景岳全书》（校注）（获1993年四川省科技进步奖）《中国名老中医学术经验集》、《中国药膳食疗研究丛书》《中华人民共和国药典·临床用药须知·中药卷》《实用中医内科学》（第二版）、《中华大典·医药卫生典·医学分典》之《内科总部》等20余部，为丰富和发展中医内科学术做出了积极贡献。

4.科研成果

李明富教授完成部省级科研课题10余项，科研获奖8项，申请专利1项。其中"关于中医活血化瘀治则的研究"于1978年获四川省重大科技成果奖；"逐瘀化痰口服液治疗急性脑出血的临床及实验研究"获1993年国家中医药管理局中医药科技进步二等奖，排名第一；"逐瘀化痰口服液治疗急性脑出血的临床及实验研究"获1993年度四川省科技进步二等奖，排名第一。

（二）对学校发展的贡献

四川是中医之乡、中药之库，有着发展中医药事业得天独厚的良好条件。李明富教授担任院长、校长期间，团结全院师生员工，重视发挥中医特色，艰苦奋斗，使学校在全国长期保持中医药院校第一梯队的态势，许多留学生在对比多所中医学院的中医教学、临床教育后对我校的中医传统特色教学都赞誉有加。1995年在李明富教授大力申报下，教育部批准"成都中医学院"更名为"成都中医药大学"；为了扩大学校办学规模，李明富教授在任期间建成成都中医药大学高新校区，现为成都中医药大学附院针灸学校高新校区，建成中医内科脏腑病证重点实验室，扩大了硕士、博士授权点等，为我校的发展做出了重大贡献。

四、李明富教授关于治疗心系疾病的主要学术思想

（一）极力倡导活血化瘀学说，相关课题屡获奖励

李明富教授认为气血运行全身，是保障人体正常功能的必要条件，当疾病的病理变化影响到血液正常运行时，就会因血行不畅或血脉瘀阻而导致多种疾病，因此活血化瘀治则在临床上具有广泛的适应性。李明富教授对活血化瘀治法进行了深入而系统的研究，推崇瘀血学说，努力促进活血化瘀治法的学术发展及推广应用。李明富教授多次系统整理瘀血理论文献，首次从概念、历史源流及理论发展水平和未来研究方向方面全面整理了传统中医学瘀血理论，并首先提出了"瘀血学说肇始于内经，奠基于仲景，经历代的演进，至清代而大为发展，尤其是由于王清任、唐容川、周学海等的努力，使瘀血学说逐渐形成一门独立的学说，成为祖国医学中具有实践意义的重要学说之一"。这一结论至今为多种活血化瘀专著所沿用。李明富教授撰编的《瘀血论》（成都中医学院科研论文第一集）《瘀血学说及活血化瘀治则（新医药学杂志1977，1：17）》《中医文献活血化瘀专辑》（1982年成都中医学院出版）等均是其力倡活血化瘀学说的重要论著。

在活血化瘀治法的临床实践中，重点对中风病、冠心病、糖尿病进行了深入研究，并取得了丰硕成绩。如中医活血化瘀治则的研究，荣获1978年四川省重大科技成果奖；逐瘀化痰口服液治疗急性脑出血的临床及实验研究，荣获1993年国家中医药科技进步二等奖；糖复康防治Ⅱ型糖尿病的临床及实验研究，荣获1993年四川省科技进步三等奖；益气通脉口服液治疗冠心病的研究，荣获2005年成都市科技进步二等奖，并申报该方的国家专利。

李明富教授在治疗心系疾病时，在病机上重视"瘀血"病机，在治疗上强调活血化瘀通脉，此学术特点在冠心病的辨证论治中体现得尤其突出。"心脉不通"这个病机贯穿冠心病病变的始终，活血化瘀法适用全程。同时，李教授强调"心脉不通"是一个病变的结果，并持续至整个病程，在这个过程中"心脉不通"的程度是有差异的，病因是多

样的、复杂的，比如气虚推动无力可致血瘀，或寒凝血脉收引而致血瘀等，临床上还常见数个病因相兼为患。因此，在治疗冠心病时常以活血化瘀法作为基本治则，并针对不同的病因病机，结合补中益气法、温阳散寒法等，才能真正做到圆机活法，提高疗效。

（二）重视气血津液病机，为4个版次全国中医药院校中内教材及教参"气血津液病机"的主撰人

李明富教授为全国中医药院校教材《中医内科学》第5版、6版、7版、8版4个版次及相应教学参考书的"气血津液病机"篇章的主撰人，也是《实用中医内科学》两个版次"气血津液病机"篇章的主撰人，对气血津液病机有深入的理解及临床运用经验。

李明富教授认为气血是构成机体的物质基础，是人体生命活动的动力源泉，同时，气血又是脏腑功能的产物。人体的生理现象、病理变化均以气血为物质基础，气血不和会导致疾病的产生。而基于脏腑、经络等异常所导致的疾病，也都会在不同程度上影响到气血的正常运行及其功能的发挥。故《本草衍义·衍义总叙》说："夫人之生，以气血为本。人之病，未有不先伤其气血者。"李明富教授认为气、血、津液病机是中医内科学中最为常见与重要的病机，掌握好此类病机，对于临床诊治内科疾病具有提纲挈领的指导作用。

1.气病病机

气既是指构成人体和维持人体生命活动的精微物质，又是指脏腑组织的生理功能。从气病的病机来说，更多的是由于功能之气失调所致，主要包括气虚、气陷、气脱、气郁、气滞、气逆。李明富教授尤其重视对气病病机中气虚、气郁的识别与治疗。①气虚：《难经·八难》："气者，人之根本也。"现代社会由于人们工作节奏快，生活缺乏规律等，常致正气亏虚，出现神倦乏力，声低懒言，大便溏，舌边齿印，脉细之征。在心系病证中，如心悸心虚胆怯证就是因心胆气虚，心神失养，心神不宁而出现心中悸动不安，受惊易作，或动则心悸出现或加重的特点。治疗上习用黄芪、党参或四君子汤随证配伍。②气郁：主要由于情志内伤所致，李教授强调情志内伤虽是引起气郁的病因，但易患气郁者，常有本身脏气虚弱的内在因素，而肝气郁结致肝郁横逆犯脾，又会加重脾失健运。同时，气机郁滞进一步可气郁化火，气机郁滞，使津液运行不畅可停聚为痰，而为痰郁。上述病机转化在临证时都要仔细辨别。例如，心系病证中的胸痹气滞心胸证，多见于绝经前后综合征的患者，情绪易波动，而且胸痹心痛症状的出现与加重常与情绪的波动密切相关。治疗上李教授常用香附、郁金或四逆散。若出现气郁化火、气郁痰结等变证，则酌配黄芩、栀子或浙贝母、瓜蒌皮。

2.血病病机

血液的生成与统摄有赖于脾气的健运，血的贮藏及调节则有赖于肝，所以血病的病机常和心、脾、肝三脏有密切关系。血的病机归纳起来主要有血虚、血溢、血瘀、血厥、

血热。其中，李明富教授最为重视血瘀病机，认为血瘀既是病理产物又可成为新的致病因素，并可与原有病因形成恶性循环，致病情复杂，病程迁延。在临床上血瘀可以发为多种多样的病变和症状，如疼痛、发热、咳喘、心悸、健忘、黄疸、肢体感觉或运动功能失常、癥积包块等，在心系病证中尤其重视胸痹心痛、心悸、心力衰竭等病证的瘀血病机。治疗上李教授常用丹参、川芎、当归、鸡血藤、丹皮、郁金等活血化瘀之品及四物汤，并根据具体病情选方用药。如瘀血而夹寒者，喜用性温之当归、鸡血藤、川芎等；瘀血而夹热者，喜用性凉之丹参、丹皮、郁金等。

3.津液病机

津液的生成、输布及排泄，是由多个脏腑相互协调来完成的一个重要而复杂的生理过程，其中与肺、脾、肾及三焦的关系最为密切。因此，脏腑的病变会使津液的生成、输布或排泄发生障碍，而津液的病变也会影响到脏腑的功能。津液的病机主要包括津液亏损、津液输泄障碍、津液气血同病。其中，李教授尤其重视津液输泄障碍，如水湿困脾、水液内停、痰饮凝聚，心系病证中胸痹心痛的痰浊闭阻证、心悸的痰火扰心证等亦是常见的津液病机。治疗上强调淡渗利湿、芳香化湿、理气畅中、健运脾气诸法相合，临证时各有侧重。分别习用五苓散淡渗利湿；藿香、紫苏梗芳香化湿；瓜蒌薤白半夏汤理气祛痰宽胸；平胃散理气畅中；四君子汤健运脾气等。

（三）重视脏腑经络辨证，临床疗效显著

脏腑经络学说是中医理论的重要组成部分，而脏腑经络辨证是中医各种临床辨证体系的基础。李明富教授认为辨识清楚各种病证的脏腑经络所在或与脏腑经络的关系，对提高临床疗效具有十分重要的意义。李明富教授强调在心系病证临床辨证时要做到以下四个方面，方能准确辨证、圆机活法：一是必须要有整体观。脏腑是构成人体的一个有着密切联系的整体，五脏六腑通过各自所属的经络，将四肢百骸、五官九窍、皮肉筋脉等联结成一个有机的统一整体，故五脏之间有生克乘侮、互为表里、经脉相连、经气相通等内在的、复杂的联系，因此，心系病证以心为受病之主脏，但在进行脏腑辨证时应从整体观出发，不仅要考虑心本脏的病理变化，还必须注意心与其他四脏之间的联系与影响。二是必须坚持恒动观。中医学认为天地间一切物质都在不停地运动，人体的生命、人体之脏腑经络、气血津液等也是在一刻不停地运动变化中，在内外环境的相互影响下，生理的、病理的变化也无时不在。心系病证中的胸痹心痛、心悸等有时发展变化迅速，需要医者坚持恒动观，随时观察病情变化，针对性地进行中医或中西医结合治疗。三是必须坚持因人、因时、因地之不同进行辨证，才能辨证准确。详细采集患者的四诊资料，包括体质、生活与工作环境、现病史、治疗史、既往史、家族史等，结合相关理化、影像等检查结果，进行全面分析，这是准确辨证的关键所在。临证时还要结合不同季节、不同地域的特点，如四川地区夏季和长夏季节多暑湿之气；四川为盆地多湿邪等，这些

均是辨证时要考虑的重要因素。四是辨证与辨病相结合，此处的"病"有两个涵义，一是中医的疾病名称，一是西医的疾病名称。因为中医内科疾病中不少病名是以主症命名的，如心悸、头痛、泄泻、咳嗽等，临床上"心悸"既可以是独立的疾病，也可以是某些疾病发生、发展过程中的临床表现，如各种心律失常、冠心病、风湿性心脏病、病毒性心肌炎等均可出现心悸，所以，应尽可能明确患者的西医诊断，结合患者的四诊资料，如此方能更好地把握此类疾病发生发展的特殊规律、拟定综合治疗方案、判断疾病预后。

（四）创"三补三通"治疗冠心病的大法，取得一项国家专利

李明富教授从临床实践出发，对冠心病进行了深入研究，从而归纳出一套冠心病的辨证论治方法，在临床工作中取得良好疗效，李教授所创制的益气通脉口服液在省科技厅课题、省教育厅课题及横向课题研究的基础上，取得一项治疗冠心病的中药国家专利。

关于冠心病辨证论治的核心学术思想如下：

（1）分清虚实。冠心病病性为本虚标实，本虚的常见顺序为气虚（心、肾）、阳虚（心、肾、脾）、阴虚（心、肝、肾），标实的常见顺序为血瘀、痰浊、气滞、寒凝。

（2）明辨证型。冠心病在临床上主要分为以实为主的心脉瘀阻证、痰浊壅塞证、阴寒凝滞证和以虚为主的心气不足证、阳气虚衰证、心肾阳虚证，这些证型既可单独出现，又常相互兼夹，辨证时患者的素体情况、病程、舌象与脉象是辨识的重要内容。

（3）"三通三补"为治疗大纲。"三通"即活血通络、豁痰通阳、芳香温通；"三补"即补气、补阳、补阴。其中活血通络为本病最基本的治法、最常用的一通；而兼痰浊阻闭者可配伍豁痰通阳；心痛较剧及呈现寒象者，可配合温通。三补之中以补气为最常用的一补，因阳虚多由气虚进一步发展所致，故温阳的同时常需结合补气；而部分病例兼见气阴两虚，则补阴的同时需与补气并用。"三通三补"可作为冠心病治疗的纲领，提纲挈领方可执简驭繁，知常达变。在具体运用时强调辨证论治，谨守病机，明辨虚实，分清主次，通补并用，标本兼治，从而打断脏腑内虚，邪实内生的恶性病理循环，调节脏腑阴阳气血津液之功能，改善临床症状，延缓病情进展，提高生存质量，延长生存时间。"三通"治法中，活血通络法，李教授习用四物汤和血府逐瘀汤加减，单味药物常选川芎、丹参、莪术；豁痰通阳则常用瓜蒌薤白半夏汤，单味药物如瓜蒌、薤白；芳香温通以中成药麝香保心丸一类为代表，单味药物如石菖蒲、乌药。"三补"治法中，补气以补中益气汤、四君子汤为代表方，单味药物如黄芪、党参、白术；补阳以金匮肾气丸、右归丸为代表方，单味药物如桂枝、淫羊藿、细辛；补阴以六味地黄丸、左归丸、二至丸为代表方，单味药物如生地、熟地、麦冬、天冬等。

（4）提高疗效的关键点：在辨证论治的基础上照顾兼症、顾护胃气、综合治疗，是提高临床疗效的关键点。①照顾兼症，即在处方用药时照顾到患者是否有心律失常、高血压、高脂血症等，酌配相应药物，如高脂血症者可配合决明子、泽泻等。②顾护胃气，

意义重大。所谓"有胃气则生，无胃气则死"。调理脾胃，以滋气血生化之源，对老年体虚之人其意义尤为重要。常用药如建曲、焦山楂、鸡内金、炒二芽等。③综合治疗。由于本病病情复杂，病程缠绵，故还应注意调畅情志、辅以食疗、适当运动等综合治疗方法，以期提高疗效。比如调畅情志应做好健康教育工作，使患者正确对待本病，积极配合治疗；有些病人紧张、焦虑、恐惧等情绪很严重，还应辅以心理辅导；在中药方面可以配合香附、郁金、合欢皮、合欢花、佛手等舒肝解郁。

（5）重视冠心病患者的调护工作，尤其要注意情绪调护、生活作息调护、膳食调护以及运动调护。情绪调护对于那些有焦虑、紧张情绪的病人很重要；另外按时作息，切忌熬夜；饮食上减少油、盐、糖的摄入；运动方面强调适量，即要有一个适度的、持之以恒的适合个体化的运动方案，切记运动过量、切记运动过长时间，否则可能诱发心绞痛甚至心肌梗死。冠心病病人还要注意保持大便通畅，以避免因大便秘结解便时用力过度诱发心绞痛，甚至心肌梗死。应嘱咐冠心病患者注意保持大便通畅，必要时可在处方当中适当的配合一些润肠通便之品。

（五）强调"三通四补"治疗心悸，临床疗效良好

心悸是中医的病名，以心中悸动不安为特征，轻者病人自觉心中悸动，惊惕不安，甚则不能自主。心悸因惊恐、劳累而发，时作时止，不发时如常人，病情较轻者为惊悸；若终日悸动，稍劳尤甚，全身情况差，病情较重者为怔忡，呈持续性。心悸是临床常见病证之一，也可作为临床多种病证的临床表现之一。由于心悸所涉及的西医疾病多样而复杂，其预后和综合治疗方案差异很大，所以在心悸诊断时要尽可做到双重诊断，既要有中医诊断，也要明确西医诊断。关于心悸辨证论治的核心学术思想如下：

（1）辨虚实。虚主要是气、血、阴、阳的亏虚，有时常有兼夹，如气血亏虚；实主要是痰浊、瘀血、水饮，也可相兼为患；也可虚实并见，如气虚血瘀、气虚痰浊等。

（2）辨脉象。观察脉象变化是心悸辨证中重要的客观内容，常见的异常脉象如结脉、代脉、促脉、涩脉、迟脉等。一般认为，阳盛则促，数为阳热，若脉虽数、促而沉细、微细，伴有面浮肢肿，动则气短，形寒肢冷，舌淡者，为虚寒之象；阴盛则结，迟而无力为虚，脉象迟、结、代者，一般属虚寒，其中结脉表示气血凝滞，代脉常为元气虚衰、脏气衰微。

（3）辨病与辨证相结合。如前所述，由于心悸涉及的西医病种很多，一定要辨病与辨证相结合，才能提高疗效。

（4）治疗大法为通补兼施，宁心安神。通补兼施可以概括为"三通四补"，三通即活血通络、化痰通络、化饮通络；四补即补气、补血、补阴、补阳；再配合宁心安神。李教授习用四物汤和血府逐瘀汤加减，单味药物常选川芎、丹参；化痰通络则常用二陈汤，单味药物如瓜蒌、白芥子、陈皮、法半夏；化饮通络则以苓桂术甘汤、真武汤为基础加

味，单味药物则常选泽兰、益母草。"四补"即补气、补血、补阳、补阴，补气以补中益气汤、四君子汤为代表方，单味药物如黄芪、党参、白术；补血以归脾汤、八珍汤气血双补为代表，单味药物如当归、熟地；补阳以金匮肾气丸、右归丸为代表方，单味药物如桂枝、淫羊藿、细辛；补阴以六味地黄丸、左归丸、二至丸为代表方，单味药物如生地、熟地、麦冬、天冬等。对于虚者养心安神，常用酸枣仁、柏子仁；对于实者镇心安神，常用珍珠母、生牡蛎、磁石。

（5）提高疗效的关键点：在辨证论治的基础上积极治疗原发病、酌配调整心率的中药及调畅情志，是提高临床疗效的关键点。①积极治疗原发病，即在处方用药时照顾到患者是否有冠心病、高血压、高脂血症等；酌配相应药物，如高脂血症者可配合决明子、泽泻等。②酌配调整心率的药物。临床上心悸可分为快速型、缓慢型两大类。根据临床药理学研究的成果，快速者常酌配黄连、苦参以减慢心率；缓慢者常酌配细辛、桂枝、补骨脂、肉苁蓉等以增快心率。③重视调畅情志。心悸病人常有紧张、焦虑、恐惧等情绪，可以配合合欢皮、合欢花、佛手、郁金等舒肝解郁，调畅情志。

（6）心悸病情较重者，李教授主张中西医结合治疗，包括服用抗心律失常的西药，甚至包括安置心脏起搏器、运用射频消融术等治疗措施，运用了这些西医治疗措施后也可配合中药调治，这对于改善病人的睡眠、饮食、二便等全身情况具有非常积极的作用。

五、经典病案

（一）治疗胸痹（冠心病心绞痛）医案

余某，男，45岁，公务员，四川省某厅工作。2001年3月8日初诊。

既往3年，每年发生2次胸闷气紧，持续约30秒。去年出差迎风行走出现心前区不适，有压迫感，心率有时慢至40多次。经四川省某三甲医院行冠状动脉造影提示左前支中段狭窄70%，诊断为冠心病。曾服络活喜、丽珠欣乐、舒降之等药物以及复方丹参滴丸、麝香保心丸等治疗，效果不显。无高血压、高血脂、高血糖病史，平素血压偏低。工作压力大，工作劳累，经常出差。

现症：时有胸闷胸痛，持续几秒至半小时，短气，口干欲饮，近两天左前胸疼痛时作，手足有冷感。二便调，睡眠欠佳，纳可。舌淡红，苔薄白有齿痕，脉弦。

中医诊断：胸痹（气损及阳，心脉瘀阻）

西医诊断：冠心病

治法：益气温阳，活血止痛

处方

党参15g	黄芪20g	白术12g	桂枝12g
仙灵脾15g	巴戟12g	丹参12g	川芎12g
郁金12g	红花9g	制首乌20g	甘草9g。

7剂，煎水服，每日1剂。

按： 患者以反复发作性胸闷气紧3年加重2天为主诉，并经西医冠状动脉行造影检查诊断为冠心病，符合中医胸痹的诊断。患者虽然只有42岁，但工作压力大，工作劳累，出差频繁，生活不太规律，导致机体气血阴阳失衡，心气不足，气虚推动无力，日久则气虚血瘀，故见时有胸闷胸痛、短气；气虚进一步发展，气损及阳，失于温煦，阳气不达四末，故见手足有冷感；心气虚，心神失养，故睡眠欠佳；舌淡红，苔薄白有齿印为气虚之征。方中党参、黄芪、白术健脾益气；桂枝、仙灵脾、巴戟温肾助阳；丹参、川芎、郁金、红花活血化瘀，通络止痛；制首乌养血安神；甘草调和诸药。

2001年3月19日复诊。

服药后胸闷及疼痛减轻，发作次数明显减少，每次持续约30秒。二便调，睡眠可，纳可。偶有情绪紧张。舌红苔薄白，脉弦。上方去制首乌，加合欢皮15g，再进7剂。

按： 服上方后患者诸症减轻，说明辨证处方用药准确。本次复诊睡眠已有改善，故去制首乌；针对偶有情绪紧张的症状，加合欢皮解郁、活血、安神。

2001年4月4日复诊。

病情明显好转，已无胸痛。时有左胸发闷，持续时间明显减少。眠食均可，二便调。舌红苔薄白，脉弦。P 76次/分，上方（3月8日方）续服7剂。

此后多次复诊，病情稳定。患者服药后情况明显改善，效不更方。

2001年9月3日复诊。

之前出差新疆，停药10天，有时胸部略感不适，自觉心跳加快，二便调，纳眠可，舌尖红，苔薄白，脉细略数。P：92次/分。处方如下：

党参15g	黄芪20g	麦冬15g	五味子15g
玄参15g	丹参15g	川芎15g	制首乌15g
合欢皮15g	郁金15g	建曲10g	甘草10g

按： 患者因出差劳累，加之停药，结合其舌尖红，苔薄白，脉细略数的舌脉表现，应是在原有病机的基础上，病机转化为气阴两虚、瘀血阻络，故出现胸部不适感有所反复，并有自觉心跳加快的症状。因此，在处方中配伍麦冬、五味子、玄参以养心阴。

2001年9月24日复诊。

目前无任何不适，病情稳定。服丽珠心乐后觉头昏，遂停服。舌淡红，苔薄白，脉弦细。心率72次/分，继服前方。A医院医师谓："心电图一次比一次好"。

此后曾于2001年10月22日、2001年11月15日、2002年1月7日、2002年4月1日、2002年5月30日、2002年6月24日、2002年9月19日、2002年11月7日、2003年2月13日来诊，病情稳定。患者服药后病情稳定，效不更方。

2006年9月6日复诊。

近3年未曾发生心绞痛。2003年在成都市另一家三甲医院（B医院）行冠状动脉造影，诊断为"心肌桥"。6天前因工作劳累发生心绞痛,B医院动态心电图检查提示：偶发室早；心率46~97次/分。

现症：自觉胸部隐痛，眠食均可，二便正常，舌淡红，苔薄白，脉细。P 52次/分。

处方：

党参15g	黄芪20g	白术15g	茯苓15g
丹参15g	川芎15g	莪术15g	麦冬15g
五味子15g	煅牡蛎15g	黄精15g	山茱萸15g
仙灵脾15g	补骨脂15g	台乌15g	甘草10g。

7剂，煎水服，每日1剂。

按：患者5年后在另一家医院再次复查冠状动脉造影，诊断为"心肌桥"；本次心绞痛发作因于劳累，耗气伤阴损阳，气失于对血之推动，阴失于对心之濡养，阳失于对心之温养。结合其心胸部隐痛、舌脉以及素体体质，辨证为气损及阳，瘀血阻络。治以益气温阳，养阴，活血止痛。方中党参、黄芪、白术、茯苓、黄精健脾益气；丹参、川芎、莪术活血通络止痛；麦冬、五味子、黄精养心阴；仙灵脾、补骨脂温补阳气；乌药理气宽胸，并令补而不滞；煅牡蛎重镇安神；甘草调和诸药。

之后随访1年，病情稳定。

（二）治疗心悸（窦性心动过缓伴偶发室性早搏）医案

张某，男，62岁，四川内江人。2014年3月10日初诊。

主诉：心慌、胸闷3年余。

患者3年前因"心慌、胸闷"于成都某三甲医院行动态心电图检查，报告提示：24小时心跳76342次，伴有偶发室性早搏，最慢心率38次/分，最快心率68次/分，平均心率53次/分。诊断为"窦性心动过缓伴偶发室性早搏"。建议安装心脏起搏器。患者因经济困难未采纳此治疗建议。

否认高血压病史；既往有糖尿病、高脂血症病史。现服二甲双胍缓释片控制血糖、辛伐他汀片调节血脂。心电图示：窦性心动过缓，心率45次/分。动态心电图示：24小时总心搏74846次，最快心率为62次/分，最慢心率为36次/分，平均52次/分，室性早搏24小时共86次。

现症：心悸、胸闷、气短，伴头晕，偶有眼前黑蒙，面色无华，神疲乏力，健忘失眠，纳差，平素怕冷，稍进食油腻则腹泻，小便如常，舌淡紫，苔薄白，有齿痕，舌下瘀筋明显，脉沉迟。

中医诊断：心悸、消渴（脾肾两虚夹瘀证）

西医诊断：1.心律失常（窦性心动过缓，偶发室性早搏）

　　　　　2.2型糖尿病

　　　　　3.高脂血症

治疗：西药治疗不变。

中医治则：补益脾肾，活血养心。具体方药如下：

黄芪30g	党参15g	白术15g	茯苓15g
川芎15g	丹参15g	莪术15g	五味子15g
牡蛎15g	酸枣仁15g	山茱萸15g	黄精15g
淫羊藿15g	桂枝15g	肉苁蓉15g	木香15g
郁金15g	乌药15g	生甘草10g	

7剂，水煎服，两日服1剂，每次150mL，每日3次。

按：患者以反复心悸3年为主诉，西医诊断为窦性心动过缓，偶发室性早搏，符合中医心悸诊断。患者为老年男性，脏腑功能逐渐减退，气血阴阳趋于不足，加之既往有糖尿病、高脂血症病史，久病伤正；脾气亏虚，气血生化乏源，不能奉养心神，故见心悸、胸闷、健忘失眠；脾气虚故见气短；气血不足，清窍失养，故见头晕，偶有眼前黑蒙；气血不足，故见面色无华，神疲乏力；脾气亏虚，运化失常，故见纳差、稍进食油腻则腹泻；气损及阳，久病及肾，则平素怕冷。气虚推动无力，阳虚失于温煦，日久均可致瘀血内生，故见舌象上有舌淡紫、舌下瘀筋之瘀血表现；肾阳不充，不能温煦心阳，心阳不振，鼓动无力，故见脉沉迟。因此辨证为脾肾两虚夹瘀证，治以补益脾肾，活血养心。方中黄芪、党参、白术、茯苓健脾益气；淫羊藿、桂枝、肉苁蓉温肾助阳；川芎、丹参、莪术、郁金活血化瘀；五味子、牡蛎、酸枣仁养心安神；山茱萸补益肝肾，涩精固脱；黄精补气养阴；木香、乌药调畅气机，令补而不滞；甘草调和诸药。

2014年3月24日二诊。

现症：患者自觉心慌、气短好转，偶有心慌、心悸，疲乏无力、胸闷较前减轻，头晕好转，偶感腰痛不适，睡眠稍好，饮食一般，怕冷改善不明显，大便较前成形，每日1次，舌淡紫、苔薄白，舌边有齿痕，脉沉细有力。

守初诊方加巴戟天15g，予7剂服。服后诸症有所改善，说明辨证准确，处方用药切中病机，效不更方。

2014年4月7日三诊。

现症：患者疲乏无力明显改善，无气短、胸闷，未出现眼前黑蒙，心悸明显减少，睡眠较前好转，大便调，小便常，舌淡紫、苔薄白，舌边齿痕较前减轻，脉沉细。

二诊之处方去茯苓，加续断、杜仲各15g。予7剂，煎服方法同前。患者服上方7剂后疲乏无力、气短、舌边齿痕等气虚之象有所改善，去健脾利湿之茯苓；加续断、杜仲以增强温肾助阳之力。

2014年4月21日四诊。

现症：患者近3天未觉心悸、胸闷，疲乏无力明显改善，腰痛消失，食纳正常，二便调，舌淡紫、苔薄白，舌边齿痕较前变浅，脉沉细。

三诊之方去杜仲，加太子参15g，予7剂服用。服药期间无特殊不适，继续服用本次方7剂复诊。患者服药后，气虚、阳虚之症均有改善；腰痛已消失。故去杜仲；加太子参补益脾气。

2014年5月19日五诊。

现症：患者1月余未出现心悸、胸闷，面色较前红润，无头晕，饮食正常，二便调，舌淡红、苔薄白，齿痕明显变浅，脉细稍有力。复查24小时心电图提示：窦性心律，24小时心跳82636次/分，最快心率72次/分，最慢心率46次/分，平均心率58次/分，室性早搏24小时68次。建议患者每月服用初诊方9剂，若有不适及时就诊。

3个月后复诊，患者心悸、胸闷感消失，精神明显好转，食纳、二便正常，舌淡红、苔薄白，齿痕轻微，脉细。复查24小时心电图提示：窦性心律24小时心跳86742次/分，最快心率74次/分，最慢心率50次/分，平均心率62次/分，偶发室性早搏58次。

按：患者坚持服药，其气虚、阳虚之症明显改善，但是由于患者为老年男性，并有糖尿病、高脂血症等基础疾病，故建议他每月服用初诊方9剂，若有不适及时就诊，以便继续巩固疗效。经过近半年的治疗，患者的24小时心电图提示其窦性心动过缓已临床治愈，取得了良好的临床疗效。

整理人：李胜涛　邓昭霞

杨殿兴

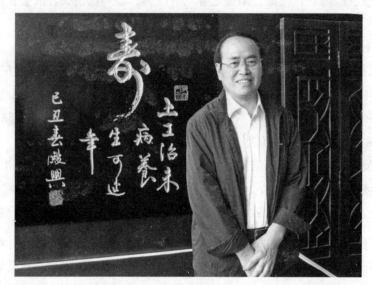

图24

一、个人简介

杨殿兴，成都中医药大学教授，博士生导师，中华中医药学会副会长、四川省中医药学会会长，《四川中医》杂志主编。曾任成都中医药大学教务处长、副校长，四川省中医药管理局党组书记、局长，四川省卫生厅党组成员，中共四川省委省政府决策咨询委员会委员，四川省科技成果评审委员会委员，中国中医药信息研究会副会长等职务。

二、生平

1955年7月出生，全国恢复高考后首届成都中医药大学七七级中医学专业毕业生，毕业后留校任教，于1985年至1986年在上海中医药大学攻读硕士研究生，从师于全国著名伤寒专家柯雪帆教授；1991年至1993年被遴选为全国首批名老中医药专家——陈治恒教授的学术继承人，跟师临诊3年，系统学习和掌握了陈治恒教授的学术思想，尽得其传，学术精进，荣获国家人事部、卫生部、国家中医药管理局颁发的出师结业证书。先后担任过成都中医药大学教务处副处长、处长、副校长，担任四川省中医药管理局党组书记、局长，现任中华中医药学会副会长、四川省中医药学会会长。

三、医学成就

以"博学之，审问之，慎思之，明辨之，笃行之"和"博涉知病，多诊识脉，屡用达药"为座右铭。善于学习，博闻强记，穷及医源；勤于思考，境界高远，明辨穷理；躬身实践，博采众长，坚持临证。把对中医药学的学习、传承、研究、实践作为人生的终生奋斗目标。法尊仲景，旁及诸家，勤求古训，博采众长，并融会贯通。以辨证论治规律、经方临床运用及川派中医振兴为研究方向，治学严谨求实，理论造诣深厚，精于临床实践，临床擅长治疗外感疾病及内伤杂病，临证涉猎广泛，对内、妇、儿科，尤以心、肺、脾胃系统疾病擅长，疗效显著。倡言"中医为体，西医为用，病、证、症三结合诊疗模式"，器质性疾病以"以局部病变为核心的辨证论治"等学术思想。学术思路清晰睿智，善于理论联系实际，视野开阔。获得国家发明专利3项，主编出版的代表著作有《中医四部经典解读》（2007年获第九届中国石油和化学工业优秀科技图书一等奖）《走进中医数字时代——中医辨证论治规律研究》《四川名家经方实验录》《中华医药史话——诗情画意墨韵》和《川派中医药源流与发展》等10余部著作，公开发表70多篇论文，理论造诣精深，学术思想影响广泛。主持完成国家和省级科研课题10多项，先后荣获国家级优秀教学成果二等奖二项、四川省优秀教学成果一等奖三项、四川省科技成果一、二等奖各一项。培养硕博士研究生20多名。

四、心系病证思考

对心系疾病发病规律及用药特点研究

（一）生理功能失常导致心系疾病的发病特点

1.心主血：血虚为面色不华，少气。

2.主脉：①心气不足，为脉细弱结代。②血行障碍，为左胸痛，不得息，手臂酸痛麻木。

3.司君火：①火旺为心烦、发狂；②火衰或受寒而阳气内郁，为心痛，面青气冷，手足青至节。

4.藏神：①血虚而神不安，为心悸、怔忡、失眠、健忘。②热邪侵扰，为昏迷谵语。

5.开窍于舌：①火旺为舌尖红赤，重舌。②风痰阻络，为舌强、语塞。

6.汗为心液：为多汗。

7.心经循行部位：常见者，为手心热，手臂挛急疼痛。

8.与小肠为表里：心热移于小肠，为心烦、舌疮、小便短赤。

9.与肺为君相：为营卫不利、胸闷、气促。

10.与肝脾相生：①为木不生火，先有肝血虚，继而出现心气衰弱证；②为火不生土，先有心阳虚，继而出现脾不健运证。

11.与肺肾相关：①为火克金，先有心火旺，继而出现肺失清肃证；②为水克火，先有肾寒，继而出现心阳虚证。

（二）心系疾病常见症状的发生机理

心病常见症状有：心悸怔忡，失眠多梦，健忘，喜笑不休，谵语发狂或痴呆，表情淡漠，昏迷，心前区憋闷疼痛，面色爪甲紫暗，或面色苍白无华，脉结代、或细数、或散大数疾、或虚大无力、或迟涩等。

心悸、怔忡：为自觉明显地心跳或恐惧感。多因心阴心血亏损，血不养心，心无所主，心动不安；或因心气心阳虚损，血液运行无力，勉力搏动；或因痰瘀阻滞心脉，气血运行不畅，心动失常所致。

心烦：为患者自觉心中烦躁之感。多由心火炽盛，心神被扰；或心阴不足，虚火扰动，心神不安，躁扰不宁所致。

失眠、多梦：为不能入睡，或入睡后梦幻纷纭。多为心阳偏亢，阳不入阴，心神不能内舍所致。有虚实之不同，实则为邪热，痰火，扰动心神，神不安藏；虚则为心阴心血亏虚，阴不敛阳，血不养心，心神浮越而不收。

健忘：为记忆力衰退。多由心的气血虚亏，或脾气不足，肾精不充，心神失养所致。

喜笑不休、谵语、发狂：此皆由心火亢盛，或痰火上扰，或邪热内陷心包，神识混乱所致。

痴呆：即表情淡漠，对周围事物反应迟钝。多由痰浊蒙蔽心包，心神内伏不得外扬所致。

心前区憋闷疼痛：为胸阳不振，气机郁滞，或为血瘀痹阻心之脉络，气血运行不利，甚则不通所致。

面唇爪甲紫暗：为心阳虚损，寒滞血脉，血行瘀阻不畅所致。

面色苍白无华：为心之气血不足，不能上荣于面所致。

脉象结代、或细数、或散大数疾、或虚大无力、或迟涩：多属心主血脉功能障碍在脉象形态上的反映。心的阳气虚损，脉气来去不匀，血液运行节律失调，故脉见结代；心阴心血不足，阴不敛阳，心阳偏亢，血行加速，则两脉虚细而数；阴寒内聚，心的阳气虚衰，阳不配阴，阴盛拒阳于外，虚阳外浮，心气扰动不安，故脉象散大数疾；心血亏虚，血脉充盈不足而空虚，则可见脉虚大无力；瘀血痹阻，脉道不通，血行滞涩不畅，或心阳虚损，寒滞心脉，则血行受碍，脉见迟或涩。

（三）心系疾病的治则及治法

1.心系疾病的治则

心系疾病主要表现在心主血脉与心主神明功能的异常，临床上有虚、实之分，治疗原则以补和通为共性。

①补虚

心的虚证，不外心气虚、心血虚、心阴虚、心阳虚，气虚、阳虚，是心脏的功能不足，阴虚、血虚是物质基础的津血亏损。心阳虚必兼心气虚，心阳虚比心气虚为重，宜补气时兼以温阳；心阴虚亦兼心血虚，心阴虚可见虚火证候，滋阴时兼以泻火。

②通闭

心系疾病常虚实夹杂，本虚标实。治疗注意还要针对实邪，要通滞开闭，气闭的宜宣通气机，血瘀的宜通滞化瘀，湿痰阻滞的宜利湿化痰。

③安神

因心主神明，神宜清明的缘故，心脏常用安神药物。虚证一般均可佐以宁心安神之品，如枣仁、柏子仁、茯神等；实证均可加用重镇安神之品，如龙齿、牡蛎等。

④重视与其他脏腑并调

临证时心系疾病常兼及其他脏腑而相互影响，如心阳虚与饮遏心阳两证，与脾阳不运也有关系，治疗时还应温运脾阳，健脾而养心。心阴虚与痰火内扰两证，与肝肾两经的虚实也有关系，精血亏耗则心阳亢盛；肝胆火旺则灼津成痰，治疗时应联系整体处理。又心阳根于肾中真阳，心阴源于肾中真阴，故而养心阴补心阳，都要通过补肾阴、肾阳来达到补心的目的。

2.心系疾病的治法

（1）直接治法

心系的治法，包括了补心、养心、清心、泻心、开窍、安神等法。

①补心气（阳）。指心脏功能低下，心气虚要补心气，如人参、炙甘草、西洋参。心阳虚，要温心阳，如桂枝、附子、干姜、肉桂、葱白、当归。

②养心血（阴）。指心脏阴血不足，心血虚要补心血，心阴虚要养心阴，一般心血虚与心阴虚不能截然分开，补养心血即养阴，如生地、熟地、玄参、麦冬、阿胶、当归、丹参、龙眼肉、大枣、酸枣仁。心阴虚常伴有心阳亢旺，因此养心阴的同时，要滋阴降火，如配用知母、黄连、黄柏、鸡子黄、龟板、龟胶。

③清心热。指热邪由气分转入心营，要清营泄热，一方面热自气分传来，必须透热转气，给邪以出路，如黄芩、金银花、连翘、竹叶、大青叶、板蓝根；另一方面要清营凉血、滋阴增液，如犀角、水牛角、生地黄、玄参、麦冬、丹皮、紫草、青黛。

④泻心火。指心经气分热盛的病理改变，致心经热盛，要清心泻火，如紫花地丁、野菊花、黄连、栀子、连翘、竹叶。

⑤开心窍。指窍闭神昏，宜开窍启闭。热入心包，以神志不清为特征，要清热开窍，一方面要清热解毒，如黄连、黄芩、栀子、雄黄、朱砂之类；另一方面要醒脑开窍，如牛黄、麝香、冰片、安息香、石菖蒲、天竺黄之类。痰湿阻窍，引起神志异常，要涤痰

开窍，如南星、半夏、竹沥、白矾、牙皂、甘遂、青礞石。瘀血阻窍，引起的神志异常，要逐瘀开窍，如麝香、桃仁、当归、三七、冰片、红花、水蛭、血竭、三棱、莪术、乳香、没药。

⑥安心神。指内外因素引起心神不安，或神智已乱，要安心定志，一是重镇安神，临床上以狂、痫、惊、悸为主症，如磁石、朱砂、龙骨、牡蛎、珍珠、石决明。一是养心宁神，临床上出现语言错乱、独语不休、健忘、失眠、心悸，心气不足或心阴亏虚，如酸枣仁、柏子仁、茯神、五味子、山茱萸、远志、夜交藤、合欢花。

（2）间接治法

①心与肝脾相生：1）养肝宁心。为肝木不生心火，先有肝血虚，继而出现心气衰弱证。如熟地、制首乌、白芍、女贞子、玉竹、潼蒺藜、人参、酸枣仁、柏子仁。2）补益心脾。为火不生土，先有心阳虚，继而出现脾不健运证，为心脾两虚。如人参、党参、黄芪、桂枝、炙甘草、当归、白术、茯神、茯苓。

②心与肺肾相关：1）泻火宁肺。为心火克肺金，先有心火旺，继而出现肺失清肃证。如黄连、黄芩、栀子、竹沥、瓜蒌、海浮石。2）温补心肾。为水克火，先有肾寒，继而出现心阳虚证。如附子、桂枝、肉桂、炙甘草、干姜、巴戟天、菟丝子、补骨脂、仙灵脾、桑寄生。

③心与小肠为表里：清心泄热。心热移于小肠，出现心经有热，下焦湿热，口舌生疮，小便淋漓涩痛。如栀子、生地、丹皮、竹叶，生甘草、滑石、泽泻，车前草。

④心肾不交：交通心肾。心居上焦，肾居下焦，心阳宜下交于肾阴，使水不致过寒；肾阴宜上济于心阳，使心火不致过旺，彼此协调，阴阳平衡。若心肾不交，功能失常。如桂心、黄连、茯神、朱砂、黄柏、砂仁、龟板、龙齿、莲子、远志、菖蒲。

（四）心系疾病的证治要点

心系疾病常见的有胸痹、心痛、心悸、怔忡、失眠、多梦，狂躁、神昏、谵语等。心的病证有虚有实，虚证为气血阴阳之不足，实证多是火热痰瘀等邪气的侵袭，虚实之间常兼夹互见。可以分为虚证、实证及兼夹证。

一是虚证

1.心阳（气）虚

多由于年老脏气虚衰，禀赋薄弱，或久病体虚、暴病伤阳耗气等原因所致。出现：心悸、气短、胸闷、心痛，舌苔淡白，脉虚、无力或结代等。心悸的特点为心中空虚、惕惕而动，动则尤甚。气短表现为息促阵作，动则加剧。心痛系猝然而起，并伴见肢冷、脉疾数而散乱，甚则手足唇鼻青紫暗晦，或面色㿠白，形寒自汗等。

治疗：温心阳，益心气。选方：桂枝去芍药加附子汤（附子、桂枝、生姜、大枣、甘草），或茯苓四逆汤（茯苓、附子、干姜、人参、炙甘草）之类。

2.心阴（血）虚

多由于失血之后，热病伤阴或思虑劳心过度，阴血暗耗等原因所致，亦可因于血的生化之源不足。出现：心悸，心烦，少寐，舌质红，苔少或舌尖干赤，脉细数等。其心悸的特点为心悸而烦，惊惕不安，少寐多伴有梦扰不宁。

治疗：滋阴养血安神。选方：炙甘草汤（炙甘草、生姜、人参、生地、桂枝、阿胶、麦冬、麻仁、大枣、酒），或天王补心丹（生地、人参、丹参、玄参、茯苓、五味子、远志、桔梗、当归、天冬、麦冬、柏子仁、酸枣仁）之类。

二是实证

1.痰火内扰

抑郁不遂，气郁化火，煎灼津液为痰，痰火内扰，甚则上蒙心包。出现：心悸，癫狂，不寐，舌质红赤或干裂，少苔，脉滑数等。其心悸的特点为时时动悸，胸中躁动烦热。癫狂的特点为神志痴呆，语无伦次，甚则哭笑无常，如癫如狂。不寐多因噩梦纷纭，躁扰难寝。

治疗：清心豁痰泻火。选方：礞石滚痰丸（礞石、大黄、黄芩、沉香）之类。

2.饮遏心阳

停痰伏饮，积于胸中，阻遏心阳，以致气不宣畅。出现：心悸，眩晕，呕吐，舌苔白腻，脉象弦滑或沉紧。其心悸多伴有胸闷，眩晕多伴有泛恶欲吐，呕吐皆为痰涎。

治疗：化饮除痰。选方：苓桂术甘汤（茯苓、桂枝、白术、甘草），导痰汤（半夏、南星、枳实、茯苓、橘红、生姜、甘草）之类。

3.心血瘀阻

多因心气或心阳亏虚，无力温运血脉，气滞脉中，血瘀痹阻，脉道失和。出现：心悸怔忡，心胸憋闷或刺痛，痛引肩背内臂，时发时止，舌质暗红或见瘀斑、瘀点，脉细涩或结代，甚者心胸暴痛，口唇青紫，肢厥神昏，脉微欲绝。

治疗：活血通络行瘀。选方：血府逐瘀汤（桃仁、红花、当归、生地、川芎、赤芍、牛膝、桔梗、柴胡、枳壳、甘草）之类。

三是兼证

1.心脾两虚

为脾虚不能生血统血，影响心主血脉、主神志的作用发挥。出现：面色萎黄，食少倦怠，气短神怯，心悸健忘，失眠梦多，妇女月经量多，皮下出血，脉细软，舌淡苔白。

治疗：补益心脾。选方：归脾汤（人参、黄芪、白术、茯神、远志、木香、甘草、酸枣仁、龙眼肉、当归）之类。

2.心肾不交

由于心火不能下交肾，肾水不能上济于心，水火失济，心肾不交。出现：虚烦不眠，心悸健忘，头晕头眩，咽干耳鸣，腰酸膝软，梦遗，夜间尿多，潮热盗汗，脉虚数，舌红无苔。

治疗：交通心肾。选方：黄连阿胶汤（黄连、黄芩、芍药、阿胶、鸡子黄），或交泰丸（桂心、黄连）之类。

3.心肺气虚

心肺同居上焦，一为主血、一为主气，"气为血帅，血为气母"，相互依存，心气不足，推动无力，影响肺气宣肃。出现：心悸气短，咳喘胸闷，倦怠乏力，面色㿠白或暗滞，甚者可见口唇青紫，舌质暗紫或见紫斑，脉细弱。

治疗：补益心肺。

选方：保元汤（黄芪、人参、肉桂、甘草、生姜）之类。

五、心系疾病临证治疗验案举例

1.脉结代心悸案（心律不齐、早搏）

2016年8月29日首诊。

程某某，女，74岁。

主诉：直肠癌术后40余年，反复心悸、胸闷5年余。

刻诊：心悸动不安，胸闷，口干，眠差，脉结代，跳二三下一停，双脉沉弦，左寸涩，左尺略硬，舌红少苔，边见瘀斑，面色晦暗、多瘀斑。

既往病史：40余年前直肠癌术后（3次），有高血压、糖尿病史，血压124/68mmHg，谷丙转氨酶升高。自服倍他乐克等药物、注射胰岛素。

诊断：心悸。西医诊断：心律不齐（早搏）。中医辨证：气阴不足，痰瘀阻络。

治疗：益气养阴，化痰通络。

处方：炙甘草汤合瓜蒌薤白半夏汤加减。

药物

炙甘草10g	桂枝15g	党参30g	麦冬15g
生地15g	大枣12g	全瓜蒌15g	法半夏10g
丹参20g	川芎15g	远志12g	炒枣仁12g
砂仁10g			

四剂，水煎内服。

2016年9月5日二诊。

服上药后，脉跳二三下一停、睡眠、心悸明显好转，现口干，脉缓，节律整齐，食用生冷后易胀满便溏，下肢浮肿，测血压126/70mmHg，舌红，薄白腻苔，边见瘀斑，脉缓、左寸涩。

药物疗效确切，加减续进。

药物

炙甘草10g	麦冬12g	党参30g	北沙参30g

生地黄12g	桂枝12g	炒白术15g	茯苓15g
丹参20g	远志12g	炒酸枣仁12g	酒川芎12g
陈皮12g	猪苓15g		

四剂，水煎内服。

2016年10月1日三诊。

今心律整齐，偶有心悸，睡眠好转，面色转润，口唇干减，下肢肿减，仍微肿、时胀，夜尿2~3次，舌红润，薄白腻苔，舌底静脉粗大，脉缓和。

处方

北沙参20g	党参20g	丹参15g	当归（全）12g
炒酸枣仁15g	远志12g	茯苓15g	香附15g
天花粉15g	郁金12g	银柴胡12g	炒白术15g
白芍15g	炙甘草5g		

四剂，水煎内服。

按：《伤寒论》177条："伤寒，脉结代，心动悸，炙甘草汤主之。"本案患者，突出症状为"脉结代，心动悸"，结合病情整体判断为气阴不足，痰瘀阻络，呈本虚标实之象。选用炙甘草汤为主方，通阳复脉，益气养阴，去掉滋腻的阿胶、麻仁，和助热的生姜，以治本；套用瓜蒌薤白半夏汤，加用丹参、川芎、砂仁，化瘀豁痰，理气开胸，以治标；加用炒枣仁、炙远志，宁心安神。疗效显著，一诊后，脉结代、胸闷心悸缓解。二、三诊均以上方为基础加减，益气养阴，活血通脉为大法，巩固疗效。此病患基础疾病较多，体质较差，经常在杨教授处问药寻诊，但三年多来，心动悸、脉结代症始终未再发生。

2.心悸、胸痹（心动过缓，安装起搏器）案

2017年6月12日首诊。

孔某某，男，75岁。

主诉：反复心悸、胸痛9年多，加重半年。

刻诊：阵发心悸，心痛，胸闷，动则气喘，心跳每分钟50次左右，汗多，易腹胀，大便稀溏，一日2~3次，口唇发绀，舌质胖，色淡紫暗，水滑白腻苔，脉缓滑，时有结代。分别于2008年和2016年安装及更换心脏起搏器。

既往病史：心动过缓，每分钟36次，安心脏起搏器后，心律仍不稳定，服用倍他乐克控制。有冠心病（心绞痛）史。

诊断：心悸，胸痹（心痛）。西医诊断：心动过缓（安装心脏起搏器），冠心病。中医辨证：心肾阳虚，痰瘀阻络。

治疗：温阳通痹，化痰行瘀。

处方：茯苓四逆汤、附子理中汤、瓜蒌薤白白酒汤、桂甘龙牡汤合玉屏风散加减。

药物

白附片15g（先煎）	红参10g	干姜12g	炙甘草10g
茯苓15g	桂枝15g	黄芪30g	炒白术15g
防风12g	山茱萸12g	龙骨30g（先煎）	酒川芎15g
瓜蒌皮12g	薤白12g	砂仁12g	丹参15g
牡蛎30g（先煎）	鹿茸1g（吞服）		

七剂，水煎内服，一日一剂。

2017年6月19日二诊。

服药后自觉很舒服，时心慌、胸闷痛，腹易胀气，大便偏稀，日2~3次，时脐周痛，舌淡胖瘀暗，水滑苔，脉转缓滑，左脉不足略涩。

服上方有效，仍时有心胸闷痛，在原方基础上，加用活血化瘀的冠心2号方加减。

处方

白附片15g（先煎）	干姜12g	炒白术15g	桂枝20g
炙甘草10g	薤白12g	丹参15g	党参15g
黄芪30g	酒川芎15g	降香8g	砂仁10g
龙骨30g（先煎）	牡蛎30g（先煎）	炒神曲（六神曲）15g	茯苓15g

七剂，水煎内服。

2017年6月26日三诊。感冒，选用荆防败毒散加减调理。

2017年7月3日四诊。咳嗽，以桂枝加厚朴杏子汤加减调理而愈。

2017年7月17日五诊。

心悸、心胸部时刺痛，脐周时疼痛，脘痞，反胃，腰胀痛，口泛清水，大便有解不尽感。舌质淡，瘀暗减，水滑苔，脉寸不足，弦滑。

阳虚阴盛，心脉瘀阻，仍以茯苓四逆汤、附子理中汤、大回阳饮、当归四逆汤合用冠心Ⅱ号方加减，以期温阳益气，通瘀散寒。

处方

白附片15g（先煎）	红参10g	干姜15g	砂仁15g
当归（全）15g	通草5g	炒白术15g	茯苓30g
降香20g	桃仁10g	炙甘草10g	桂枝20g
川芎10g	陈皮5g	肉桂5g	鹿茸1g（吞服）

七剂，水煎内服。

2017年7月24日六诊。

脐周痛好转，胃脘不适、反胃明显好转，时心前区闷痛，时间短暂，伴心慌，大便偏干，每日1~2次，头后部汗多，晨起时潮热，眼胞浮肿，舌淡红转红，舌边有瘀斑、水滑苔减，脉弦滑少力，寸不足。

服上药后，已有阳回之象，不用四逆汤，改用参附汤、苓桂术甘汤、五苓散合玉屏风散、桃红四物汤加减。

处方

白附片15g（先煎）	红参10g	桂枝30g	炒白术15g
茯苓20g	党参30g	丹参15g	黄芪30g
防风15g	磁石（煅）30g	泽泻15g	当归（全）12g
桃仁12g	红花10g	炙甘草10g	鹿茸1g（吞服）

七剂，水煎内服。

2017年7月31日七诊。

心悸、胸闷痛每周偶发，脉每分钟60余次，脉象和缓有力，大便可，每日1~2次，基本成形，头部时有汗出，脐周时隐痛，口水多，舌淡暗边瘀减，水滑苔。

服上药后，面部红润有光泽，眼胞浮肿消失，心悸、胸痛明显好转，脉象和缓有力。仍以茯苓四逆汤（含参附汤）、附子理中汤、苓桂术甘汤、五苓散、桂甘龙牡汤、玉屏风散、四君子汤、冠心2号方加减为主，并以此方为基础，做成水泛丸。

处方

白附片15g（先煎）	干姜12g	桂枝30g	炒白术15g
茯苓15g	党参30g	黄芪30g	防风15g
龙骨30g（先煎）	牡蛎30g（先煎）	炒神曲（六神曲）15g	丹参20g
酒川芎15g	降香10g	炒麦芽30g	炒稻芽30g
猪苓15g	炙甘草10g		

七付，水煎服，一日一剂。并以此为基础方，制丸，每服9g，一日二次。汤剂服完后，服用丸药。

按：此案患者身体状况不佳，两次安装心脏起搏器，长年心悸、胸痛，服中药多年，遍访中医名家，经人介绍寻杨教授处求诊。杨教授分析，该患者证属心肾阳虚，痰瘀阻络，为本虚标实之证。其病发缓慢，病程较长，年龄较大，以固本缓图为基础，虽有阳虚征象，但附子应用剂量不宜过大，徒用大剂量，恐格拒不受，虚火四散，变生他证。固本以茯苓四逆汤（人参、附子、干姜、茯苓、炙甘草）加鹿茸为主要，温补心肾，壮阳散寒；用附子理中汤（附子、人参、白术、干姜、炙甘草）温中散寒，脾肾同治；用大回阳饮（附子、干姜、肉桂），温暖下元，引火归元；选用玉屏风散益气固表。又选用桂枝甘草汤、桂甘龙牡汤、当归四逆汤、五苓散、苓桂术甘汤，温通心阳，镇潜归元，化气行水。阳虚阴盛之证，运用四逆汤（附子、干姜、炙甘草）同时，清末火神派开山郑钦安创造了配用龙骨、牡蛎、磁石之品，可谓继承仲景学说的一大贡献，一方面可以重镇使阳气回归肾宅，"下焦如权，非重不沉"；另一方面收敛阳气免虚阳四散，虚火妄动，有引火归元、导龙入海之妙用。治标，先后选用了瓜蒌薤白白酒汤、桃红四物汤、冠心Ⅱ号方（丹参、川芎、赤芍、红花、降香）加减，开胸化痰，活血通瘀。此案标本同治，取得了较好的临床效果。

3.胸痹心痛案（冠心病）

2009年2月11日首诊。

罗某，男，50岁。心前区憋闷疼痛2天。

近日胸闷，心悸，心前区压榨感，时有刺痛，心电图检查，T波倒置，偶发室早，心肌广泛缺血。患者体胖，口干口苦，双下肢水肿，口唇发绀，舌质红，黄白厚腻苔，脉濡缓。

诊断：胸痹（心痛）。西医诊断：冠心病。中医辨证：气虚血瘀，湿热壅滞。

治疗：益气宽胸，活血化瘀，清利湿热。

处方：参芪桃红四物汤合黄芩滑石汤加减。

药物

生晒参6g	黄芪20g	全当归15g	川芎15g
丹皮12g	生地15g	法半夏15g	全瓜蒌20g
桃仁12g	红花10g	茯苓20g	黄芩15g
郁金12g	滑石30g	炙甘草6g	

4付，水煎服。

2009年3月10日二诊。

自行服上方10余剂，病情明显好转，偶发胸闷、心悸，刺痛感消失，双下肢水肿消除。心电图检查：4个导联异常。气短乏力，舌红，厚腻苔退净，脉象缓和。上方有效，证属气阴两虚，气滞血瘀。治以益气养阴，行气活血，选用生脉饮合桃红四物汤加减。

药物

生晒参6g	麦冬15g	五味子10g	山茱萸15g
全当归15g	川芎15g	丹参30g	砂仁10g（后下）
桂枝30g	黄芪20g	鸡血藤30g	桃仁15g
法半夏15g	红花10g	青皮10g	炙甘草10g

五付，水煎服。

2009年3月23日三诊。

服上方后，自觉症状基本消失，偶有一过性心前区憋闷感，心电图提示，4~6导联有异常，舌质红，舌苔薄黄，脉缓有力。上方辨证准确，用药合理，效不更方，遵上方加减续进。

药物

生晒参6g	麦冬15g	五味子10g	全当归15g
鸡血藤30g	桃仁15g	赤芍15g	川芎20g
桂枝15g	炙甘草10g	郁金15g	砂仁10g（后下）

| 降香6g | 石菖蒲10g | 黄芩15g |

五付，水煎服。

2009年5月31日四诊。

病情稳定，患者已有长时间未有症状，只是劳累时，偶有心前区闷感。舌质暗红，薄黄腻苔，脉缓有力。仍以益气养阴，行气活血，清利温热为法。选用生脉饮合冠心Ⅱ号方加减。

药物

西洋参5g	麦冬12g	五味子6g	川芎12g
降香10g	法半夏12g	全瓜蒌15g	桃仁12g
红花10g	黄芩15g	滑石20g	砂仁6g（后下）
桂枝12g	黄芪15g	炙甘草5g	

五付，水煎服。

病情得到有效控制，停服药物。

2009年7月3日五诊。

患者因近日劳累，又出现胸闷，频发早搏，心前区偶有刺痛。心电图检查提示：T波$V_4 \sim V_6$倒置。舌质暗红，薄黄腻苔，脉缓。证属气虚血瘀，心阳不足。治以益气活血，行气通阳为法。选用生脉饮合桂枝甘草汤加减。

药物

生晒参6g	麦冬15g	五味子10g	黄芪30g
山茱萸10g	丹参30g	赤芍15g	砂仁10g（后下）
桂枝30g	炙甘草10g	川芎15g	法半夏15g
青皮12g	茯苓15g	干姜10g	

3付，水煎服。

2009年7月15日六诊。

服上药后，早搏消失，上午偶有心前区刺痛，舌质红舌边瘀暗，薄白腻苔，脉小数。证属气虚血瘀。治疗以通阳益气，行滞化瘀为法，选用桂枝甘草汤合冠心Ⅱ号方加减。

药物

桂枝30g	炙甘草15g	茯苓15g	炒白术15g
丹参30g	川芎20g	赤芍15g	青皮15g
陈皮15g	砂仁10g（后下）	生晒参10g	苦参20g
降香10g			

五付，水煎服。

2009年8月7日七诊。

服上方后，心前区憋闷感、刺痛感消失，上午偶有胸闷，口干，口微苦，舌质红，黄腻苔，脉濡数。证属气虚血瘀，湿热中阻。治疗以益气养阴，行气活血，清利湿热为法。仍以生脉散为主，合行气活血、芳香化浊，清利湿热药物配合。

药物

生晒参10g	麦冬15g	生地15g	苦参20g
炙甘草15g	滑石30g	砂仁12g（后下）	广木香12g
青皮15g	法半夏20g	川芎20g	丹参30g
藿香15g	芦根30g		

3付，水煎服。

服用上方，症状消除。患者先后治疗半年多时间，病情得到有效控制。心电图检查基本恢复正常。

按：心痛是以心胸部位发生痞塞疼痛为主证的一类疾病，西医诊断为冠心病，中医诊断为胸痹、心痛或者真心痛等。心痛反复发作，经久不愈者，又可称为久心痛。本病具有一定的危险性。此类疾病具有本虚标实的特点，治疗时，务必分清轻重缓急，标本虚实。本案患者既有气阴两虚，心气不足的本虚证，又有气滞血瘀，湿热中阻的标实证，在半年多的治疗中，杨教授始终抓住本虚标实的关键，论治时将两者的关系处理得恰到好处，选用生脉饮、四君子汤、桂枝甘草汤、苓桂术甘汤等益气养阴、温通心阳以固本，杨教授在生脉饮中用人参，人参味甘、微温，是大补气、津的王牌药物，人参又有白参（生晒参）、红参之分，白参，性味甘平，可以补气、养血、生津；红参，性味甘、微苦、微温，具有补气生津的作用。本患者气阴两虚，加之湿热较甚，所以杨教授选用生晒参，益气生津兼顾，又不至于助长湿热。杨教授在治本的过程中，同时注重标实的治疗，一是理气宽胸，活血化瘀，选用桃红四物汤，冠心Ⅱ号方为主加减，二是清利湿热，以黄芩滑石汤为主，配用芳香化浊之品。经过半年多的治疗，疾病得到有效控制。

4.头晕头痛案（高血压）

1992年6月12日首诊。

杨某某，男，72岁。头晕头痛20余年，加重1个月。

刻诊：头晕头痛，口苦咽干，口气重，胸闷，下肢浮肿，大便时干，小便黄，舌质红，苔黄厚腻，长期舌苔不退，脉洪大略数。高血压病史20多年。患者身高体胖，面色红赤，气壮声高。查血压：180/115mmHg。

初诊为肝阳上亢，肝经湿热，以镇肝息风汤合龙胆泻肝汤加减，服用六七剂，效果不显。后又以清利湿热，芳香化浊为法，先后用过黄芩滑石汤、三仁汤、甘露消毒丹、天麻钩藤饮等方药，患者只是头晕头痛略减，但舌苔不退，水肿不消。

杨教授反复思考，不得其解。再诊时，认真查体，详细询问病情，但除上述症状外，似无变化。自感黔驴技穷，无计可施。嘱患者服用复方降压片、罗布麻片和丹参片，控制血压。

患者歇诊三月余，期间亦曾就诊于其他医生，效果仍不显。因水肿加重，又往杨教授处就诊，刻诊时，偶然发现，患者身体虽壮，面色红赤，但手足不温；小便短少，但夜尿频多；舌苔黄腻，但根部苔腐，黄白相兼。

杨教授谨慎思考，疑为此患为真寒假热证，阳气虚衰，虚阳上浮，加之阳虚气化不行，湿郁化热，故患者出现一派"热"象，但阳虚是其根本。据此，进行了辨治。

诊断：头晕头痛。西医诊断：高血压。中医辨证：阳虚水泛，阴盛戴阳。

治疗：温阳利水，引火归元。

处方：真武汤加味。

药物

制附片20g（先煎）	茯苓30g	白术15g	生姜20g
白芍15g	泽泻20g	猪苓30g	砂仁10g（打烂，后下）
活磁石30g（先煎）	龙骨30g（先煎）	川芎15g	炙甘草5g

水煎服，一日一剂，先服三剂。

再诊时，患者大喜，谓10多年的厚腻舌苔已化去大半，尿多小便通畅，水肿亦消去大半，人亦感觉身轻气爽。药已中的，效不更方。附子加到30g（最大用量时用到50g），腰膝酸软加牛膝、巴戟天、枸杞子、菟丝子；头晕头痛加蔓荆子、白芷、藁本、夜交藤；脾虚纳差加党参、怀山药、扁豆、焦三仙等。

先后服药近20剂，舌苔退净，水肿逐渐消退，小便通畅，四肢温暖，头不晕痛，红赤面色已退，血压逐渐恢复正常。后以六君子汤、肾气丸加减病愈。

按：本证属于不典型的真寒假热证，临床之际真假难分，先时屡用清热药物不效，是被一派"热象"所蒙蔽，屡用不效是其必然。患者的热象是缘于阳气虚衰，虚阳上浮，加之气、水不通，郁久化热所致，医者以寒治寒，阳气愈虚，病情则胶着难解。后杨教授抓住了手足不温、夜尿频多等点滴阳虚征象，以温通阳气为杠杆，一举撬动多年顽证，正所谓"烈日当空，阴霾四散"，阳气恢复，腐秽当去，故水肿、厚腻浊苔尽去。方中应用了磁石、龙骨，是中医治疗阳虚阴盛，浮阳欲脱的妙用，阴盛格阳或阴盛戴阳之证，阳气大虚，浮阳外越，此时在温肾回阳的基础上，伍以磁石、龙骨、牡蛎等，既可以收敛浮阳不致外脱，又可重镇携虚阳下潜回归本位，引火归元，正所谓"下焦如权，非重不沉"。晚清火神派名家郑钦安，近现代名家，如祝味菊、吴佩衡，以及山西省名老中医李可先生都是经方应用的大家，又是此等治法应用的高手，多有发挥，又恰到好处。

5.心痛、心悸案（心律不齐）

2017年3月7日首诊。

杨某某，女，64岁。心前区疼痛3个月，加重1周。

胸闷气紧，时有心前区疼痛，心悸心慌，疲倦，动则胸闷气喘，纳差，脘腹胀满，面色潮红，手足不温，舌质红，薄白腻苔，脉结代。有3月之久。

　　诊断：心痛、心悸。中医辨证：心肾阳虚，气滞血瘀，脾虚失运，虚阳上越。

　　治疗：温补心肾，引火归元，行气健脾，活血通络。

　　处方：四逆汤合桂枝甘草龙骨牡蛎汤、香砂六君子汤加减。

药物

制附片15g（先煎）	干姜15g	桂枝15g	炙甘草10g
龙骨30g（先煎）	牡蛎30g（先煎）	砂仁12g	广木香10g
党参30g	炒白术15g	玄胡15g	郁金15g
陈皮15g	茯苓15g	丹参20g	川芎15g
藿香15g	神曲15g		

4付，水煎服。

2017年3月12日二诊。

　　服上方4剂，心前区憋闷疼痛消除，偶发心悸，脘腹胀满消除，手足温暖，面色已不潮红，恢复正常面色，舌红，薄白苔，脉象偶有结代。上方疗效确切，症状得到有效控制，效不更方，再进四剂。

　　四剂药尽，所有症状消除，脉象恢复正常。嘱用红参、丹参适量，益气活血，泡水代茶饮。几年来，身体状况良好，心痛心悸未再复发。

　　按：本证属于心律不齐、冠心病范畴，因患者未做明确西医检查，疑似冠心病；中医诊断为胸痹、心痛、心悸。中医辨证属心肾阳虚，气滞血瘀，脾虚失运，虚阳上越。患者心前区憋闷，心痛心悸，伴有手足不温，心肾阳虚，气滞血瘀，确凿无疑。患者两颧潮红，头面烘热，有虚阳外越之象，此乃心肾阳虚，阴寒内盛，格阳于上的表现。同时伴有脘腹胀满、纳差、疲倦等症，此乃脾虚失运所致。综上，选用四逆汤，附子干姜同用，回阳救逆，温通心肾；套用桂枝甘草龙骨牡蛎汤，温通心阳，引火归元。四逆汤、桂枝甘草龙骨牡蛎汤，皆为《伤寒论》方，是治疗心肾阳虚，心阳不足心悸的重要代表方剂。杨教授，专业主攻伤寒，善用经方，在他的临证之中，经方是首选，用之准确，疗效显著。《伤寒论》中有"病人叉手自冒心，心下悸，欲得按者，桂枝甘草汤主之。"所以桂枝甘草汤，是治疗心阳不足心悸证的祖方，若虚阳上越，心神不宁，则在桂枝甘草汤的基础上，加用龙骨牡蛎，即桂枝甘草龙骨牡蛎汤。杨教授临证之际，若遇阴寒内盛，虚阳外越的格阳证、戴阳证，善用温潜之法，用附子配用龙骨、牡蛎，或者配用磁石，既能温阳镇潜，导龙入海，又收敛阳气，引火归元。配伍丹参、川芎、玄胡、郁金，活血化瘀，宽胸行滞，套用香砂六君子，健脾行气。理法方药一线贯通，疗效确切。

整理人：谢　文　薛小娜

陈学忠

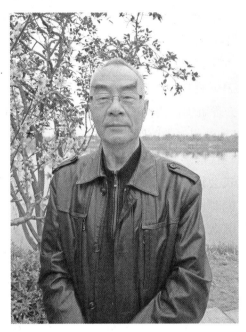

图25

一、个人简介

陈学忠（1953年11月生），男，四川成都人，曾就读于成都中医学院，泸州医学院医疗系、同济医科大学中西医结合硕士研究生。早年曾师从名中医蒲辅周先生的学生胡翔林主任医师及袁怡云老先生，深受其学术思想影响。多年来陈学忠教授潜心研究衰老理论，提出了"肾虚血瘀导致衰老"的观点，发展了祖国医学衰老理论，总结并提出了"生理性血瘀""生理性肾虚血瘀""隐潜性肾虚血瘀证""老年肾虚血瘀综合征"等新概念，受到国内外同行的瞩目。在这些理论基础上提出了以"补肾化瘀"为主要治则防治老年病，延缓衰老的思路。现任四川省中医药科学院中医研究所（现四川省第二中医医院）中西医结合主任医师，四川省中医药老年病防治中心主任，第三、四、六批全国名老中医药专家学术经验继承工作指导老师，全国优秀临床人才指导老师，全国名老中医传承工作室老师。还是国家中医药管理局临床重点专科学术带头人，四川省名中医，成都中医药大学及泸州医学院硕士生导师，享受国务院政府津贴。承担国家自然科学基金、国家教委和省局级课题十余项，获国家专利3项。其中健脑通脉胶囊已获国家药监局临床批文及2004年四川省科技进步三等奖。公开发表论文60余篇，专著4部。

二、生平

陈老年少时母亲体弱，父亲常常去找中医诊治，使陈老逐渐萌发了学医的愿望，早年师遣名中医蒲辅周先生的学生胡翔林主任医师及袁怡云老先生，并就读于成都中医学院（现成都中医药大学），从此有缘接触中医。先后阅读了大量的中医典籍和中医大家的著述，被博大精深的中医学所吸引，逐渐领悟中医的真谛。中医老前辈的实践经验，使陈老获益良多，在中医的方用药方面得到了大量的经验指导。作为一名中医师，进行了大量的临床实践，为广大患者解除了痛苦。但在临床工作中也遇到了许多医学困惑，陈老萌发了希望用西医知识去理解中医内涵的想法，深刻认识到有系统学习的必要，"知其然更要知其所以然"，故又到泸州医学院医疗系进行西医的系统学习。经过中医、西医两方面的学习后，陈老感到现代医学和传统医学应该携起手来，共同解决单独不能解决的问题，中西医结合发展模式会具有更强大的生命力。为了日后能在临床行医时同时发挥两种医学的优势和特点，同时也认识到自己应当做一点事，不可虚度此生，并以此作为继续学习的动力，1982年陈老考取了同济医科大学中西医结合专业的研究生，在导师钱振坤、舒沪英、叶望云、李鸣真等多位教授的悉心指导下，医学的视野打开了，为今后从事中医、中西医结合临床科研打下了坚实的基础。进入四川省中医药研究院中医研究所后，有幸与更多的中西医结合名家接触共事多年，如血液科专家蒋慧筠、肝病专家廖孔禹、肾病专家吴康衡、妇科专家王成荣以及内科专家陈绍宏、李廷谦、郭之砾等，更加坚定了陈老要走中西医结合之路。

三、学术学科建设成就

陈老不仅重视临床，还重视科研，并通过实验及临床科研进一步验证了肾虚血瘀理论，先后承担了多项国家级、省部级相关课题，其间经历了诸多艰辛。陈老及其团队克服困难，努力工作换来的成绩得到了同行认可，作为课题负责人，以"肾虚血瘀"为理论指导，以补肾、填精、益气、活血化瘀为治则，由淫羊藿、何首乌、黄芪、丹参、川芎等十余味药物组成的健脑通脉胶囊，获得了国家药监局的临床批文及2004年四川省科技进步三等奖。以"补肾化瘀"为法则的复方中药，获得3项国家知识产权局颁发的发明专利证书。值得一提的是，"香港亚洲电视"曾经专程赴蓉以老年病脑动脉硬化症、老年痴呆和衰老的防治为题，采访了陈老及许多患者，录制了专题片，在香港播出后引起较大反响。健脑通脉胶囊的确切疗效，也受到了港澳同胞欢迎。

为了更多的培养中医、中西医结合人才，陈老建立了全国名中医传承工作室，作为全国及四川省老中医药专家学术经验继承工作指导老师，言传身教，不断鼓励学生们勤学苦练，持之以恒，尽力把自己的知识无保留地传授给他们。而且在多个基层医院建立了名中医工作室师承班，为基层培养多层次人才。陈老以名中医传承工作室为平台，接受省内外学员100余人，学生有博士后、博士、全国优才、省市县名中医及社区基层医师。

由于老龄化趋势加快，我国即将步入老年社会之列，为了深入开展老年心脑血管病的防治和科研工作，2004年单位新设了老年科，陈老作为首任科主任，带领全体医护人员共同努力，科室得到了长足发展。通过近10年奋斗，老年病科已建设成为国家中医药管理局"十一五"重点专科，四川省中医药管理局重点专科，国家中医药管理局临床重点专科正在建设中。科室的影响力逐步扩大，成立了四川省中医药老年病防治中心，由陈老担任防治中心主任，同时还成立2个分中心及多个协作组，积极推动区县中医医院创建省市级老年病重点专科。

四、提出关于"肾虚血瘀"的系列理论

在长期临床工作中陈老发现某些病例尽管诊断不同，却有相同的证候。一些常见多发的老年心脑血管疾病如高脂血症、老年冠心病、脑动脉硬化、高血压病、脑血管意外、老年痴呆等，根据中医辨证除了它们特征性的原发病症以外，几乎每种病都有共同存在不同程度的肾虚血瘀的表现。

在读研期间，陈老便开始从事中西医结合心脑血管疾病及活血化瘀法则的研究，1985年毕业论文就包括"活血化瘀法则在心脑血管及周围血管疾病的研究进展及展望"、"活血化瘀方对毛细血管通透性的实验研究"、"川芎嗪、丹参对体外培养成纤维细胞的作用"等专题，分别发表于中医杂志、中西医结合杂志、同济医科大学学报。

早在1994年陈老发表于《四川中医》的"论老年肾虚与血瘀"一文中就提出了"肾虚血瘀导致衰老"的理论，认为"肾虚血瘀"与衰老有着密切的关系，进一步提出并阐述了"生理性血瘀"、"生理性肾虚血瘀"、"隐潜性肾虚血瘀证"、"老年性肾虚血瘀综合征"等新的学术观点，力求对中医的衰老理论有所深化与发展。其中"生理性肾虚血瘀"是人体衰老的生理特征，在发生发展的早期阶段，若按中医传统宏观辨证方法可能"无症可辨"或证候不太明显，而实验室微观检测却发现神经内分泌、免疫、氧自由基代谢等方面的异常改变，并同时出现血液流变学异常，微循环障碍，对于这种情况可诊断为"隐潜性肾虚血瘀证"，通过微观指标进行宏观辨证，可以发现隐潜病变。各种老年病出现的具有共同特征的肾虚血瘀征，可称之为"老年性肾虚血瘀综合征"。

肾虚血瘀是老年心脑血管疾病的基本病理基础，基于这样的认识，带领全科室的同志对"肾虚血瘀"的理论和疗效进行了较为深入的研究，并以"补肾化瘀"为主要治则进行老年病防治，达到延缓衰老的目的。经过大量的临床实践，研制的健脑通脉胶囊、强力冠心胶囊、降脂通便胶囊等医院制剂，质量稳定，疗效可靠，临床运用多年，深受病人的信赖。

　　陈老在不断深入探索和细化"肾虚血瘀"理论过程中，撰写了包括"益肾化瘀方治疗冠心病心绞痛的临床观察"、"中医虚证与红细胞免疫的初步研究"、"论肾虚血瘀与衰老"、"肾虚血瘀与老年心脑血管疾病"、"论老年肾虚血瘀"、"中医衰老理论的继承和发展"、"活血化瘀延缓衰老的研究"等多篇论文，并公开发表在医学杂志上。

（一）陈学忠肾虚血瘀理论的应用价值

1.肾虚血瘀是老年心脑血管疾病及衰老的病理学基础

　　肾藏先天之精，乃生之本，其化气生阳，推动脏腑功能；化阴生血、精髓、津液，滋润形体。正常情况下，阴阳调和，体用结合，阴精充沛，温煦有源，气机条达，气化升降如常。《素问·阴阳应象大论》曰："年四十而阴气自半也，起居衰矣。"肾气衰，精气耗，他因及肾，致肾精亏。因此中老年人多存在肾精虚衰，可致化五脏之气无根，推动脏腑气化无力；精不化血可致阴亏血少，四肢百骸失养，三焦气化不利，气机失常，血失流畅，致血瘀。因此肾虚兼血瘀，血瘀致气血运行、津液输布受损，化源不足，失先天滋养，日益虚损，而加重肾虚，形成恶性循环。

　　现代医学分析常见老年病，包括高脂血症、脑动脉硬化、老年痴呆、冠心病等发病机理不一，然而以中医整体观念为依据，进行脏腑辨证，发现尽管其病位在各脏腑，但究其本，其根仍在肾，均与肾虚血瘀有关。"生理性肾虚血瘀"的发生不可避免，并随着增龄血瘀不断加剧，发展到一定程度，会出现化生气血减弱，无力鼓动一身阳气，导致气血失其流畅，三焦气化不利，脏腑功能失调而引起多种老年病，即"血气不和，百病乃变化而生"。"老年性肾虚血瘀综合征"反映了不同类型的老年病在其发生发展过程中具有共性的生理病理变化规律，表明肾虚血瘀是多种老年病的主要病理矛盾，是老年心脑血管疾病及衰老的病理学基础，这对防治老年病有重要的指导意义。

2.补肾化瘀是防治老年心脑血管疾病的重要治则

　　根据老年多肾虚，老年心脑血管病多兼血瘀这一特征，以中医整体观念为指导，补肾化瘀为主要治则进行防治，通过改善老年肾虚状态，调整脏腑功能，舒达血脉，调和气血，提高活血化瘀药物的疗效。这对进一步降低老年心脑血管疾病的发病率，减少死亡率，提高老年人的健康水平有重要意义。

　　临床及动物实验证实：活血化瘀药可增加心脑血管血流量，解除血管痉挛，降低心肌耗氧，改善心脑功能，纠正氧自由基代谢紊乱，降低血脂，减轻脂质沉积和脂质斑块形成，甚至还可促进脂质斑块的缩小，软化和吸收。同样心梗通过活血化瘀可加速侧支循环的形成，改善微循环，增加血流量；抑制血小板聚集，增强纤维蛋白溶解，抗血栓形成；改善心肌营养，促使梗死灶的机化、吸收、修复。

3.补肾化瘀是延缓衰老的重要治则

　　自《内经》以来抗老延衰重视肾，研究揭示补肾能改善老年的神经内分泌及免疫功能，具有确切延缓衰老的作用。但如前述，老年肾虚血瘀并存，血瘀不除，脏腑经络精气流注不畅，仅以补为主就会出现"愈补愈滞"的现象，犯"关门缉盗"之戒。古人重视气血流畅与寿夭的关系。《素问·至真要大论》曰："气血正平，长有天命。"《素问·调经论》："血气不和，百病乃变化而生。"古人养生常用活血化瘀的大黄作为保健强身方的主药或泡饮代茶以却病延年。在补肾同时，用调畅气血，活血化瘀之法，使周身之气通而不滞，血活而不瘀，有助延缓衰老。

研究证实活血化瘀能调节神经内分泌、免疫、合成代谢等方面，对延缓衰老起积极作用。大黄蟅虫丸、血府逐瘀汤等治疗高脂血症能改善"虚实夹杂"证，纠正脂代谢紊乱，预防动脉硬化的形成和心脑血管病的发生以及延缓衰老。针对老年血瘀患者的高黏滞血症，用活血化瘀复方及单味药改善了血瘀症，降低了血液黏稠度，改善了微循环，增加了组织供氧。活血化瘀法在消除血瘀状态同时，改善了衰老指征，足以证实其延缓衰老的积极作用。

综上所述，依据衰老的本质是"肾虚血瘀"，临床上可以"补肾化瘀"延缓衰老和防治老年心脑血管疾病。通过补肾化瘀，保证了元阴元阳化源不绝，血脉经络通畅无阻，五脏六腑、四肢百骸皆能得到精气的滋养、温煦，以维持正常生理功能，延缓机体的衰老。可见"肾虚血瘀"致衰和"补肾化瘀"延缓衰老法则的提出，是对中医衰老理论的深入，是扶正祛邪法则的具体运用，在延缓中老年人衰老、祛病延年等方面将有广泛的前景。

（二）肾虚血瘀理论与冠心病心绞痛辨证论治

陈老认为心肾亏虚、血瘀阻络是冠心病心绞痛的主要病机，按中医理论，老年心脑血管疾病多为"本虚标实"，在临床中观察到中老年冠心病患者普遍存在"肾虚挟瘀"的情况。肾虚与血瘀相互影响，肾虚为本，由虚致瘀，血瘀存在又可加重肾虚。在肾虚血瘀病机方面，祖国医学认为，肾为先天之本，肾阳温煦是气血运行的动力之源，心肾之间，阳气互通互养，精血相互化生，水升火降，心肾相交，阴阳平衡，冠心病肾虚是老年气滞血阻，脉络不通的根本，肾虚可致心阳不足，心脉瘀阻，发为心痹证，这与中医"久病及肾""久病多瘀"的观点相吻合。肾虚血瘀的病理变化是多方面的，现代医学研究发现，老年肾虚存在免疫系统、内分泌代谢的紊乱，肾虚时血浆心房肽含量下降，老年男性冠心病（雌二醇/睾酮）比值增大，血液流变学出现浓、黏、凝、聚的特征以及微循环障碍，从微观上揭示了肾虚与冠心病发生发展有密切关系。

在长期的医疗实践中，发现中老年冠心病患者普遍存在"腰背酸痛、耳鸣、发脱、齿摆、性功能减退、舌瘀暗"等肾虚挟瘀的症状及体征，一些病人在长期服用单纯的活血化瘀制剂如复方丹参片后，血瘀症状可以得到一定改善，但肾虚症状未能解除反而加重，冠心病心绞痛症状缓解不明显或冠心病心绞痛复发率较高，尤其对中老年患者普遍存在的肾虚挟瘀证改善更不明显，从而影响了冠心病的疗效。

证型是机体功能状态的高度概括，冠心病心绞痛应从"心肾亏虚，血瘀阻络"的角度给予重视，体现了中医特色，符合中医整体观和辨证施治的原则，依照"心肾相关"的理论，补肾强心、化瘀通络法是防治冠心病心绞痛高层次的基本治则之一，有良好的应用前景。然而从"肾虚挟瘀"去认识该病并采取"益肾化瘀"法则进行临床验证和实验研究未见报道。虽然国内大多数学者认同"肾虚血瘀"是老年病的特定阶段的基本病理改变，但将"肾虚血瘀"理论作为指导中老年疾病临床研究，特别是冠心病的研究甚少。

中年以后肾精亏虚、肾气渐衰，冠心病发病率明显上升，可见该病的发生与肾虚存在必然的内在联系。张景岳认为："五脏之阴，非肾不能滋；五脏之阳气，非肾不能发。"说明五脏精气的盛与衰，与肾之精气充盈与否有着密切关系。《景岳全书》言："心本乎肾，所以上不宁者，未有不由乎下，心气虚者，未有不由乎肾。"心肾同属少阴，心的诸般功能有赖于肾气温煦与滋养。肾为先天之本，内藏元阴元阳。肾阳隆盛，则心阳振奋，鼓动有力，血可畅行。若肾气亏虚，肾阳不能蒸腾，不能温煦心阳，则心阳不振，血脉失于温运，血运迟缓，闭塞胸阳，发为胸痹。若肾阴亏虚，不能濡养心阴，则脉道失润，血行滞涩，心脉不通，而发为本病。由此可见肾虚是导致本病发生的根源所在。

从心肾亏虚、血瘀阻络理论来认识冠心病心绞痛病机，认为冠心病患者尤其是中老年患者普遍存在"肾虚挟瘀"的情况。主张治疗应以补肾强心、化瘀通络为原则，为冠心病心绞痛的诊治提供了一种新途径。

"参芪冠心汤"是笔者依据肾虚血瘀理论创制，由淫羊藿、桂枝、黄芪、太子参、麦冬、五味子、丹参、赤芍、川芎、红花、当归共11味中药组成。方中以淫羊藿、丹参为君药，补肾、化瘀。《本草纲目》记载："淫羊藿强心力，补腰膝"，实验研究表明淫羊藿具有较明显的扩张冠状动脉、降低外周阻力的作用，对心肌缺血性损伤有保护作用，并能显著提高机体免疫功能及调节核酸代谢，增强抗氧化能力，延缓衰老。丹参有改善冠脉血流量，抗血小板聚集，防止血栓形成之作用。以桂枝、黄芪、太子参、当归、赤芍为臣药，辅助君药益气通阳活血化瘀。麦冬、五味子为佐使药。麦冬润肺养阴，益胃生津，清心除烦。五味子益气生津，敛肺滋肾，安神。诸药相伍，气血同治、攻补兼施、心肾兼顾，共奏补肾强心，化瘀通络的功效，可明显改善患者胸痛、胸闷、心悸、腰膝酸软、夜尿频多等症状。可随症加减：阳虚明显者可加附片、炙甘草；血瘀胸痛突出可加土鳖虫、延胡索；肾虚明显者可加紫河车粉；痰浊者可加瓜蒌、薤白；心悸、怔忡者可加炒枣仁、琥珀；高血压者可加葛根、生龙骨、牡蛎；高血脂可加生山楂、草决明。

临床治疗结果显示：心绞痛症状缓解率，心电图心肌缺血的恢复及改善率与国内同类报道相似，并且不少患者的肾虚症如头昏目眩，腰膝酸软，耳鸣，夜尿或尿余滴难尽等也有不同程度改善。此外，服药期间，患者未发生肝、肾及消化道明显毒副反应。提示用参芪冠心汤治疗中老年冠心病、心绞痛比用益气化瘀方剂或单用活血化瘀方剂更符合中医辨证论治原则，更符合老年患者的病理生理特点，故有助于在抗心绞痛、改善心肌缺血的同时使肾虚衰老症状得到改善。

经过多年的临床观察，显示该方药在控制心绞痛，改善肾虚症状以及心电图方面均获较好的疗效。心肾亏虚、血络瘀阻型在探索冠心病的中医辨证方面进行了尝试，补益心肾、活血化瘀法为冠心病的中医治疗开拓了新的途径。

从"肾虚血瘀"的角度给予重视，体现了中医特色，符合中医整体观和辨证施治的原则，依照"心肾相关"的理论，应该说补肾活血法是防治胸痹心痛的基本治则之一，有良好的应用前景。"补肾强心、化瘀通络"的中药于2009年获得国家发明专利，参芪冠心片也作为四川省第二中医院的院内制剂，用于治疗心肾亏虚，血络瘀阻型冠心病心绞痛，在临床应用多年，临床效果较好，受到了广大患者普遍好评。

（三）肾虚血瘀理论与高血压病的辨证论治

高血压病是最常见的慢性病之一，临床表现以体循环动脉血压增高为主，可伴有心、脑、肾等器官的功能或器质性损害，也是心脑血管病最主要的危险因素。目前高血压病的治疗目的不仅控制血压水平，还要降低心、脑血管损伤事件的发生率，改善临床症状，提高患者的生活质量。中医学中，高血压病归属于"眩晕病"和"风眩"的范畴，中医学对于眩晕的认识最早见于《黄帝内经》，称为"眩"、"眩冒"，《素问·至真要大论》云："诸风掉眩，皆属于肝。"《灵枢·卫气》说："上虚则眩。"汉代张仲景认为痰饮是眩晕的主要原因。《丹溪心法·头眩》云："头眩，痰夹气虚并火，治痰为主，夹补气药及降火药。无痰不作眩，痰因火动；又有湿痰者。"张景岳亦认为："头眩有大小之异，总头眩也……至于中年之外，多见眩仆卒倒等证，亦人所常有之事。但忽运忽止者，人皆谓之头晕眼花；卒倒而不醒者，人必谓之中风中痰。"《景岳全书》则曰："无虚不作眩"。此外，金元以后许多医家认识到某些眩晕与头痛、中风诸症有一定的内在联系，陈老认为，"肾为先天之本，藏先天之精"，"人四十而阴气自半"，"天癸竭绝，肾阴先亏"。乙癸同源，肝肾阴虚，血脉不充，血行不畅而成瘀。瘀阻脑脉则见头昏、头痛。肾精亏虚，脑髓不足，髓海失养，加之肝肾阴虚，无以制阳，虚风上扰清窍而发为"眩晕"。均明确指出了眩晕与肝肾亏虚密切相关，有研究表明肝肾亏虚证在高血压中医证型中占比最高，故提出肝肾亏虚是老年高血压病的主要证型，根据这一理论，诞生了滋肾柔肝汤，此方为陈老经验方，取名滋肾柔肝汤，具有滋肾柔肝、化瘀通络作用。方药组成有：葛根，怀牛膝，川牛膝，生地黄，白芍，川芎，天麻，龙骨，牡蛎，丹参，山楂等。方中怀牛膝与川牛膝同用，怀牛膝善补肝肾之阴，川牛膝善于活血通经，引血下行，二药同用，互补其不足，共奏补肝肾、活血通经之功，生地黄助牛膝滋补肝肾。肝为风木之脏，体阴而用阳，宜平宜柔宜缓，方中天麻平肝熄风，白芍柔肝缓急；肝肾阴不足，肝阳易偏亢，予龙骨、牡蛎平肝潜阳；同时配伍川芎、丹参、生山楂活血化瘀。全方共奏滋补肝肾，柔肝熄风之功。长期临床及临床研究表明，中医辨证治疗对于高血压病患者的症状、血压控制水平等有明显的治疗效果。

（四）肾虚血瘀理论与高脂血症的辨证论治

中医治疗从本论治，通过长期的临床实践，陈老认为肾虚血瘀是高脂血症发病的主要原因之一。肾虚和血瘀不是孤立存在的，肾虚必兼血瘀，而血瘀加重肾虚，临床上往往肾虚是本，血瘀是标，故以肾虚血瘀立论，补肾化瘀立法。陈老在多年中药治疗高脂血症的基础上，经过筛选用何首乌、赤芍、丹参、生山楂、决明子等组方制成降脂通便胶囊，方中何首乌补肝肾、益精血，不腻不燥，丹参、赤芍活血化瘀，生山楂化瘀消痰，辅以决明子降脂平肝。诸药合用，具有补益肝肾、化瘀降脂之功效。降脂治疗有效，血脂正常后降脂药物仍需长期维持，为避免药物的毒副作用且充分保证降脂效果，用药基本选用药食两用植物。

据现代药理研究，何首乌有效成分可减少和阻止肠内脂类物质的吸收，促进脂类物质的转运和代谢，阻止脂质在血中滞留或渗透到动脉内膜；决明子含大黄素、大黄酚、大黄素甲醚、决明素及其苷类等成分可降低高脂血症大鼠的胆固醇、甘油三酯和低密度脂蛋白胆固醇；山楂主要含黄酮类、解脂酶等，能降低血清胆固醇、甘油三酯，升高高密度脂蛋白以促进脂肪分解；山楂配丹参调节血脂、抗动脉粥样硬化，赤芍能显著降低血清总胆固醇、低密度脂蛋白胆固醇、极低密度脂蛋白胆固醇和甘油三酯水平。以上诸药因其多种有效成分作用于高脂血症不同的环节，协同起效，调整血脂达到体内平衡。

（五）医案举例

冠心病肾虚血瘀证

患者严某某，女，67岁

主诉：反复胸闷、心悸5年余，加重3天。

现病史：胸闷、心悸，活动后易发作，近3天发作次数增加，每天发作2~3次，每次发作持续约5~10min，含服硝酸甘油可缓解；伴腰膝酸软，食纳可，夜眠差，夜尿4~5次。舌脉：舌质偏瘀暗，苔白，脉弱。门诊心电图显示窦性心律，心率71次/分，律齐，电轴左偏，无钟转，ST-T改变（Ⅱ、avF、V4~V6、ST段下移≥0.05vm）。

中医诊断：胸痹心痛（心肾亏虚、血络瘀阻）

治则：补益心肾，活血化瘀。

方药：参芪冠心汤加减

太子参30g	晒参须25g	麦冬20g	五味子12g
川芎15g	丹参30g	红花10g	桂枝15g
淫羊藿30g	赤芍12g	酸枣仁20g	

7剂，每日1剂，水煎分三次服。

二诊：服用7剂后胸闷、心悸症状减轻，发作次数明显减少；腰膝酸软、夜尿频多等肾虚症状明显好转。复查心电图提示：窦性心律，HR 55次/分，律齐，电轴左偏，逆钟向转，T波低平（V5、V6），较服中药前有所改善。

分析：本例患者为老年女性，兼有肾虚与血瘀之证，方以参芪冠心汤加减，淫羊藿、桂枝以补肾、通阳；以太子参、麦冬、五味子益心气，养心阴，能增强心脏功能，丹参、川芎、红花活血化瘀、通脉络。加酸枣仁养心安神。诸药合用，使肾气充沛，瘀血得除，血脉通畅，胸痛自止。

综上所述，依照"心肾相关"的理论，重视从"肾虚血瘀"的角度对冠心病心绞痛予以辨治，体现了中医临床特色，符合中医整体观和辨证施治的原则。有研究证实：补肾活血法可以通过调节神经内分泌免疫功能、改善微循环等一系列作用治疗各种慢性病、老年病并延缓衰老。补肾活血法将补肾与活血法有机结合，通过补肾促进活血，应用活血益于补肾，两者相互协同，从而改善肾虚血瘀的病理变化，促进机体阴阳平衡、邪去正存。

眩晕病肾虚血瘀证

健脑通脉汤是陈老在肾虚血瘀理论指导下，以及长期的临床实践中总结出的一个方剂，主要药物包括淫羊藿、何首乌、熟地黄、菟丝子、丹参、川芎、山楂、酸枣仁、桑叶等中药。该方主要功效为补肾健脑、化瘀通络，在防治脑动脉硬化症、改善肾虚血瘀症状等方面均获较好的疗效，主要用于脑络痹（脑动脉硬化症）、眩晕、中风等的治疗。能明显改善头痛、头昏、耳鸣等症，提高记忆力，增加脑供血，降低血脂等。

患者胡某某，女，75岁

初诊主诉：眩晕1年。

现病史：1年前劳累后开始出现眩晕，间发恶心欲吐，病情反复发作，多以劳累时明显，经休息后可有减轻。无晕倒及意识障碍，无颈项强痛，眩晕与头部转动无明显关系。先后在当地医院求治，经中西药物治疗（具体诊断及治疗用药不详）疗效不佳。今来求治。

刻诊：眩晕，间发耳鸣，伴有记忆力减退，视物昏花，腰膝酸软。无头痛、恶心呕吐，无偏瘫及意识障碍。神志清楚，精神差，疲乏，纳差，眠差，二便正常。舌质淡红，偏瘀暗，苔薄白，脉沉细。

实验室检查：经颅多普勒（TCD）：右侧椎动脉狭窄，双侧大脑前动脉供血不足。

中医诊断：脑络痹（肾精亏虚，脉络瘀阻）

治则：补肾活血，健脑通脉。

方药：健脑软脉汤加减

淫羊藿30g	制首乌30g	熟地黄15g	菟丝子12g
黄芪30g	丹参30g	川芎15g	山楂30g
桑叶15g	葛根60g	酸枣仁（炒）20g	

5剂，每日1剂，水煎分三次服。

二诊：前方五剂患者已尽服，今日来诊，诉上方服后，眩晕乏力较前明显减轻，偶感头晕。眠可，便调。舌质淡，暗红，苔白，脉沉细。治疗效果明显，治则治法不变。守方同前治疗一月余，诸症消失。

分析：此病以眩晕为主症，结合TCD检查结果，西医诊断为"后循环缺血"，中医诊断为"眩晕"。患者年事已高，渐致肾虚。肾精不足，髓海失充，故见眩晕；心肾不交，水火失济，故眠差；肾开窍于耳，肾精亏虚故有耳鸣；腰为肾之外府，肾精不足则可见腰膝酸软；精虚不能上承于头面故面色少华；髓海空虚则有记忆力下降；肝肾同源，肾虚日久则致肝血亏虚，肝血虚不能疏血于外，目失所养则视物昏花，肝为"罢极之本"，肝不能布血于外则可致疲乏身困。精亏日久其病兼瘀，舌质淡红而偏瘀暗，苔薄白，脉沉细，为肾虚兼瘀之证。辨证为肾精亏虚、脉络瘀阻，治疗当以补肾活血、健脑通脉，方选健脑软脉汤补肾活血、健脑通脉。

五、创新失眠合剂，巧治各种汗证

（一）失眠合剂医案举例

倪某某，女，49岁，2019年01月23日初诊。

主诉：失眠2月余，加重半月

现病史：2月余前患者无明显诱因出现失眠，入睡尚可，易醒，醒后不易复睡，每日睡眠时间约3~4小时，伴心慌、心烦、潮热汗出。半月前患者失眠较前加重，睡眠时间约1~2小时，院外未口服安眠药物，为求进一步治疗，遂来求诊于陈老，刻下症：失眠，入睡尚可，易醒，醒后不易复睡，每晚睡眠时间约1~2小时，伴心慌、心烦，时有潮热汗出，活动后感颈、肩及右肘关节针刺样疼痛，休息后缓解，月经紊乱，近半年来约2月行经一次，量多，伴血块，夜尿多，大便调，舌略胖浅齿痕，质淡红偏瘀暗，白苔，脉细。

诊断：不寐病（气血不足，肝肾亏虚，阴阳失调）

治法：疏肝理气，活血化瘀，调和阴阳

方药：失眠合剂加减

柴胡15g	龙骨30g	牡丹皮15g	丹参30g
川牛膝30g	肉桂3g	黄连10g	桔梗15g
枳壳15g	郁金15g	川芎15g	生地黄30g
葛根80g			

3剂，每日1剂，水煎分3次服。

二诊：2018年01月28日，患者诉服第一剂药后睡眠时间较前延长，当晚可睡3小时，无心慌、心烦，潮热汗出减少，但感颈部、双肩、右肘关节疼痛加重，走窜或针刺样疼痛，可忍受，服第三剂药后感关节疼痛较前明显缓解，睡眠时间延长，约5小时，舌质淡略暗，苔白，脉细，于上方加乳香、没药各5g以增强活血化瘀止痛之功。

分析：该患者为中年女性，处于七七之时，任脉渐虚，太冲脉渐衰，冲任失调，气血亏虚，不能充养胞宫，则见月经紊乱。肝体阴而用阳，肾中藏阴阳，肝肾亏虚，阴虚而阳亢于上，阴阳失交而见失眠。阴虚而内热生，迫津液外出，则见潮热汗出，虚热内扰心神，致心神不宁，故见心慌、心烦、失眠。虚热灼伤津液，血液黏滞，血行不畅而致血瘀，瘀血痹阻关节，不通则痛，故见颈、肩、肘部关节刺痛明显。结合患者舌脉，舌略胖浅齿痕，质淡红偏瘀暗，白苔，脉细，考虑为气血不足，肝肾亏虚致阴阳失调，故致失眠诸症。

失眠合剂是陈学忠教授在血府逐瘀汤的基础上所创，此方是由血府逐瘀汤去桃仁、红花、当归、赤芍，加黄连、肉桂、龙骨、丹皮、丹参、郁金，方中明显减少活血药物，增加了滋阴清热、交通心肾、重镇安神之品，重在调和阴阳以安神，主要用于治疗失眠日久的患者，在临床中疗效明显。方中柴胡疏理肝气，行气解郁，枳壳、桔梗升降相配，宽胸行气，川芎、牡丹皮、丹参行气、活血、化瘀，且牡丹皮、丹参亦可清热、凉血、安神，川牛膝活血通经，生地黄养血益阴，行气药与活血药、养阴药相伍，气行则血行，且使补而不滞，龙骨重镇安神，黄连降心火，肉桂温肾阳，两药寒热相配，交通心肾、水火既济，有交泰丸之义。患者感颈、肩、肘部疼痛，以太阳经脉为主，故加葛根主入太阳经脉以通利气血、舒筋通络。陈老方用失眠合剂以行气活血，滋阴清热，交泰丸交通心肾，心肾相交，使阴阳平和，则诸症自除。该患者服第一剂药后即感睡眠时间较前延长，心烦、潮热汗出症状明显缓解，辨证准确，但患者感关节疼痛明显，考虑为药力未够，续服后症状明显缓解，二诊时陈老加乳香、没药以加强活血化瘀止痛之功。陈老于临证时紧抓患者主症，辨证准确，用药效速。

（二）巧治汗证

（1）盗汗

古人论盗汗，多责之阴虚。但若不以辨证为依据，见盗汗即谓之阴虚，投以滋阴之剂，反贻误病情。汗是人体的津液所化，但必须阳气的鼓动才能从皮肤汗孔透泄。汗出愈多，则阳气的消耗多，因而致心阳气虚。

患者孟某某，女，51岁，于2019年01月28日初诊。诉夜间汗出明显，以颈项部和右边肢体更甚，后背怕冷，畏风，身体僵，四肢关节疼痛，患者舌体略胖，舌质暗红，苔白，脉细。

中医诊断：汗证

辨证：阳气不足　营卫失调

治法：复阳敛液，调和营卫

方药：黄芪桂枝五物汤加减

| 黄芪30g | 桂枝15g | 白芍20g | 生姜12g |
| 大枣30g | 党参30g | 葛根60g | 白附片30g |

| 炙麻绒10g | 细辛10g | 桔梗15g | 紫菀10g |
| 百部10g | 百前10g | 炙甘草15g | 五味子15g |

煎服方法：上方3剂，每剂加水1000毫升，水煎取汁共600毫升，分三次空腹温服，每日一剂。

二诊：2019年01月31日，患者诉药后尚可，半身出汗明显好转，身体僵明显改善，四肢关节疼痛基本痊愈，畏风怕冷有所改善，又诉晨起头昏，偶有咳嗽，前额、鼻子怕冷，舌体疼痛，患者舌质淡红偏暗，苔白，脉细。陈老在原方基础上加大附片用量以助阳化气，加当归、白芷活血止痛，具体处方如下：

黄芪30g	桂枝15g	白芍20g	生姜12g
五味子15g	党参30g	白附片60g	大枣30g
炙麻绒10g	细辛10g	桔梗15g	炙甘草15g
紫菀10g	百部10g	百前10g	当归10g
白芷10g			

煎服方法：上方10剂，每剂加水1000毫升，水煎取汁共600毫升，分三次空腹温服，每日一剂。前方10剂患者已尽服，复诊时患者诉上方尽服后诸症缓解，余未诉特殊不适。

因患者曾有咳嗽变异性哮喘病史，现已基本治愈，为巩固疗效，故在此方中有"抗过敏汤"的组成，由此可见陈老用方用药，考虑全面。一诊可见，陈老辨证准确，善用精方，对症治疗后，取得明显疗效；二诊中患者诉怕冷改善但仍有前额、鼻子怕冷，故陈老及时加大附片用量以温阳化气，果获良效。

讨论：黄芪桂枝五物汤。为温里剂，具有益气温经，和血通痹之功效。《金匮要略》："血痹阴阳俱微，寸口关上微，尺中小紧，外证身体不仁，如风痹状，黄芪桂枝五物汤主之。"《金匮要略论注》："此由全体风湿血相搏，痹其阳气，使之不仁。故以桂枝壮气行阳，芍药和阴，姜、枣以和上焦荣卫，协力驱风，则病原拔，而所入微邪亦为强弩之末矣。此即桂枝汤去草加芪也，立法之意，重在引阳，故嫌甘草之缓小。若黄芪之强有力耳。"方中黄芪为君，甘温益气，补在表之卫气。桂枝散风寒而温经通痹，与黄芪配伍，益气温阳，和血通经。桂枝得黄芪益气而振奋卫阳；黄芪得桂枝，固表而不致留邪。芍药养血和营而通血痹，与桂枝合用，调营卫而和表里，两药为臣。生姜辛温，疏散风邪，以助桂枝之力；大枣甘温，养血益气，以资黄芪、芍药之功；与生姜为伍，又能和营卫，调诸药，以为佐使。

陈老认为此案例为患者阳气不足，卫气外泄，腠理不固，且卫强营弱，故汗出，怕冷畏风；阳气不足，化气无力，故气血失调，营卫不和，以至于气血不输，故身体僵，四肢关节疼痛。陈老强调紧守病机，从证论治，在应用黄芪桂枝五物汤的同时，融入桂枝加附子汤以及桂枝加葛根汤之意，全面考虑患者病情，故药到病除。桂枝加附子汤出自《伤寒论》，具有温经复阳，固表驱风，复阳敛液之功效。主治太阳病，发汗，遂漏不止，其人恶风，小便难，四肢微急，难以屈伸者，产后风虚，汗出不止，小便难，四肢微急，难以屈伸之病状。桂枝加葛根汤出自《伤寒论》，桂枝加葛根汤证是外感风寒，太阳经气不舒，津液不能敷布，经脉失于濡养，所以项背强几几。但有汗出恶风，是表虚。所以用桂枝汤减少桂、芍用量，加葛根，取其解肌发表，生津舒筋之功。陈老认为虽然各病表现不一，但只要病机变化了然于胸，辨证准确，则可取得异病同治之效果。陈老在临床实践中，准确辨证，善用经方，随证加减，我们应多加学习，多学多看，以理论为基础，临床随机应变。

（2）绝经期汗症

患者王某某，女，50岁

初诊主诉：潮热、汗多1年。

现病史：患者停经2年，近1年无明显诱因出现潮热汗出，伴手足心发热，心烦、失眠。出汗以自汗、盗汗并重。夜间入睡困难，常需服"安定片"1片以助眠，易惊醒，醒时多有衣服浸湿，往往需要更换睡衣。无头痛及意识障碍。经中西药治疗效果欠佳（具体诊断及治疗用药不详），遂来求治。

刻诊：潮热汗出，双下肢畏寒，舌体胖大，多齿印，舌质淡，苔白，脉沉细。

中医诊断：绝经期汗证（虚阳外浮）

治则：温肾潜阳。

方药：潜阳封髓丹加味

附片（先煎）30g	干姜20g	砂仁（后下）20g	龟板（先煎）30g
炒黄柏20g	肉桂10g	炙甘草10g	生龙骨30g

3剂，每日1剂，水煎分3次服。

二诊：患者诉潮热汗出，夜间难以入睡及多梦易醒情况均缓解，已经不服"安定片"能入睡4小时，效不更方再服4剂。

三诊：患者诉潮热汗出，夜间难以入睡及多梦易醒情况均消除，已经不服"安定片"能入睡6小时，病告痊愈。

分析：本病西医诊断为"围绝经期综合征"，又称"更年期综合征"，中医诊断为"绝经期汗证"。患者50岁，已经停经2年，出现"任脉虚，太冲脉衰少，天癸竭，地道不通"，阳气自衰，阴阳失调，阴阳不能相互制约，虚阳外浮，蒸液外出，故潮热汗出，舌体胖大，舌质淡，苔白，脉细为阳虚之侯。辨证为虚阳外浮，治以重镇潜阳，方用潜阳封髓丹加味，共奏温阳潜阳，使阳能入于阴，则汗自收。

整理人：杨　霞

刘永家

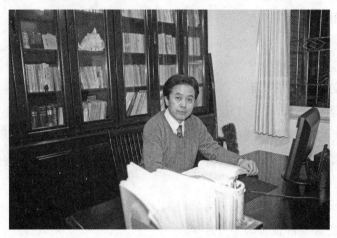

图26

一、个人简介

刘永家，男，1955年7月生，1977年10月毕业于成都中医药大学（原成都中医学院）医学系后在成都中医药大学附属医院工作。曾任成都中医药大学附属医院（原成都中医学院附属医院）急诊科副主任、心内科主任、医务部部长、主任中医师（教授）、硕士生导师、四川省名中医、四川省有突出贡献的优秀专家、获第一届全国中西医结合学会"优秀中青年科技工作者"称号、第二届全国中西医结合贡献奖。国家自然科学基金委员会评委、国家食品药品监督管理局新药审评咨询专家、四川省干部保健专家委员会会诊专家。曾任四川省中西医结合学会心血管专委会副主任委员、四川省中医学会心脑血管专委会副主任委员、四川省心脏康复医学会副主任委员员，四川省中医药学会理事、成都市心血管专委会委员。现任四川省中医药学会心衰（心力衰竭）专业委员会名誉主任委员。

二、成长经历

15岁受其父严、教、管、督之引导，始读《医学三字经》、《药性赋》、《时方歌括》、《黄帝内经·素问》等书，中午放学之余为靠母做饭而司中药，并常在学余之际背药箱随父下乡疗疾。此段经历萌发了自己对中医药的感悟和兴趣，亲身经历和目睹父亲对病家有求必应，有难必解，语言和蔼，不辞辛苦，不计报酬的崇高医德，深深印在脑海中，并为自己的日后行医之路奠定了良好的基础和树立了为医必有之德。尤其是父亲三指一笔的传统中医诊疗疾病的方法，为不少病人解除了久疴顽疾后的获得感与喜悦情，促使了其立志学好中医，用好中医，坚信中医的不变信念。1974年就读于成都中医药大学医学系，系统学习了中西医从基础到临床的专业知识。1977年毕业分配在成都中医药大学附属医院工作至今。其间因工作需要曾在成都中医药大学方剂教研室工作2年，1978年在成都中医药大学理论提高班学习一年，1980年后在成都中医药大学附属医院内科工作，1983年在华西医科大学附一院普内科进修学习一年，1984年成都中医药大学附属医院成立急诊科作为首批工作人员入科，1986年通过考试后参加全国中医内科助教进修班学习1年，获硕士研究生课程结业证书。1997年调至成都中医药大学附属医院心内科任主任。2008年调至医院医务部任部长工作至退休。

三、学科贡献

在心内科工作的11年中，使科室在较短时间内规模扩大、业务拓展、效益提升、人心凝聚，一跃成为全院先进科室之一，日常工作中在突出中医药特色的前提下，根据临床实际需要和条件，率先在全省中医医院中开展了心脏介入手术（起搏器植入术），为心内科日后的发展与壮大并成为省级重点专科奠定了坚实基础。在搞好临床医疗工作的同时积极开展科研工作，心内科成为首批全国中药临床研究基地之一，先后共承担了新药一期临床15项，二、三期临床项目20余项。作为主研人员之一参加的科研及获奖项目有：《应用仲景学说治疗感染性高热的临床研究》《逐瘀化痰口服液治疗急性脑出血的临床及实验研究》《散寒解热口服液的制备及治疗外感风寒发热证的研究》等。作为主要研究者并负责参加新药Ⅱ、Ⅲ期临床试验药物30余项，Ⅰ期临床试验药物15项。国内各级杂志发表学术论文30余篇。参加了《诊断学基础》《诊断学基础自学辅导》教材（中国中医药出版社2000年10月）及《中西医临床内科学》（中医药科技出版社2003年2月）的编写。

四、主要学术思想

（一）心乃诸脏之主，心病则多脏受累，治心则它脏安

"心者，君主之官，神明出焉"《黄帝内经·素问·灵兰密典论篇》"心者，五脏六腑之大主也，精神之所舍也"《灵枢经·邪客篇》。"心主身之血脉"《黄帝内经·素问·卷第十二》、"心藏脉，脉舍神"《灵枢经·本神篇》、"血主濡之"《难经·二十二难》、"故主明则下安……主不明则十二官危"《黄帝内经·素问·灵兰密典论篇》。心之所以能居脏腑之首，就在于以上它主要的两大生理功能作用，与病变结果的危害性而体现。

"心主血脉"。血循行于全身，内至五脏六腑，外达皮肉筋骨，对全身组织器官的血

供，起着推动和营养作用，其主血脉功能主要体现在二个方面。一是主管血液的运行，即推动作用；推动血液在脉管内流动，使之达到应到之处；反之则血流不畅或瘀堵而致人心悸、怔忡、心胸刺痛、或暴痛欲绝、口唇青紫、舌暗瘀点或瘀斑、脉涩或微欲绝等证候。二是濡养作用，如心血不足，血不养心则见心悸、健忘、失眠、多梦、眩晕、面色无华、舌淡、脉细弱等症。《杂病源流犀烛·卷六·心病源流》曰："心为一身之主，统领血海，故心血少则神不安，寝不安，百病集作"。

"心主神志"。"心者，……精神之所会也"《灵枢·邪客篇》。"所以任物者谓之心"《灵枢·本神篇》。"心为一身之君主，禀虚灵而含造化，具一理以应万机，脏腑百骸，惟所是命，聪明智慧，莫不由之，故曰神明出焉"《类经·三卷·脏象类》。神包括了人体生命活动的外在表现，人感知万物，七情变化，精神、思维活动均囊括其中。如神明失守，虽躯壳犹存，亦行尸也。"心藏神"功能正常，人们在自我认知，修身养性，学习生活，知识获取，理想追求，为人处世，情感变化，对外界事物的反应等，均应对如常，思考敏捷，精力充沛，有礼有节，有情有义，有规有矩。反之，心神不宁，神不守舍，则心悸、失眠、多梦、健忘，甚则谵妄、昏迷、不省人事等。所以心主神志功能正常与否，对人的生活质量起着十分重要的作用。

由此可见"心主血脉"与"心藏神"功能的正常与否对人的生存时间和生活质量起着关键性的作用。

同时心与其他脏腑关系甚密。所谓："主不明则十二官危"。如心与肾，心阳下降于肾，可温肾水；肾水上济于心，以养心火；如心肾阴阳水火不济则易致心肾不交证。心与肺，一主血，一主气。心气不足，血多行不畅可致肺气输布与宣降失常；肺气虚弱，可致心运血无力而出现心肺气虚证。心与脾，心主血，脾生血又统血。如思虑过度，耗伤心血则影响脾的运化与统血功能，形成心脾两虚证。"治心则他脏安"是有理论基础和临床实用价值的。即所谓"故心乱则百病生，心静则万病息"《卫生宝鉴·卷七》。临床上西医各种原因引起的心力衰竭而导致的肺瘀血，胃肠道瘀血，肝脾瘀血，肾功能不全等，均重在治心。只要心功能改善，其他脏器瘀血随之减轻，功能继而好转。此也说明了心脏与其他脏器功能的关联性十分密切。

（二）心神重在宁，不宁则惊悸、失眠、癫狂等病生，宁心安神为要务

心脏功能虽多，其主神明之功尤为重要。神支配着我们对事，为人，处物的正常精神、思维及行为活动。《医学入门·卷之一·脏腑总论》曰："心者，一身之主，君主之官，……有神明之心，神者，气血所化生之本也，……主宰万事万物，虚灵不昧者是也"。当今之人，由于生活的年代，环境、需求、理想及生活节奏不一样，思虑较多，易耗心气，心气一亏，心神则不宁；或思虑气结，郁而化火，火热扰心；在上则表现失眠，健忘，谵妄；在下则出现心悸，怔忡。故临证因心气亏虚者应补益心气而宁心安神；因痰

火扰心者应清火化痰而宁心安神。心安则心悸、怔忡宁，神静则失眠，健忘消。故在临证中侧重选用龙骨、牡蛎、珍珠母、琥珀、酸枣仁等重镇宁心安神之品，每获殊效。临床上西医睡眠障碍，心理障碍或各种原因所致的心律失常（阵发性心动过速，阵发性房颤，室性、房性、室上性早搏等）从此诊治，取效甚佳。

（三）心血在畅通，不畅则瘀堵血脉而胸痹心痛起，畅血为要法

"心主身之血脉"《黄帝内经素问·卷第十三·痿论篇第四十四》。"夫心者……主宰一身，统摄诸脏血脉，灌溉溪谷，内润五脏，外卫腠理"《严氏重订济生方·五脏门·心小肠虚实论治》。"脉为血府，乃血通行之隧道"。主血脉，指心脏能推动血液在脉管内运行的功能。所以心血在于畅，心血得畅，则血行无碍，以养内外脏腑组织，四肢百骸。心脉不畅，则胸痹心痛诸症显现。临证中导致心血不畅之因较多，气（气虚、气滞）、血（血虚、血瘀）、痰均可引起。因气虚者乃气无力推动血液而血运不畅；因气滞者乃气阻血运而运行不畅；因血虚者易耗气，而致血少气亏而血运不畅；因痰者乃痰痹胸阳，脉络不利而致血运不畅。吾在临证中所遇，因痰所致者较多，可能与现今物质丰富，摄入不当，生活不节有关。其治一言可括，即"通"字。通则畅，畅则行。因气虚者，益气而血运通畅；因气滞者，行气而血运通畅；因血虚者，补血而血运通畅；因血瘀者，活血而血运通畅；因痰痹者，化痰利脉而血运通畅。西医各种心脏及血管疾病所致血管狭窄、闭塞，脏器瘀血者均可用上法治之。

（四）心衰多因火不生土制水所致，益气利水有良效

心衰一词最早见于西晋·王叔和所著的《脉经·脾胃病》，曰："心衰则伏，肝微则沉，故令脉伏而沉"。以心悸、气喘、肢体水肿为主要临床表现。为多种慢性心系疾病而致，病程缠绵。轻者气短、不耐劳累，重者喘息心悸，不能平卧，或伴咳吐痰涎，尿少肢肿，或口唇发绀，胁下痞块，颈脉显露，甚至出现端坐呼吸，喘悸不休，汗出肢冷等厥脱危象。其病机主要因心气亏虚所致。《诸病源候论·心病候》曰："心气不足则胸腹大，胁下与腰相引痛，惊悸，恍惚……是为心气之虚也"。心属火，心气一亏，一则火不生土，脾运失职，土不制水，水湿泛滥而心悸，纳呆，腹胀，肢肿现；二则心火一亏，不能下温肾阳，心致水寒不化，肾水上凌于心，心慌，心悸，水肿等症见。虽说心气亏虚还可致阴虚，血瘀，阳虚，甚者厥脱，但只要补气于先，则可防余证变生。吾临证多见气虚水停之证，而多用益气利水之法，气得补，阴不伤，血不瘀，阳不败，厥不现。其代表方为春泽汤。该方出自于《世医得效方》由人参、桂枝、茯苓、白术、泽泻、猪苓而组成。方中人参大补心气，桂枝温心利脉，白术健脾以制水，二苓及泽泻为"通调水道，下输膀胱"之用，全方共奏益气利水之功。如兼有血瘀者，加红花、川芎、白芍活血通络之品；兼阴虚者，加麦冬、五味子等养阴之药，兼阳虚者加附片以温之。总之，视兼挟证的不同而佐以相应的治则和选用相应药物以治之。西医学中的冠心病、病毒性

心肌炎、肥厚型或扩张型心肌病、心瓣膜病、肺心病等导致的慢性充血性心力衰竭多见此证型，吾在临床上多参此进行辨证论治，其效尚可。

（五）心居胸中，胸宽则心舒，心阳得畅通，心血得畅运，故宽胸为要治

从生理角度讲，心之所居在于胸，无胸则心无所依，"胸为心肺之室也"《症因脉治·卷一·外感胸痛》。"胸中阳气，如离照当空，旷然无外"《类证治裁·卷之六·胸痹论治》。胸阳有助心阳旺通，心血畅流。从病理及临床表现上相互影响，"心病者，胸中痛，胁下痛，膺背肩胛间痛，两背内痛"《黄帝内经素问·卷第七·脏气法时论篇第二十二》。"胸痹，心痛，其二如而一，均是为膈间疼痛之称，胸痹轻者仅胸中气塞，心痛重者为真心痛"《杂病广要·身体类·胸痹心痛》。由此可见，心胸关系甚为紧密，心在内，一有不适则表现于胸，如心血不畅或滞或堵时，胸部则现不舒或闷或痛等症显现；当胸阳不展时，心主血脉功能将受影响，心之气血运行则受阻。故吾在临证中对治疗各种心系疾病之时，在辨证的基础上加用宽胸之法，取效颇佳。故宽胸之法，尤为重要，宽胸之品如瓜蒌、薤白、香附之物类。

（六）脂浊多因痰瘀生

脂浊多与西医高脂血症有关。病患较多，危害极大。多因恣食肥腻甘甜厚味，损及脾胃，建运失司，输布异常，精微失位，过量膏脂变为痰浊。《明医杂著·卷之二·痰饮》："痰者，脾胃之津液或为饮食所伤……。"《儒门事亲·卷十一·内伤》："凡膏粱之人，起居闲逸，奉养过度，酒食所伤，以致中脘留饮。"痰浊入于血中，以致血运不畅，痰瘀互结，伤及血脉，或瘀堵血管，诸症生焉。故临床对于该类病者多从痰瘀论治，使痰去瘀消，血脉自畅，变证不生，身安体健。化痰逐瘀组方中要重用行气之品。如《医碥·卷之二·杂证·痰饮》曰："人身无倒上之痰，天下无逆流之水。故善治痰者，不治痰而治气，气顺则一身之津液，亦随气而顺矣。"临床上对于高甘油三酯血症、高胆固醇血症、高低密度胆固醇血症、混合性高脂血症无临床症状者则从痰瘀论治，有临床症状者，结合舌苔、脉象在辨证的基础上再用上化痰逐瘀之法，方用自拟化浊降脂方（山楂、丹参、荷叶、薏苡仁、茯苓、陈皮、法半夏、姜黄、枳壳、瓜蒌皮）。方中荷叶、薏苡仁、茯苓、法半夏化痰除湿浊；山楂、丹参、姜黄活血化瘀血；陈皮、枳壳、瓜蒌皮行气以助化痰活血之功。其效尚可。

（七）眩晕多虚与痰

眩晕之病临证多见头晕、眼花，轻者闭目即止，重者如坐车船，眩转不定，站立不稳，或伴恶心、呕吐等，多与高血压病、后循环缺血等病有关。临证所见，虚、痰为多。究其原因，本病因虚多，乃患病之人年事偏高，病程日久有关。虚乃肝肾阴虚所致，正如《景岳全书·眩运》所言："眩运一证，虚者居其八九……。"《素问·至真要大论篇》

曰："诸风掉眩，皆属于肝"，《灵枢·海论篇》曰："髓海不足"。临症多见头晕、眼花、耳鸣等症。治宜滋养肝肾，杞菊地黄丸为其代表方。因痰多，则系当今生活物质颇丰，患病之人偏食肥甘厚味所致。因痰者乃痰浊中阻，清阳不升、浊阴不降而至，故《丹溪心法·头眩》则有"无痰不作眩"之说。因痰之症多见"头目眩运，眼前黑暗，如坐舟车，兀兀欲吐者，痰也。"明徐春甫《古今医统·（六）镇坠药治眩运须分标本》治宜燥湿祛痰，方选半夏白术天麻汤。由于眩晕之病表现在头，"高巅之上，唯风药可达"，故治疗该类病证多选清轻上浮，疏风之品，以引诸药，效达于上。临床上西医高血压病、后循环障碍、脑血管类疾病等所致眩晕多从此论治，收效甚好。

五、经典案例

（一）心悸（心律失常）

安神定志丸治疗心悸
（阵发性房颤-心气亏虚　心神不安）验案一则

病案

患者姓名：耿某某，女，50岁，2018年11月22日初诊。

患者以"反复心悸10余年，加重3⁺周"为主诉就诊。患者10年前因子宫肌瘤行子宫切除术，劳累工作后出现阵发性心悸，每月发作2~3次，每次持续时间约40~80分钟，发作时伴有胸闷、胸痛，乏力，活动后乏力、气促，发作停止后症状可缓解，于外院就诊，诊断为阵发性心房纤颤，服西药后（药名不详），症状好转。后每年均复发1~2次，每次发作需药物控制方能缓解。5年前复发到我市某大医院就诊，入院行射频消融术治疗后好转。4年前因辅导孩子作业激动再次复发到同一医院以"心房纤颤"入院，第二次行射频消融术后好转出院。1年前因加班熬夜再次出现心悸而入院，第三次行射频消融术后出院。3⁺周前患者因爬青城山后又出现心悸，家中休息无好转，自知乃旧疾复发，而不愿再行射频消融术，遂求中医治疗。

望闻问切：神差，面色苍白，心悸，恐惧感，眠差，多梦，气短汗出、胸闷，胸痛，舌质淡红，苔薄白，脉结代。

查体：听诊心率116次/分，心律不齐，脉搏短绌，心脏各瓣膜未闻及杂音，未闻及心包摩擦音，双肺未闻及干湿性啰音。

辅助检查：动态心电图提示：阵发性心房纤颤（持续时间1小时01分53秒），有时伴R—R长间歇（最长达2.04秒），有时伴室内差异性传导；间歇性ST-T改变。

中医诊断：心悸（心气亏虚，心神不宁兼胸阳不展）

治法：补益心气，宁心安神，佐以宽胸理气

方药：安神定志丸合瓜蒌薤白半夏汤加减

| 太子参30g | 茯神20g | 龙骨20g | 远志15g |

石菖蒲15g	酸枣仁15g	牡蛎20g	首乌藤20g
甘松15g	瓜蒌皮15g	薤白15g	法半夏15g
香附15g	炙甘草10g		

7剂，一日一剂，水煎取汁300ml，三次分服。

二诊：服药7剂后，症状稍减，仍自觉心悸，短气，但持续时间有缩短，寐差早醒，自汗出有改善，苔脉同前，予原方中加入蜜黄芪30g，浮小麦20g。服用15剂，服法同前。

三诊，患者自诉心悸，恐惧感，眠差，多梦，明显改善，心悸持续时间明显缩短，气短，汗出、胸闷，胸痛好转，舌质淡红，苔薄白，脉细。心电图示：窦性心律。前方去瓜蒌皮、薤白、法半夏、香附、蜜黄芪、浮小麦、再服15剂，服法同前。

四诊，诸症消除。自觉舒适，脉缓。前方去甘松、牡蛎、续再服7剂后复查动态心电图。10日后患者复查动态心电图后来复诊，动态心电图正常，自觉无异。嘱调心情，节饮食，适运动。3月后再次复查动态心电图正常。

讨论：现代医学的阵发性心房纤颤归属于中医"心悸、怔忡"范畴，是指病人自觉心中悸动，惊惕不安，甚则不能自主的病症，临床一般多呈阵性发作，每因情志波动和劳累过度而诱发，且常伴胸闷、气短、失眠、健忘、眩晕等。病情较轻者为惊悸，病情较重者为怔忡，可呈持续性。《灵枢·大惑论》云："心者，神之舍也。"《素问·宣明五气篇》亦云："心藏神"，心主神志功能正常，才能主宰人体的一切生理活动和心理活动。若心的气血阴阳亏虚，心失所养，心不藏神或邪扰心神，心神不宁，则可发为心悸。如《金匮要略·惊悸吐衄下血胸满瘀血病脉证并治篇》中亦云："寸口脉动而弱……弱则为悸"。《伤寒明理论·悸》中曰："……气虚者，由阳气内虚，心下空虚，正气内动而悸也。""有汗吐下后，正气内虚而悸者，有邪气交击而悸者，与气虚而悸者，则又甚焉"，心气虚，心失所养，而发为心悸。清·林佩琴在《类证治裁·怔忡惊恐论治》中曰："心脾气血本虚，而致怔忡惊恐"，由此可见，心气虚是心悸的重要病理机制，心气不足，鼓动无力，心失所养，心神被扰，发为心悸。《景岳全书·怔忡惊恐》谓："怔忡之病，心胸筑筑振动，惶惶惕惕，无时得宁者是也"。故心气亏虚、心神不宁为其主要病机特点。临证中紧扣之，在补心气的基础上尤应重视宁心安神，正如《景岳全书·杂证谟·怔忡惊恐》所谓："惊悸宜安养心神"。故此例患者运用补心气，安心神之安神定志丸加减，治疗收到了良好的效果。

安神定志丸出自《医学心悟》，主治心气不足，心神不安，多梦易惊、心悸不得眠，舌色淡，脉细弱者。方中太子参益气生津，龙骨镇惊为君。远志辛苦，微温，入心肺经，祛痰开窍，宁心安神。茯苓、茯神甘淡，平，入心、脾经，善于宁心安神。石菖蒲辛微温，入心、肝经，《神农本草经》谓其"开心窍，补五脏，通九窍"。加酸枣仁甘、酸、平，入心、肝、胆经，养心益肝，安神。夜交藤甘，平，入心、肝经，养心安神。共奏益气养心、宁心安神之效。若心悸症状较重者，加甘松，甘松辛、甘、温，归脾、胃经，善开郁醒脾、行气止痛，本病之人多心烦意乱，气郁食少，加甘松舒肝醒脾，有利主症改善，现代药理研究表明，甘松有抗心律失常作用。诸药合用，使心气足，心血得补，心神得宁，共奏补益心气、安神定志之效。

该患者曾行子宫切除术后，损伤元气，多年来每因过度劳累或情志刺激后发作心悸，病程较长，久病多虚。心气虚则心神失养，心无所依、心神被扰，发为心悸，面色苍白，汗出，眠差，多梦，气短；胸阳不展则胸闷，胸痛；舌质淡红，脉结代乃心气亏虚之征。故治疗予以补益心气、养心安神，宽胸理气之法，方选安神定志丸加减。太子参益心气，配伍茯神安心神，远志通心气，石菖蒲开窍启闭宁神，龙骨镇惊安神，首乌藤养血安神，酸枣仁养心安神，诸药合用，宁神之力倍增；炙甘草调和诸药。加甘松行气开郁，调节律；并随兼证不同，加瓜蒌皮、薤白、法半夏、香附、宽胸通阳。加蜜黄芪、浮小麦补气敛汗。诸药合用，使心气充足，心血得补，心神得养，心神得宁。共奏镇惊定志、养心安神之效。则临床症状得以消失，辅检恢复正常。

（二）胸痹（冠心病心绞痛）

保元汤合枳实薤白桂枝汤治疗胸痹
（冠心病心绞痛 – 心肾阳虚证）案例一则

病案

王某某，女，68岁。2018年3月10日初诊。

患者以"反复胸痛5年余，加重5天"为主诉，5余年前患者因胸闷、胸痛引左肩背，在外院诊断为冠心病，服用中西药物（药名不祥）症状减轻。4年前在家做家务时复发，症同前，但程度明显加重，急诊入院，入院行冠脉造影，提示左前降支中段狭窄60%，余正常。予以扩冠、降脂、抗凝等药治疗好转后出院。出院后坚持服用出院带药。但继后每年均复发2~3次，症状有逐年加重之趋，每次发作与活动量过大或做家务事太多有关。5天前，做家务活动时再次复发，舌下含速效救心丸等药有所减轻。想求中医除疾而来我处就诊。

望闻问切：神疲，胸闷，胸骨正中痛甚，遇冷或劳累后明显加重，痛引左肩背，肢冷，腰痛，乏力，短气，汗出，眠差多梦，大便尚可，小便清长。舌质暗淡，舌边齿印，苔白，脉沉迟细。

查体：血压138/80mmHg，听诊心律齐，心率52次/分，偶可闻及早搏，各瓣膜听诊区未闻及病理性杂音。双肺未闻及干湿性啰音。

辅助检查：心电图示：心率52次/分，左束支传导阻滞，T波低平。心彩超提示：左心室增大，EF42%，冠脉造影提示：左前降支中段狭窄60%，余正常。

中医诊断：胸痹（心肾阳虚　寒凝心脉）

治法：益气温阳、散寒通脉

选方：保元汤合枳实薤白桂枝汤

人参20g	黄芪30g	肉桂15g	枳实15g
薤白20g	桂枝20g	厚朴15g	瓜蒌皮20g
川芎20g	丹参15g	炙甘草10g	

5剂，水煎服300ml分三次服用，日一剂。

二诊：服上方5剂后自觉大部分症状均有所减轻，但睡眠无明显改善，舌质暗淡，舌边齿印，苔白，脉沉迟细。听诊心律齐，心率56次/分，未闻及早搏。药中病所，本原方药，但心神欠安，加酸枣仁20g。续服5剂，服法同前。

三诊：诸症大减。舌质淡，苔白，脉沉。听诊心律齐，心率62次/分，未闻及早搏。恐病轻药重，调方如下：

人参20g	黄芪30g	肉桂10g	枳实15g
薤白15g	桂枝15g	厚朴15g	瓜蒌皮15g
川芎15g	丹参15g	炙甘草5g	

续服5剂，服法同前。

四诊：偶感胸闷，活动量偏多时仍有乏力，余无不适，舌质淡红，苔白，脉沉。听诊心律齐，心率64次/分，未闻及早搏。阳虚已愈，气未全复。以益气活血之法善其后。调方如下：

| 人参20g | 黄芪30g | 枳实15g | 薤白15g |
| 瓜蒌皮15g | 川芎15g | 炙甘草5g | |

再服5剂，服法同前。服完后，复查心电图和心脏彩超。

五诊：复查心电图提示：心律齐，心率62次/分，左束支传导阻滞，T波低平。心脏彩超提示：左心室增大，EF54%。自觉较舒，不愿再服药。嘱其调情志、节饮食、适活动，以防复发。

讨论：

胸痹之病，病位在心。"心病者，胸中痛，胁支满，胁下痛，膺背肩胛间痛，两臂内痛"《黄帝内经·素问·脏气法时论篇》。心病日久不愈而致心气亏虚，气损及阳，导致心阳不足，从而使心火不能下降于肾，以致心肾同亏。"夫心背彻痛者，由人脏腑虚弱，肾气不足，积冷之气，上攻于心，心气即虚，为邪所乘，则心与背俱痛而伛偻，如物从后所触，其心痛不可忍"《太平圣惠方·治心背彻痛诸方》。心肾阳气亏虚，阳虚生内寒，寒凝血脉，寒主收引，而使血脉凝滞，胸阳痹结，故心背彻痛，胸痛加重。"虚极之人，为寒邪所客，气上奔迫，痹而不通，故为胸痹"《圣济总录·胸痹门》。即为心肾阳虚，治则应温补心肾、散寒通脉。故用保元汤加枳实薤白桂枝汤治之。

保元汤出自于明·《博爱心鉴》。由人参、黄芪、肉桂、甘草四味药组成。具有益气温阳之功效。方中人参、黄芪大补心气，气旺则阳复；肉桂温补肾阳；甘草调和温补之品使温而不过。诸药共使心肾阳虚得复，内寒则散，血脉得通。该方在临床上用治各种心脏原因所致心动过缓，中医辨证属气虚或阳虚者有较好的效果。

枳实薤白桂枝汤出自《金匮要略·胸痹心痛短气病脉证并治》："胸痹，心中痞气，气结在胸，胸满，胁下逆抢心，枳实薤白桂枝汤主之"。具有温阳散结、化痰宽胸之功，用治寒凝血脉、痰痹胸阳之证。由枳实、薤白、桂枝、厚朴、瓜蒌五味药组成。方中枳实、厚朴理气散结，薤白、桂枝温阳通脉，瓜蒌宽胸行气。

该患者病程长，久病致虚。就诊时神疲，胸闷，胸骨正中痛甚，遇冷或劳累后明显加重，痛引左肩背，短气，乏力、汗出，眠差多梦乃心阳虚衰，胸阳不运，气机痹阻，血脉瘀滞，心神不安所致；肢冷、腰痛，乏力，小便清长，乃肾阳不足而致；舌质暗淡，舌边齿印，苔白，脉沉迟细乃阳虚之佐证。故用保元汤合枳实薤白桂枝汤以温补心肾，散寒通脉。治疗过程中加川芎、丹参乃助活血通脉镇痛之力，加酸枣仁宁心安神，疗眠差多梦之苦。治疗后不但临床症状好转，且复查心电图提示：心率62次/分，心彩超提示：EF54%实属不易。

（三）心衰

春泽汤加减治疗心衰（心力衰竭–气虚水停）验案一则

病案

胡某某，男，65岁，2018年9月13日初诊。

患者以"反复心悸、双下肢乏力2余年，复发加重3月余"为主诉就诊。2年前患者因乏力，双下肢乏力、在重庆某大医院诊断为"风湿性心脏病二尖瓣狭窄、主动脉瓣关闭不全、左心室长大、心功能Ⅱ级"，于2016年7月22日在全麻及体外循环下行二尖瓣及主动脉瓣置换术。术后长期口服华法林抗凝治疗。3月前，患者情绪激动后出现胸闷、心悸，又到重庆某医院就诊，提示频发室性早搏，予以胺碘酮及其他药物（具体不详）对症治疗，病情好转。2月前乏力，肢软乏力伴双下肢中度水肿，胸闷、胸痛，纳呆，在本地医院就诊服用中西药后可减轻。1月前前述症状复发加重，继在本地医院就诊服中西药（具体药名不详），病情未减轻而来我处就诊。

望闻问切（刻下症）：神疲懒言，心悸，乏力动则加重，胸闷，胸痛，失眠，纳差，双下肢水肿，小便少，大便稀溏2~3次/日，舌淡体胖边有齿痕，苔白略厚，脉结代。

查体：BP：104/67mmHg，心浊音界向左下扩大，心率86次/分，心律规则，可闻及早搏，5次/分，各瓣膜区未闻及明显杂音。双肺未闻及干湿性啰音，肝脾未及，双下肢中度水肿。

辅助检查：2018–07–10院外心脏彩超提示：LV 52mm、RA30mm、LvPW11/5、LA35mm、IVS11/5、RV0T23mm、MPA18mm、AA036mm、Rv29mm、TR3.6cm^2、AR1.0cm^2、PR1.7cm^2、EF45%、FS14%、HR82，主动脉瓣、二尖瓣置换术后：房、左室增大，主动

脉宽，左室壁动度降低，以后壁明显，主动脉瓣、肺动脉瓣、三尖瓣轻度反流，左心功能减退。心律不齐。

心电图示：频发室早，时呈二联律、三联律。

中医诊断：心衰（气虚水停，胸阳痹阻）

治法：益气利水　宽胸通阳

选方：春泽汤加瓜蒌薤白半夏汤

用药

人参20g	炒白术15g	茯苓30g	猪苓30g
盐泽泻30g	桂枝20g	瓜蒌皮20g	薤白15g
法半夏15g	香附15g	黄芪30g	大腹皮20g
红花15g	珍珠母30g	龙骨20g	白芍15g

7剂，煎水300ml分3次服用，日1剂。

二诊：服上方7剂后，心悸、乏力，纳呆、水肿有所减轻，小便有增，但余证同前。气有所复，但胸阳不展，血脉不通较重。调方如下：

人参20g	炒白术15g	茯苓20g	猪苓20g
盐泽泻20g	桂枝20g	瓜蒌皮20g	薤白20g
香附15g	黄芪30g	大腹皮20g	红花15g
白芍15g	延胡索20g	珍珠母30g	龙骨20g
川芎15g			

7剂，煎服方法同前。

三诊：心悸、乏力，水肿明显减轻，胸闷，胸痛消除，饮食增加，小便尚可，大便正常，舌淡红，边有齿痕，苔薄白，脉沉细。气复水消，胸阳展、血脉通。更方如下：

人参20g	炒白术15g	茯苓15g	猪苓15g
盐泽泻15g	桂枝15g	瓜蒌皮15g	香附15g
黄芪30g	白芍15g		

5剂，煎服方法同前。

四诊：诸症均除，心脏彩超复查提示：EF51%，余无明显变化。心电图提示：偶发室性早搏。自觉尚可。病情初愈，健脾以强中气，防水湿复生。用参苓白术散加减服5剂以固效。

讨论：

心衰之病，因多种因素导致心脏受损，病久不愈，耗伤心气，气虚则血运无力，行缓而淤积于脉管内，伤及多脏。脏腑功能失常则诸症生焉。正如《诸病源候论·心病候》曰："心气不足则胸腹大，胁下与腰相引痛，惊悸，恍惚……是为心气之虚也"。心属火，心气一亏，火不生土，脾失健运之职，水湿泛及四肢；脾虚又致土不制水，肾水泛，或溢于颜面、胸腹及肢体，或上凌于心肺。则少气，不得卧等症现，正如《金匮要略·水气病脉证并治》曰："心水者，其人身重而少气，不得卧，烦而躁，其人阴肿"。《医宗金鉴》曰："水附于心，则心水也，心若有水，四肢百骸，皆可灌注，故身重；气为水邪所阻，故少气；水邪逼出，神魂不安，故不得卧；神明扰乱，故躁而烦。"所谓："心动则五脏六腑皆摇"也。西医各种心脏原因或非心脏原因所致的心力衰竭均属中医心衰病范畴。该证主要病机乃气虚水停。故选用具有益气利水功效的五苓散加减治之。

春泽汤是《世医得效方》用治："伤暑泄泻，泻定仍渴，小便不利"而设。由五苓散加人参而成。从方药组成体现了益气利水之法。方中人参大补心气，使气化功能正常则水液循常道；白术健脾除湿，输转脾津，运化水湿；桂枝温心肾之阳，以助阳行水；茯苓、猪苓、泽泻以"通调水道，下输膀胱"，使水道畅通无阻。

瓜蒌薤白半夏汤来源于《金匮要略》用治："胸痹不得卧，心痛彻背者，瓜蒌薤白半夏汤主之。此方专为痰饮痹阻胸阳而设"。方中瓜蒌薤白宽胸通阳，半夏化痰逐饮。

该患者反复心悸、双下肢乏力2余年。病程长，基础疾病病因明确。就诊时乏力、短气、水肿符合中医心衰病的临床特征。其临床症状，神疲懒言，心悸，乏力动则加重，乃心气亏虚所致；失眠乃心神不宁所致；胸闷，胸痛乃胸阳不展造成；纳差，双下肢水肿，大便稀溏，乃脾虚不运、水湿浸淫引起；小便少，乃气化功能失常而致；舌淡体胖边有齿痕，苔白略厚，脉沉细无力，则是气虚水湿为患的舌脉佐证。故辨证为气虚水停、胸阳痹阻。治以益气利水、宽胸通脉的春泽汤加瓜蒌薤白半夏汤。方药中加珍珠母、龙骨乃重镇安神治心律失常所致心悸之症，加黄芪、大腹皮是增强益气利水之力，加香附、红花、白芍、川芎、延胡索乃行气活血、通脉止痛而选。终得佳效。

（四）眩晕（高血压病）

杞菊地黄丸治疗眩晕（高血压病–肝肾阴虚）验案1则

病案

张某某，女，65岁，2018年12月9日初诊。

患者以"头晕伴头痛20余年"为主诉就诊。患者20余年前无明显诱因出现头晕伴头痛，时轻时重。曾到当地医院就诊，血压180/90mmHg。服用非洛地平（5~10mg/日）。血压波动在150~168/90~102mmHg。近2月耳鸣如蝉，腰酸腿软，偶伴步态欠稳，头晕眼花，时有胸闷胸痛，两目干涩，食欲可，二便调，为求进一步中医治疗，而来就诊。

望闻问切：头晕眼花，耳鸣如蝉，两目干涩，腰酸腿软，胸闷胸痛，舌边尖红，舌中有裂纹数条，苔薄白，脉沉细弦。

查体：血压158/90mmHg。

辅助检查：无。

中医诊断：眩晕（肝肾阴虚，肝阳上亢兼胸阳不展）

治法：滋补肝肾，平肝潜阳佐以宽胸理气。

选方：杞菊地黄丸加减

用药

枸杞子15g	菊花10g	熟地15g	淮山药15g
山茱萸10g	丹皮15g	茯苓15g	泽泻15g
钩藤15g	白芍15g	红花10g	桑寄生15g
川牛膝10g	瓜蒌皮15g	薤白15g	香附15g

7剂，1日1剂，水煎取汁300ml，分3次饭后温服。

2018年12月16日患者二诊：复诊时，患者诉头晕眼花、耳鸣如蝉有所减轻，胸闷胸痛好转，腰酸腿软未减，食欲及二便正常，舌中裂纹仍存，苔薄白，脉沉细弦，血压148/86mmHg。肝肾之阴有复，气机已畅，遂将上方去瓜蒌皮、薤白、香附，加杜仲15g，兼固肾气，继进7剂。

2018年12月23日患者三诊：胸闷胸痛未再发，头晕眼花、耳鸣如蝉，两目干涩消除，腰酸腿软，乏力减轻，食欲及二便可，舌中裂纹消失，舌苔薄白，脉细，血压136/82mmHg，上方再继进7剂后访之症状消失，且血压稳定正常。

讨论：

临床上，高血压病患者中肝肾阴虚、肝阳上亢型为中老年高血压病患者最常见的一种证型。人到中年之后，由于生理上的退化与病理上的相互影响，很易导致肝肾亏损，如《临证指南医案·眩晕门》华岫云按说："经云诸风掉眩，皆属于肝，头为诸阳之首，耳目口鼻皆清空之窍所患眩晕者，非外来之邪，乃肝胆之风阳上冒耳，甚则有昏厥跌仆之虞"，《灵枢·海论》篇说："髓海不足，则脑转耳鸣，胫酸眩冒，目无所见，懈怠安卧。"肝肾同居下焦，相火所寄，肝藏血，肾主精，平时肝肾相济，精血互生，呈"乙癸同源"之说，如情志失调，肝火耗伤阴血，或素体肝肾阴血虚少，以致阴不制阳，则引起阴虚阳亢，故可见头晕伴头痛，两眼干涩，视物模糊，耳鸣如蝉，腰酸腿软，舌质红、苔薄白或少苔，脉沉细弦或沉弦数。治当以滋补肝肾，平肝潜阳。杞菊地黄丸滋养肝肾为其常用代表方。

杞菊地黄丸载于清代《医级宝鉴·卷八》治疗"肝肾不足，目生花歧视，或干涩眼痛"，《麻疹全书》认为其能"清肝肺，明耳目"。《成方便读》云："此方大补肝脾肾三脏，真阴不足，精血亏损等证。故用补必兼泻邪，邪去则补乃得力。相和相济，不燥不寒，乃王道之方也。"杞菊地黄丸滋肾养肝，育阴潜阳。方中熟地、枸杞子益肾阳、养精髓为君；臣以山茱萸滋肾益肝，山药滋肾补脾；佐以泽泻泻肾浊、丹皮泻肝火、茯苓利脾湿、菊花清肝明目；全方配伍，滋补与清泄兼顾，扶正与祛邪同治，补而不滞，共奏滋肾养肝，益精明目之疗效。

该患者头晕眼花，耳鸣如蝉，两目干涩，腰酸腿软，时有胸闷胸痛，食欲可，二便调，结合舌质脉象。考虑为肝肾阴虚，肝阳上亢兼气滞。阴虚阳亢，木失涵养，则头晕头痛，耳鸣如蝉，两目干涩，腰酸腿软，时有胸闷胸痛乃气机不畅所致。治疗予以滋补肝肾，平肝潜阳佐以行气。选方杞菊地黄丸，方中枸杞补肝阴；熟地黄养肾阴，填精补髓；山茱萸酸敛，固精敛气，收敛虚火，使肝不妄行疏泄，肾经才能固藏；山药补脾、固精，使肾精来源不乏；丹皮、泽泻、茯苓使其补而不滞；菊花明目且质地轻引诸药上达巅顶；加钩藤白芍以平肝，川牛膝引血下行；红花活血以畅脉；瓜蒌皮、薤白、香附宽胸行气，诸药共凑滋补肝肾、熄风降压、宽胸行气之功，使诸症消除，血压正常。

（五）脂浊证（高脂血症）

化浊降脂汤治疗脂浊
（混合性高脂血症——痰瘀互结）案例1则

病案

王某某，男，48岁，2018年5月12日初诊。

患者以"肢软乏力，四肢麻木7月"为主诉就诊。患者7月前无明显诱因出现倦怠乏力，时有头重眩晕，偶有胸闷，腹胀，在外院就诊，血脂检查提示：TC 7.25mmol/L，TG 4.28mmol/L，LDL-C 5.51mmol/L，HDL-C 1.02mmol/L。服用瑞舒伐他汀钙加吉非罗齐1月后停药复查血脂恢复正常。临床症状有减轻，但未痊愈。4月前又复查血脂提示：TC 7.85mmol/L，TG 4.18mmol/L，LDL-C 4.51mmol/L，HDL-C 2.02mmol/L。服用辛伐他汀加吉非罗齐1月后复查血脂正常。1月前再次复查：TC 7.06mmol/L，TG 4.32mmol/L，LDL-C 4.01mmol/L，HDL-C 2.06mmol/L，不愿再服西药而来我处就诊。

望闻问切：倦怠乏力，时有头重眩晕，四肢麻木，偶有胸闷，腹胀，舌淡红，边尖有瘀点，苔白厚腻，脉滑。每日饮酒2~3两。

查体：体型肥胖。

辅助检查：TC 7.06mmol/L，TG 4.18mmol/L，LDL-C 4.51mmol/L，HDL-C 2.02mmol/L（2018年1月5日）。

中医诊断：脂浊（痰瘀互结）

治法：祛痰活血　行气通脉

选方：化浊降脂汤加减

用药

山楂30g	丹参30g	荷叶20g	薏苡仁30g
茯苓20g	陈皮20g	法半夏15g	枳壳20g
青皮20g	姜黄15g	瓜蒌皮20g	

7剂，1日1剂，水煎取汁300ml，分3次饭后温服。并嘱酒量减至每日50g。

2018年5月20日二诊：倦怠乏力、头重，四肢麻木、腹胀有减轻，偶有眩晕，胸闷已愈，舌淡红，边有瘀点，苔白略腻，脉滑。痰瘀所致之症减轻，说明痰瘀之治有效。由于脂浊之症乃临床慢病及顽疾，稍有不慎则前功尽弃。原方续服15剂，服法同前。

2018年6月2日三诊：除偶有肢麻外，余无不适。舌淡红，边尖有瘀点，苔白腻，脉滑。上方加红花10g以增强通脉之功。再服10剂后复查血脂。

2018年6月14日四诊：血脂复查：TC 5.81mmol/L，TG 2.64mmol/L，LDL-C 2.52mmol/L，HDL-C 3.12mmol/L。自觉症状消除。舌淡红，苔白，脉滑。复查尚可，防反复。上方继服15剂后停药。休息1个月后再复查。

2018年8月5日五诊：血脂复查：TC 5.21mmol/L，TG 1.36mmol/L，LDL-C 1.42mmol/L，HDL-C 3.08mmol/L。指标正常，自无不适。以参苓白术散加减组方。嘱连服7剂以绝生痰成瘀之源。

讨论：《灵枢·卫生失常论》云："人有脂，有膏，有肉。"张景岳评曰："膏，脂膏也。……为精为血，故上至巅顶，得以充实，下流阴股，得以交通也。"中医学中无高脂血症病名的记载，近年，白长川教授创造性地提出了"脂浊病"的概念，是指嗜食肥甘厚味或脏腑功能失常，脂质不能正常输布全身，或多余脂质排泄不及，停于血脉内或皮下、膏肓（分肉、肓膜、皮腠）所形成的病理产物。本病的基本病机是痰瘀互结。临证治疗应以化痰逐瘀而治。化痰逐瘀之中行气为要，有"善治痰者不治痰而治气，气顺则一身津液随气而顺矣"，"气行则血行"之意；宽胸同用，因胸宽则"离照当空"，胸阳得布，气血才流畅。后则应健脾以防痰湿生，因"脾为生痰之源"。化浊降脂汤乃吾自拟方。方药所配体现了化痰逐瘀，宽胸理气之则。方中法半夏、薏苡仁、茯苓燥湿化痰，荷叶芳香化湿，以祛痰浊；山楂、丹参、姜黄活血化瘀，以化瘀浊，枳壳、青皮、陈皮行气而体现"善治痰者不治痰而治气"；瓜蒌皮宽胸理气，以助气血畅行；其后用健脾之法，目的在于杜"生痰之源"。诸药共启祛痰活血　行气消脂之功。

该患者平素喜饮酒，嗜食肥甘厚味之品。痰瘀多因此而生。就诊时倦怠乏力，头重眩晕，胸闷，腹胀，舌淡红，边尖有瘀点，苔白厚腻，脉滑。血脂检查明显异常。乃痰瘀致脂浊的典型临床表现。通过服用具有化痰逐瘀，宽胸理气功效的中药化浊降脂汤治疗，克服了该患者对西药服用效果欠佳，反复性大的弊端而获验。

吾在临床上对单纯高胆固醇血症，高甘油三酯血症等，不管有无临床症状，均用此方治之。无症者原方施治；有症状者，按辨证施治原则，加该方治之。如兼气虚者加黄芪，兼热者加大黄。服用疗程短者1个月，长者3个月左右，疗效较好。

上述病案实乃吾临证中略举一二而已。其中有"同病异治"之法，也有"异病同治"之则，临证之要在；辨证要准、立法随证、选方依法、药从方定。

六、传承发展

从1998年至2017年作为硕士生导师共培养了硕士研究生54名。作为四川省师承老师、名中医培养师承学员11名。在培养学生的过程中，怎样使学生专业思想牢固，学好中医诊疗知识，并应用好中医的诊疗方法，当一个称职的中医医师，对于一个从事医疗工作的医师和老师，尤为关键，因为这是历史赋予我们的责任。吾总结育人以德、法、技三字为要。

（一）传医德

医药为用，人命所系。良好的医德有时甚过医技。在行医育人的过程中，重在培养学生先树德，后学技。正如《医贯》所说："夫有医术，有医德，术可暂行一时，道则流芳千古"。《老子》曰："是以万物莫不尊道而贵德"。在行医之中一要注重服务态度，静心宁神，不能有任何私心杂念，要有同情心，将他人之苦，似为己痛，力争除之，即："凡大医治病，必当安神定志，无欲无求，先发大慈恻隐之心，誓愿普救含灵之苦"。二要不问服务对象，不管病患有无钱财，老幼外表，亲朋好友，冤家对头，皆应同等应对，即："若有疾厄来求救者，不得问其贵贱贫富，长幼妍蚩，怨亲善友，华夷愚智，普同一等，皆如至亲之想"。三要舍己救人，以病患所求而上，临危难而不惧，即："亦不得瞻前顾后，自虑吉凶，护惜身命，见彼苦恼，若己有之，深心凄怆，勿避险巇，昼夜、寒暑、饥渴、疲劳，一心赴救，无作功夫形迹之心，如此可为苍生大医，反此则是含灵巨贼。"行医之人，医德为先，方能施技以普济众生。

（二）传医法

中西医均是为人民健康服务，目的相同。但对人体组织结构，脏腑功能，病因病机，诊断治疗的认识角度、思维方式、诊疗方法、文字的表述与含义等，中西医完全不一。由于中医学的形成，历代久远，其理论来源于实践，它是运用朴素的唯物论和自发的辩证法思想，对人体的解剖、生理、病理及疾病病因、诊断、防治等方面进行阐述，其认知宏观，文深意奥，思路不同，理解不易，接受有别，应用特殊。与西医认知完全不一样。在当今中医院校学习的学生中，有部分学生接受西医知识易，而学习中医课程难。老师怎样使学生专业思想巩固，学好中医，用好中医是培养一个合格的中医人才应注意的问题。吾在培养研究生和师带徒的过程中主要从巩固专业思想，指导学习方法和树立临床思维三个方面入手。

1.巩固专业思想

现今有部分中医院校的学生专业思想不巩固，有改行的，有转向学西医的，有在工作中逐渐淡化中医的，有用西医认知来选用中药的，这对于继承和发展中医事业极为不利。怎样使学生中医专业志向牢固，也是摆在我们这一代中医老师面前的现实义务与责任。强化学生充分认识中医的历史性、实用性、现实性和贡献性，强化学生对中医学的认可与爱好，对民族文化的认同与责任，有助于学生思想的转变。中国医药学经历了数千年的历史，是中国人民长期同疾病作斗争的丰富的经验总结，是我国优秀民族文化遗产的重要组成部分。它独特的理论体系是受朴素的唯物论和自发的辩证法思想影响而形成，它为中国人民的生存和繁衍作出了巨大的贡献。之所以到今，它能延续而未减弱，并还能发扬光大；全国仍有众多中医医疗机构及西医医院设置中医诊疗科室和与之热爱中医事业的工作人员的存在，应用中医药的方法诊疗疾病，使大量病患受到中医药的医疗服务并从中获益，说明了它自身存在的价值无可厚非。现今中医药不单为中国人民，同时为世界人民正在做出巨大的贡献，国家并予立法加以保障。即学之，则安之，必用之。

2.指导学习方法

对于研究生和师承学员与初学者不一样，他们已通过中西医知识的学习和有一定的临床实践。但在交流中发现多数学生对中医药知识的掌握与运用仍有诸多不足，易中西医知识混杂，本末倒置。好的是都愿意学好中医而不知要怎样学习才最好。针对突出与共性的问题，重点与他们交流我的学习经历。

一是要牢固扎实学好中医药基础类知识。基础类包括中医学基础、中医诊断学、中药学、中医方剂学等内容。因为中医学基础使我们掌握了中医对人体的生理、病理、病因以及疾病的防治原则；中医诊断学使我们掌握了中医对各种疾病的症状、病名、证名的临床表现、诊断方法，症、病、证之间的相互关系；中药学使我们掌握了中药的性能、功效和应用；方剂学则指导我们针对不同的疾病证候，怎样用不同的药物组合来治疗疾病的原则和方法。中医治病的核心是辨证施治，要达到辨证施治的目的，必须学好中医基础类知识方能实现。

二是要掌握好临床各科的学习要点。不同的年龄阶段，有不同的患病特点，如老年人患病多虚，中青年人患病多实；小儿乃稚阴纯阳之体，患病多实多热易伤食。不同的性别，由于生理因素不一，临床患病有异，如女性的经、带、胎、产，男性的遗精、阳痿；外科疾病的疮、疡、肿、毒等；不同的疾病特征，中医对其有不同的认识和治疗的差异，掌握了这些特点，在临证中就有大的方向和原则，心中就知道从何考虑和辨证施治治疗。

三是要树立中医的临床思维。用中医药理论的方法，认识人体生理功能、病因病机，辨证施治来诊疗疾病；不能中西医观念混杂。对脏腑的生理功能和病理变化，中西医偶有相似之点，但大多认识完全不一样。比如对心脏的生理病理及与其他脏器组织的关系，中医认为："心主血脉"，血脉不畅或淤堵之病多从心论治；"心主神志"，心悸、失眠、多梦、健忘、癫狂等证多从心着手；"心开窍于舌"，心火上炎可有舌尖红或舌体糜烂，心血瘀阻则舌质紫暗；"心与小肠相表里"，心移热于小肠所见心烦、小便赤涩刺痛，尿血等症；"其华在面"心血不足则表现为面色无华等。此等病证规律和认识，按中医的方法认知和辨证施治能收到很好的效果。反之，如用西医的理论就无法解释心与神，心与舌，心与小肠，心与面的关系，更谈不上治疗上的关联。如对病因的认识上，中医认为导致人体生病的原因不外乎，外因（风、寒、暑、湿、燥、火及疫疠之邪），内因（喜、怒、忧、思、悲、恐、惊），不内外因（饮食劳倦、跌扑金刃、虫兽所伤）。这些病因致病，均各有各自的特点和临床症状表现，中医就是根据这些症状表现并结合舌脉来判断是何因所致，即所谓"审证求因"。如风，中医有内外之别。内风乃肝的病变所致，肝风内动可致眩晕，抽搐，振掉，强直，口眼㖞斜等；外风则为感受外界风邪而因，由于"风为百病之长"，寒、暑、湿、燥、火易依附风而侵犯人体。如风寒、风湿、风热、风燥等；"风为阳邪，其性开泄"，患病特点有恶风，汗出，头晕，项强等症。对此类疾病的认识上，特别是在病因上，西医则与中医有明显差异。所以在临床上对于需求中医药服务者，一定要按中医诊疗疾病的思维方式进行。

四要多读经典与名著。中医药的形成和发展，从基础到临床与这些论著息息相关，至今无可替代和非议。"中医药是一个伟大的宝库，应当努力发掘，加以提高"。宝库中的宝就在于这些经典与名著之中，其中仍隐藏着不少的精华待发掘、应用、总结和提高。如战国时期现存最早的医学专著《黄帝内经》对人体的解剖、生理、病理以及疾病的成因、诊断、防治等方面作出的论述，为中医奠定了较好的理论基础。公元三世纪左右第一部临床医学专著《伤寒杂病论》，确立了辨证论治的理论体系与治疗法则，为临床医学的发展指明了方向。《金匮要略》以脏腑经络来说明杂病的病机，成为治疗杂病的专著，其中诊疗杂病的方法与方药沿用至今。《温病条辨》创立的温病三焦辨证，制订三焦分证治法，对温病的发生、发展、转变进行归纳，组创不少温病方剂，至今仍爱不释手者众多。余如《医宗金鉴》《脾胃论》《杂病源流犀烛》《景岳全书》《瘟疫论》《血证论》《医学衷中参西录》等众多名著。各有其精辟论述与医技，后人从中学到不少中医精髓，用之效如桴鼓。在课堂之余，一定要花时间多学经典与名著，方能扎实中医根基。

（三）传医技

在带习学生的过程中自己将行医过程中怎样用中医的思维和思路与方法诊疗疾病，并将一些经典案例不保留的与之交流，供学生们参考。总结起来不外乎以下几点：

一是辨证施治应用得当是确保临床疗效的关键所在。中医的核心就是辨证施治，只要辨证准确，治则随辨证而制，方药据治法而选。如冠心病心绞痛患者就诊时症见：胸闷、胸胀痛、痛引肩背、舌质淡红、苔白厚、脉滑。据此证候，中医诊断为"胸痹"，辨证为"痰痹胸阳"，治应"化痰宽胸"，方选"瓜蒌薤白半夏汤"。此时不要受西医诊断病名的影响，不要一想到是冠心病心绞痛就有冠脉的狭窄，血流不畅，应是瘀血阻滞，就应活血化瘀。细析上述举例的症状和舌脉特征：胸闷对辨证无特异性，只对诊断有提示。胸胀痛提示或是痰湿阻滞，或因气机不畅。但苔白厚、脉滑乃痰湿的特征，结合起来就应是痰湿阻滞；病位在胸，故辨证为痰痹胸阳。吾在临床上对于冠心病无瘀血征象者，不用活血之品，仍能收到很好的临床疗效。

二是要在诸多症状中抓准对辨证有指导性和特征性的证候。此特征对我们掌握主要病机，准确辨证具有决定性作用，只要辨证正确，治则方药则顺理成章。如一患者心悸、健忘、失眠、多梦、气短，此组症状中，其中心悸、健忘、失眠、多梦之症，心气虚、心血虚，心阴虚等均可引起，该组任何一个症状都不具有特征性；但患者有气短则为心气虚，治法就应补益心气，方选养心汤药；如兼有面色无华、头晕则为心血虚，治法就应养血安神，方选四物汤；如兼有五心烦热、舌苔红少津则为心阴虚，治法就应滋阴安神，方选天王补心丹。所以具有指导性、特征性的证候，它一出现就对辨证施治起着决定性的作用。

三是要掌握特殊病机与特异技法。此等对临证辨证施治及对部分疑难杂症的治疗指明了方向并有较好的临床疗效。

病机是我们认识疾病和治疗疾病最重要的中间环节。即《内经》所说："谨守病机，各司其属。"所谓特殊病机，是指能简明扼要指出因果关系，指明辨治方向的论述，如：《内经》病机十九条："诸风掉眩，皆属于肝"。临证如因风，伤肝之所合之筋，所主之窍，而见肢体摇摆震颤之掉摇；视物旋转、站立不稳之眩晕；多为肝之病。"诸痛痒疮，皆属于心"。心属火，主血脉，心经火毒炽盛，可令"营气不从，逆于肉理，发为痈肿"；临床痈、疽、疖、疔、丹毒等多为心之病。"久病多虚"，即对于病程较长，久治不愈的患者，临证虽无虚弱之症，治宜佐以扶正；"久病多瘀"，患病日久，多法治之无效，则应从瘀着手；怪病多痰"，对于患病怪异，多法不治的病患，则应从痰治之等。吾在临证曾遇一男性30多岁患者，因左手肘腕肢体剧烈疼痛5月，经患侧CT等检查无异常，每次发作时用哌替啶1~2支能暂时控制30分钟左右，自述发作时痛不欲生，曾在多家医院中西医治疗无效，而经本院一熟人引至来我处就诊。诊时，痛苦表情，右手紧握左手肘窝处，咬紧牙关，呻吟不止，余无特殊，舌脉无异。查其既往中医处方，多从祛风散寒、行气活血，舒经活络，缓急镇痛等法治疗。思之乃属怪病之证，多法无效，从痰治之。以导痰汤加减服用30余剂而瘥。

所谓特异技法乃古人在临床医疗实践中，采用与常规治疗方法有异的，或用比喻特殊文字表述的治疗法则和总结出的治疗经验。如：《内经》"开鬼门，洁净府"，用宣肺发汗、利小便之法，治疗水肿之病，越婢加术汤为其代表方；《景岳全书》"善补阳者必欲阴中求阳，则阳得阴助而生化无穷；善补阴者必欲阳中求阴，则阴得阳升而泉源不竭"，左归丸、右归丸为其代表。《丹溪心法》"善治痰者，不治痰而治气。气顺则一身之津液亦随气而顺矣"，根据具体情况而选用补气、化气、理气、降气之法，可获痰去病愈之效。李东垣《脾胃论》"甘温除大热"，用甘温补气之品，治气虚发热之证，补中益气汤为其代表；喻家言《寓意草》"逆流挽舟"，用具有升散功效的药物，治疗久泄久痢的一种方法，人参败毒散为其代表方；吴鞠通《温病条辨》"增水行舟"，用滋润增液之品，治疗津亏便秘之证，如增液汤为其代表方；还有"提壶揭盖"，用开肺气治上窍之药，治小便不通下窍之苦，如用苏叶、杏仁、枇杷叶、防风等品；"泻南补北"，根据五行相生关系对肝实肺虚而采用泻心火，补肾水之法治疗；"釜底抽薪"用泻下之法治疗中焦热盛，而创立的治法等。可谓奇法、奇言、奇效。

四是要知晓中药自身与配对使用的功效及特殊用药的作用。药乃医之器。临证辨证准确，用药不当，则前功尽弃。对常用的中药一定要掌握好它的四气五味、升降浮沉、归经功效、毒性禁忌、用法配伍等。如药物自身功效与配对使用：人参味甘、微苦，微温。归脾、肺经。大补元气，补脾益肺，生津止渴，安神增智。反藜芦，畏五灵脂，恶皂荚。单用人参则主显补气之功；如配附子则回阳救脱，用治阳气欲脱之证；如配桂枝则通阳补气，宣阳化阴，用于营卫不和虚寒证；配石膏则益气清热，有补虚不恋邪，清热不伤阴之妙，用于热盛津伤之证；配莱菔子，有补不碍邪，消不伤正之妙，用于脾虚食积气滞、肺虚痰气阻塞之喘咳之证。如黄连味苦寒。归心、肝、胃、大肠经。清热燥湿，泻火解毒。配黄芩清心解毒力强，配朱砂清心安神，配香薷清心解暑，配胆南星清心祛痰，配桂心交通心肾等。特殊用药如引经药，引药达头面的菊花、蔓荆子、荆芥，引药达额部的白芷，引药达头两侧的川芎，引药达鼻部的苍耳子，引药达巅顶的藁本等。引经药有时会起到意想不到的疗效。记忆十分深刻的一事是在1976年我校著名内科学专家彭履祥教授带我们彭州实习时遇一中年女性患者眩晕、头痛、呕吐而就诊，当时彭老诊后用半夏白术天麻汤治之，3剂药服完后复诊，效果欠佳，彭老诊后仍用原方多加一味菊花嘱再服3剂。二诊3剂药服完后病痊愈。吾不得其解，问彭老何故，师曰：病机在中，表现在上，治上应用引经之品，才能使药效上达巅顶，二诊效好乃用了引经药故也。吾在临床工作中，遇巅顶之病则多用清轻上浮之品，每获殊效。

整理人：张德来　李藻颖

黄云瑞

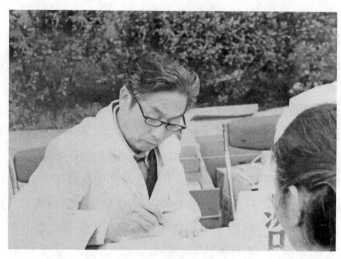

图27

一、个人简介

黄云瑞，男，1939年1月出生，四川仁寿人。主任医师，教授，研究生导师。

1959年进入成都中医学院（现成都中医药大学）医学系六年制学习，1965年7月毕业，分配到成都中医学院附属医院（现成都中医药大学附属医院）内科工作，2000年退休。担任多个学会会员，中国康复医学会四川分会理事，四川省中医学会会员，四川中西医结合学会会员，四川省中医学会温病专业委员会副主任委员，四川省中西医结合学会理事，四川省中西医结合学会心血管专业委员会常务副主任委员，成都市中西医结合学会内科专业委员会副主任委员。担任多个专家团队成员：四川省干部保健组专家，卫生厅离退休高级专家顾问团专家，四川省慢性非传染性疾病防治咨询组心血管组专家，四川省医疗事故鉴定委员会委员，曾任国家中医药管理局胸痹急症协作组四川分组副组长，四川省药品审评专家，四川省中成药医保目录审评专家组组长，四川省中医医疗机构分级评审专家，四川省教委卫生专业中级职称评审委员会主任委员。

二、工作经历

参加医院工作后的第一课就是到四川省农村巡回医疗队派驻岳池县工10个月。下到生产队走村串户，为农民逐户巡医访病。在文琢之老先生的指导下，黄教授第一次用温病三宝之一的紫雪丹为一个两岁多男孩治疗39℃的高烧，一支见效，印象深刻，至今难忘。文老用温病卫气营血辨证，认为高热证属气分病变，为防高热病邪由气入营，宜早用治气营两燔的紫雪丹阻断疾病发展。以后也曾对多名38.5℃以上的儿童治疗，其效均不错。文老严谨的学风和高超的医术对其产生了深刻印象。1969年参加金堂县农村"送瘟神"巡回医疗队，主要任务是查螺灭螺消灭血吸虫病的防治工作，同时也为当地老百姓防病治病。下派乐至县农村抗旱救灾巡回医疗，经历过日诊门诊病员近200人次。广大农村缺医少药，农民朋友小病一般不会求医治病，甚至很严重的疾病也不愿求医。使其深受教育，感到作为一名医生的责任和担当。同时激励其不断学习，钻研医术，提升专业技术水平，认认真真地做好为人民服务的本职工作。

黄云瑞教授在做住院医生时，被医院安排在刚成立肾病研究室的内二病房。这里集中了四川省内一批精英——西医学习中医高级研修班医师，有蒋惠钧、徐文成、金家俊等。还有在全省选拔的知名老中医付灿冰、廖伯英等。在他们的指导下工作，接受技术培训，在实践中学习医疗技术，临床操作技能，收获大，提高快，磨炼了独立医疗工作能力。曾有一段时期小儿流行性脑炎流行，科室成立了流脑专病抢救病房，组织专门的医护抢救队伍，黄教授也成为其中的一员。学习了不少急救技术和常识，为后来在急症研究室的工作打下了坚实的基础。

在临床医疗的实践中黄云瑞教授体会到要有扎实的中医基础理论才能闯出天地。要掌握好基础理论必须学习中医经典，在校学习期间在老师的严谨教诲和严格要求下，背诵了《内经》、《伤寒论》《金匮要略心典》中的经典段落，中药的性味归经，常用基础方剂与适应证等。在校六年，黄云瑞教授四年半左右时间除课堂听讲外其余大部分时间就是诵读或背诵原著。工作后因治疗疾病的临床需要，研读《诸病源候论》《伤寒来苏集》、李东垣《脾胃论》《景岳全书》，重温《温病条辨》《温热经纬》等。通过读书及反复的学习，黄云瑞教授不断充实自己，巩固并加深对基础理论的理解和认识，扩展了许多医学知识。临床工作中在上级医生和老师的指导下，忠实履行着住院医生的职责。

1979年10月医院组建中医急症研究室，黄云瑞教授成为研究室的一员。该研究室主要任务是研究用中医中药从事急性三衰即急性循环、肺、肾功能衰竭的临床治疗研究。在叶传蕙、李良信教授的指导下，黄云瑞教授参加查阅有关中医中药与三衰有关病证论述工作，参与制定了《急性循环、肺、肾功能衰竭诊断及抢救参考方案》。它包括了九个具体病证的抢救参考方案，其中《急性"三衰"的中医辨证及抢救参考方案》一章是由黄云瑞教授和张之文教授共同完成。在这期间黄云瑞教授和张之文教授模拟了多种病证用中医中药进行临床治疗的研究，收获很大。此期间研究室病房重点收治观察了感染性休克、急性肾功能衰竭、弥散性血管内凝血、三度房室传导阻滞等急危重症，在此过程中黄云瑞教授得到了极大的锻炼，临床水平也提高甚快，"生脉注射液治疗感染性休克"、

"中药直肠灌注一号治疗急性肾功能衰竭"都取得显著成果，分别获得省部级成果奖。黄云瑞教授牵头组织并完成了中医血证急症研究室筹备工作，"中药血宁冲剂治疗上消化道出血"研究工作，该项研究获得卫生部甲级成果奖。通过急症研究室的工作，黄云瑞教授具备了独立完成科研课题的能力，从申报研究课题所必备的文献资料检阅、命题、撰写课题投标申请书、组织研究课题实施、完成研究结果的统计和撰写完整报告等方面都收获颇多。

1980年中医急症研究室一分为二，成立了肾脏病研究室的内四科（病房）和心血管病研究室的内五科（病房）。

1985年6月到1989年12月曾任成都中医学院附属医院医务科科长。协助院长做好全院医疗业务管理和业务技术人才的培养计划，负责医疗质量控制，调解医疗纠纷，到科室进行医疗监督。四年半里医院医务活动总体平稳，内、外科科室建设和医疗新技术都有所发展，起到了承上启下的作用，较好地完成了工作任务。

曾经在内五科承担科室主任工作，负责科室医、教、研统一管理。全科设有普通病床42张，内设CCU病房，包含重症病床8张，配有经过培训的专职护士，后逐渐增添专职心电图技师承担科室心电图检测和心功能检查工作。内五科将医疗、教学和科研融为一体，成为卫生部临床药理基地心血管病新药（中药）临床疗效试验验证基地。科室通过参与新药（中药）临床的研究，登上了一个新台阶，由此知名度大大提高。科室人才配备也比较合理，包括中医研究生、中医本科学士；医护人员职称结构有合理的梯队，主任医师、主治医生、住院医师配置齐全。当年这批医师有不少人后来成为心内科的中坚和骨干，为心内科的发展壮大奠定了良好的基础。

在此期间心内科科室工作得到老一辈专家如李良信、叶传蕙老师的指导，他们对推进医院急症医学进步，对学科建设、人才培养、学术传承等诸多方面作出了榜样，也作出了极大贡献，为医院的学科建设、学术发展贡献了力量。

三、承担的科研、教学及相关任务

从急症研究室黄云瑞教授开始参与并完成了一些科研任务，并取得了一些成绩。参与的研究有以下一些：《生脉散治疗感染性休克的验证》1983年获得省科技进步二等奖；《中药灌注一号治疗急性肾功能衰竭的研究》1983获得四川省卫生厅优秀科技成果进步奖，1985年获得卫生部科技进步甲等奖；《血宁冲剂治疗上消化道出血的研究》1985年获得卫生部科技进步甲等奖；在温病教研室张之文教授主持下完成了《表里双解法有效药用的研究》，并获得四川省科技进步三等奖；与达州中药厂合作完成的中成药《贝梨止咳口服液》获得省科委进步奖；在科室大力支持下完成了自选课题《参丽降糖口服液治疗糖尿病》及《温阳益气活血治疗病窦》等多项课题研究；组织完成了一批新药（中药）的临床疗效的验证任务，如以补肾养心法则组方的《心元胶囊治疗胸痹（冠心病）临床疗效验证》等中药新药的疗效验证。

参加编写四川中医丛书《温病学》部分工作；参与两批次全国新药（中药）临床研究指导原则的讨论审定工作，并起草《新药（中药）治疗耳鸣临床研究指导原则》、《新药（中药）治疗腰痛临床研究指导原则》；参加国家中医药管理局组织1988年修订的《中医病历书写规范》的起草、审定工作。

任四川省中医医院分级管理办公室主任期间（办公室当时设在成都中医药大学附属医院），在四川省中医药管理局的领导下，依据国家中医医院管理分级标准，与省内各中医、中西医结合专家制定了《四川省中医医院分级管理检查评分标准》实施细则。参加了四川省（包括现在重庆市）大部分地市县级中医医院的指导和等级评审工作，为四川省的中医医院规范化建设，同时也为四川的中医事业贡献了一份力量。

培养出硕士研究生两名，现在分别是江苏省人民医院和南京市中西医结合医院主任医师。招收研究生以来参与研究生指导和带教工作，指导本科学生临床实习，参加《温病学》讲学和辅导。

四、临床体会

黄云瑞教授在长期从事临床医疗过程中体会到，掌握必要中医基础理论，在临床实践不断学习积累经验，掌握好临床操作技能，才能为病员服好务，治好病。现在由于两种医疗体系的存在，对中医临床干扰颇大，在疾病诊断和治疗方面都受到极大限制，中医诊断用西医病名去套。这里说的就是辨证与辨病的关系，如何选择合适的治疗方式。对此应坚持辨证为主参以辨病；治疗方式应有目的的施以先中后西，能中不西，中西结合。诊治门诊病人尽力选择能中不西，因重症病员大多都选择住院治疗，充分发挥中医学之长，即可扬长避短。坚信中医的科学性，且能治好病人的自信心必须扎根在每一个中医人心中。但是在对待一个个病证方面，要不断通过实践总结经验，总结病变规律，找出新的治疗方法，这就是经验，甚至还会有创新。这就是在继承中发展，在实践中创新。如治疗慢性乙型肝炎时，运用"夫治未病者，见肝之病，知肝传脾，当先实脾"的理论，用扶脾抑肝法；治疗肺纤维化的早中期病人，以"培土生金"理论，用补土生金法；对心包积液的病人，可作痰饮病治，用千金苇茎汤合葶苈大枣泻肺汤或加温阳益气行水法为治。我们要不断地总结经验，长期坚持下来，并传承下去，必定会为中医治疗学作出新贡献。要对中医学有坚定的信心，这也是中医文化的自信。

中医自信的基础来源于对中医理论的自信，中医理论自然包括八纲辨证、脏腑辨证、六经辨证，气血津液、中医方药学等等知识。对这些基本理论要不断地学，反复地学，读古医藉、读经典，参与临床实践，了解近代研究现状，合理吸收西医诊疗学的长处，为发展中医医学服务，要在医疗实践中不断自我充电，补充能量，自信心有了，坚持下来，终会结出丰硕成果的。

自心内科组建后，医疗工作从综合内科，逐渐转到按系统分类疾病发展的方向上，黄云瑞教授对心血管系统的病证得以有了再认识。心血管疾病西医包括高血压、冠心病、心瓣膜病变等，中医包括眩晕、中风、胸痹、心痛、心悸、怔忡、失眠等。黄云瑞教授认为这些病证都是以脏腑功能受损，气血不足，阴阳失衡，或兼寒、挟痰、挟瘀的虚实互见的病证。心血管疾病的脏腑辨证重在心、脾、肾。肾为先天之本，为生命之本，肾藏精，精血同源，与血的关系密切；脾为后天之本，为气血生化之源。先天滋养后天，后天养先天。肾属水，肝属木，水生木故二者是互为依存，互为所用的关系，故有"肝肾同源说"。心主血脉，气血充则心有所主，若气血不足，致血虚不养则心无所主而病生。心与肾二者之间，五行生克学论述是肾主水，心主火，水能制火。正常时肾中之阴上济于心，使心火不至亢旺，反之则心火下济于肾则命火得以温煦。命门之火既为肾阳，与心中之阳互为所用，命火充则心阳旺，气血调，顺之则使肾气得以滋养，心肾相交，达到阴阳平衡，此即水火既济。只有当气血充足心有所养才不致生病。在心血管病症中又常因气血流通受阻，导致血瘀气滞，而中药中包含许多活血化瘀药，可活血祛瘀通脉络，改善血液循环，且使用安全，如长期服用三七之类中药，其药效并不亚于阿司匹林之类。

黄云瑞教授认为心脏病人常因心肾阳虚，水不化气，水湿停聚，瘀阻血脉而发为水肿。依据《素问·经脉别论》"饮入于胃，游溢精气，上输于脾，脾气散精，上归于肺，通调水道，下输膀胱，水津四布，五精并行"的论述，仍应以调治肺、脾、肾为主。但中医治肿并不只为利尿，更重在恢复脏腑功能，只有脾肾等脏的"气化功能"恢复，才可让水液代谢循常道运行。心脏病人之水肿多以温补脾肾之阳为主，利尿不一定就是增加排尿量，这与西医药治肿或治心衰利尿的机理是不相同的。对在辨证治疗心源性水肿时，方药中加入葶苈子、红花，用葶苈子泻肺平喘、利水消肿时用量要重，一般要用到30g；红花活血，以增强治水的疗效，特别对心衰的病人尤为对证。

对"心动悸，脉结代"此类有心律失常的某些病证，当吸收中药近代研究的成果，在辨证施治的方药中，适当选用具有抗心律失常作用的药物，如方中加入黄连、苦参等药物，可更好地发挥中药抗心律失常的作用。

眩晕一证包括了西医的多个疾病，而常见有眩晕证的高血压病多认为是要终身服药的难治性疾病，且高血压病常并发中风，并由此可带来轻重不一的后遗症，既是脏腑病证、也是经络疾病，更是气血疾病，其病机错综复杂。

综合治疗是中医治疗的特点之一。如胸痹还可针刺或指压内关穴、膻中穴。眩晕、头痛病人指压太阳穴、风池穴等常即刻取效，再给中药调治等。还有要强调的是对所有病员就诊时都要调情志，给病人做精神护理辅导，让病员自己能正确认识疾病，增强战胜疾病的信心，有时可取得比药物更好的效果。这是我们中医师绝不可忽略的事。下面例举部分心血管疾病病证的认识及案例。

（一）胸痹

《金匮要略心典》在论述胸痹病机时称"阳微阴弦，即胸痹而痛"，是为上焦阳气不足，下焦阴寒气盛，寒闭脉络致病。列出喘息咳唾，胸背痛，短气的瓜蒌薤白白酒汤证；胸痹不得卧心痛彻背者瓜蒌薤白半夏汤证；以胸痹胸满、胁下逆抢心的枳实薤白桂枝汤证诸方证，以开胸散结，辛温通阳为治。方中均以瓜蒌、薤白为主药，这些论述已成为中医同仁的共识，在临床实践中得到广泛应用。胸痹病的疼痛，中医病机多是寒凝气滞，阳气虚衰，气血瘀阻为主。痰湿是导致气滞血瘀的常见而重要原因之一。在临床实践中要重视痰浊阻滞，痹阻胸阳证型的治疗。临床所见，这个证型的病人若按西药之常法治疗经久不愈，效果都不好。

近代将胸痹与冠心病视作同一疾病论治。中医辨证有心血瘀阻，痰浊闭阻　寒凝气滞，心气不足，心阳虚衰等证型。但临床实践是冠心病是属于胸痹或心痛范畴，但还有可能是西医诊断冠心病，而病人就诊时的临床症状却以心悸、短气、失眠等为主症的。中医胸痹的诊断是根据临床症状，胸痹痛，或有短气者，严重可有胸痛彻背，背痛彻胸者。有的与西医诊断相合，但有症状而心电图等检查并无异常，甚至还可有长期心电图明显异常，但冠脉造影正常，西医下不了诊断，给不出治疗方法，因而病人的疼痛始终得不到缓解。可见两种医学虽可以互参但不可同论，这就是中医分型论治的特点，也是中医药治疗疾病的优势。

案一

冯某某，男，66岁，2018年10月就诊。

胸部阵阵闷痛反复发作达3月余，每次疼痛时间很短，间有刺痛感；每天2~3次不等。某市医院确诊为冠心病心绞痛，每日给服硝酸甘油，血塞通片等，也服过中药，但疼痛始终未能消失，有时还因疼痛影响睡眠。患者身高一米七左右，形体胖，口微苦，不咳嗽但咯痰；喜饮茶，吸烟每日半包；偶尔饮酒；纳食一般，夜尿1~2次，大便尚可。糖尿病服降糖药十余年，冠心病心绞痛史3年。舌质偏红，舌苔白黄相兼而腻；脉象细弦。

该患者冠心病、糖尿病诊断明确。中医诊断：胸痹，消渴病。病员有反复发作的胸闷痛，且以阵发性发作为主，故诊断胸痹；喜饮茶，有十余年"糖尿病"病史故诊断消渴病。依据病人胸闷痛，咯痰，舌苔腻，为有痰湿之征象；痰湿为阴邪留恋阻滞气机，故胸闷痛症久久不消。但因病程较长，久病致虚，久病致瘀遂为疼痛，经数月反复不消。舌质偏红苔黄为痰浊郁闭遏热之象。脉弦为痛证之脉，细应是正虚之象。故中医诊断为胸痹，消渴，病机为痰浊阻痹兼夹瘀血，邪实正虚证，治法当祛邪为先，后固其本，标本兼顾。方选黄连温胆加味。具体方药如下：

| 黄连10g | 法半夏10g | 陈皮10g | 茯苓15g |
| 竹茹15g | 厚朴15g | 枳壳10g | 瓜蒌皮15g |

薤白 10g	红花 10g	丹参 15g	甘草 10g
太子参 30g			

水煎服，一日一剂，连服八剂。

复诊时病员述疼痛基本消失。嘱此方再服四剂，再来复诊。后改服六君子汤合丹参饮加味再服 10 剂。由于该病员同时患有糖尿病，年过半百必有肾气之不足，此后嘱其长服杞菊地黄丸（浓缩丸），每日两次，每次 10 丸。至今年余疼痛未再复发作，所患糖尿病病情也很稳定。

案例二

陈某某，男，56 岁，街道办干部，家住白果林小区。于 2014 年 5 月来诊。

胸前疼痛反复发作，在某省级医院确诊为冠心病心绞痛，并施西药治疗半年有余，也曾求治中药因疗效不好遂放弃。因疼痛反复发作而全休疗病。来诊时病人述胸闷、胸痛每日发作 2 至 5 次不等，服用多种抗心绞痛西药，效果不显，且伴有心悸气短，睡眠不实，情绪不好，性情急躁，且牢骚满腹，责怪医生没有用心为其诊病，病人感到十分委屈，饮食尚可，二便正常，余无明显不适。舌苔薄白而腻，脉缓。有饮酒及吸烟史，喜欢喝茶。分析该病人以胸痛反复发作为主证，但有情绪不好，性情急躁，怨天尤人等肝气不舒，肝火扰心之证；肝气不畅，易生痰生火，痰是致胸闷痛原因之一；郁闷不舒，久则伤阴耗气，损及心阴故有心悸气短，睡眠欠佳之证。归纳本病，中医诊断胸痹——痰郁气滞型。故以除痰通络配平肝解郁法为治。方选黄连温胆汤合丹栀逍遥散加减。具体方药如下：

黄连 10g	法半夏 10g	陈皮 10g	茯苓 15g
竹茹 20g	栀子 10g	丹皮 10g	柴胡 10g
郁金 15g	白芍 15g	甘草 10g	北沙参 20g

服用 4 剂，每天 1 剂，每剂加水浓煎两次，混合分 3 次服完。

嘱患者原服用西药照服后复诊，同时对病人病情进行解释，嘱病人要正确对待疾病及其治疗，做到心情愉快，方能取得效果。病人按要求服药 4 剂后，如约复诊，复诊时病人心情平稳，谓服 3 剂中药后病情大有好转，疼痛减轻，睡眠好转，心烦减。因其病程较长，嘱前方再煎四剂，病有减轻，则改为每两日 1 剂。第三次就诊时，改服柴芍六君子汤合丹参饮 10 剂善后为治。恢复上班，随访 2 年病情稳定无反复。

按：胸痹有多种证型，治疗方法颇多。通过长期临床观察痰浊闭阻型的胸痹病人，因心胸疼痛，西药的作用有局限性。所列病例经西医药治疗都在 3 个月以上，而胸痛得不到满意控制，影响到病人生活。胸痹一病病机虽以"阳微阴弦"，治胸痹之法，一以散寒，一以活血，或以益气养血，但能用除痰通痹，舒展胸中阳气治标护本的黄连温胆汤能解除病人闷痛之苦，实为幸事。前人已有用温胆汤治心痛的。治病求因，因证施治，因机而断，更要因人而异，冯姓病人前后服用中西药三月余疼痛未能有效控制。因有气阴虚所致的糖尿病在先，继有痰湿所致的冠心病的胸痛，故先以黄连温胆汤加味，除痰通闭，通胸中阳气，继以健脾益气，长服杞菊地黄丸固护肾元治其根本取得满意的效果。陈姓病人虽有痰阻，还因有肝郁化火证，故以黄连温胆汤方除痰通络为主，辅以平肝解郁的丹栀逍遥散取效。再辅以心理疏导让病人以愉悦以疗疾而取效，这正体现了中医辨证施治之妙处。

温胆方出自《六因条辨》卷上，此方是由温胆汤加黄连而成。《三因极一病证方论》论温胆汤主治"虚烦证"、"惊悸证"。近代一类是用以治疗惊悸、健忘、失眠、头晕、头痛等心、脑病证；另一类则用以治疗恶心、呕吐、口苦、纳差等脾胃病证。本方对上述病证的疗效肯定，且临床应用广泛，内、外、妇、儿皆可用。对痰浊阻痹为主的胸痹心痛证，只要依据合并证型配以不同方药，适当加减，温胆汤方不失为一张较为理想的基础方。

（二）眩晕

眩晕在现代医学的许多疾病中只是一个症状；中医的眩是指眼花，晕是指头晕，轻者闭目即止，重者如坐舟车，旋转不定，不能站立，甚至昏倒，或伴恶心呕吐。其病机有肝风论"诸风掉眩，皆属于肝"是也；有肾虚论，肾主骨生髓，"髓海不足，则脑转耳鸣、胫酸眩冒"是也；《丹溪心法》有"头眩，痰挟气虚并火，治痰为主挟补气药及降火药。无痰不作眩，痰因火动"的痰火说；景岳论"眩晕一证，虚者居其八九，而兼火兼痰者，不过十之一二耳"，从而指出"无虚不作眩"；还有下虚上实，气血阴阳之论述。归纳起来眩晕一证，如以脏腑论是以肝、肾、脾为主，以标本虚实论应是阴虚为本，指肝阴肾精之虚衰，风、火、痰为标。眩晕的辨治分别以肝阳上亢、气血亏虚、肾精不足、痰湿中阻、气虚血瘀分型论治。但以肝阳上亢、肾精不足、痰湿中阻证型论治，根据挟瘀、挟痰、挟火等不同而随证加减。有的经治疗疾病转归向好或痊愈，但有的是症状可消而病未愈，如现在认识的高血压病就是如此，因为血压高不高是要靠血压测量说话的，实际情况是中药对高血压病的控制是确切有效的。因此探索中医药对这类疾病的防治任务意义重大，这是一块硬骨头。下面将从文献和实践探索这个问题，还得从眩晕谈起。

眩晕是高血压病的常见症状之一，就临床观察高血压初发时症见头昏、头痛、眩晕症状者多。中医对有症状表现者，则依其四诊所见，按眩晕一证分型施治多可取效。然只有血压高而无症状的病人，中医无证可辨，就习惯将高血压冠以"风眩病"，面临怎么治疗、怎样选方遣药时，因无证可辨，无据可徇，中医药治疗面临着无从下手的尴尬局面。而高血压病的治疗都说要终身服用西药控制血压，可见这个病是经年不愈的顽疾。鉴于原发性高血压病虽有许多影响因素但原因不明，这就很难说清为什么难治。现有西药能控制血压，但缺点是没有调护人体正气，调动不了人体自身功能抵御疾病的作用。中医药能否补上这一课，需要中医同仁共同努力。在临床医疗工作中观察到不少病人有肝肾不足，甚至亏损的表现，假设从中医肝肾不足甚则损阴耗阳的理论进行探讨，或许会找出其发病原因和治疗方法。

高血压病的发病病机应属肝肾不足或是肝肾亏损之病。在《素问·至真要大论》的病机十九条"诸风掉眩，皆属于肝"，肝藏血，血属阴，肝血虚，肝阴不足易致阴虚阳亢、血虚不能上荣于头，或阴虚阳亢，皆可以致清窍不利，即所谓头痛、头昏、目晕。《灵枢·海论》说"髓海不足，则脑转耳鸣、胫酸眩冒"，因肾主骨生髓，故髓海不足，则脑转耳鸣，眩冒生，因肾为先天之本，内藏元气，即所谓真阴真阳，生命之本源于此。更有咸伤肾一说，现在医学所谓高血压病过食咸盐是致病因素之一，这与咸伤肾说一脉相承。还有就是高血压的发病与肾分泌某些物质的功能太过及不及有重要关系。除前述原因之外，这个疾病的发病与年龄相关，发病人群虽从青少年就有发病者，但总以中老年人发病为主，故依据《素问·阴阳应象大论》说"年四十而阴气自半，起居衰也；年五十耳目不聪明，年六十阴痿，气大衰，九窍不利下虚上实"，此处阴气自半《类经》注释为"阴，真阴也，四十之后，精气日衰，阴减其半矣"，依此而论，人到中年以后肾气日渐衰减，正气自然随之减弱，许多疾病皆由此而生，高血压也不应是例外。如果再不重视摄生，"以酒为浆，以妄为常"，"逆于生乐，起居无节"，只求一时之快，不懂养生，耗散真气，终将会导致人体早衰，即内经所谓"半百而衰"。以上论述都是肾气虚。肾藏精，肝藏血，肝肾同源同处下焦。肝血和肾精又同属于阴，且互为滋养，互为所用；肝与肾均内藏相火，相火源于命门，阴虚可使阳亢。肾寄元阴元阳，阴阳达不到平衡而病生。黄云瑞教授认为高血压病的病机就是肝肾亏虚的本病。肾为先天之本，脾为后天之本。肾虚不能藏精，脾虚不能化生气血，气血亏虚，阴阳自无平衡之理。因此除肝肾之外，脾气不足也是因素之一。对无症状高血压病也应包括其中。因此肝肾不足是高血压病发病的重要机理之一。这个推论在中医综合治疗高血压病以及预防方面都具有十分重要的意义。在临床实践中对中老年人群包括高血压病人，在综合治疗的同时，推荐选用补益肝肾或兼健脾养胃治疗不无好处。补益肝肾最好选择如六味地黄丸、杞菊地黄丸、知柏地黄丸、金匮肾气丸（含牛膝、车前子方），久久为功。这些药物有中成药制剂，长期服用方便，且价廉物美，病人易于接受。这些有效而实用的古方兼治疗和预防保健于一体，堪比现有面世的补肾保健药疗效。

案例一

黄某某，女，60岁，2000年8月就诊。

患高血压病已六年余，有家族史，父母皆因高血压病病故，患病初期曾有过头昏史，血压最高时达182/84mmHg，口服美利巴（吲达帕胺）50mg qd治疗，血压就能控制，但近来反复发作，小腿肿按之可有凹陷，伴腰酸痛，小便如常，饮食尚可。余无特殊不适。舌苔淡白，舌质淡，脉迟缓。病人体形偏胖。体检心电图提示S-T段平坦多年，但无任何症状出现。嘱服补气活血药云南三七合西洋参等量混合打粉，每日5g加少许蜂蜜开水调服以通透血脉。另因有水肿，舌淡、脉迟缓认为属肾阳不足，气化失司。病人曾因寒湿困脾而发水肿，用实脾饮温脾肾之阳而水肿消。此时虽高血压，但因其腿肿，腰酸等为肾气不足，嘱其服降压药的同时，常服金匮肾气丸（北京同仁堂生产），每日2次，每次25粒，常服，长期随访。至2012年5月动态血压查得平均值为139/73mmHg，由于心电图长期不正常，查动态心电图结论示"窦性心动过缓，最高心率74次/分，最慢心率39次/分；一度房室传导阻滞；房性早搏，偶有成对，偶发非阵发性房性心动过速，偶有房性早搏未下传；偶发室性早搏；偶有加速性室性逸搏，ST段Ⅱ、Ⅲ、avF、V4~V6下移0.025mv~0.05mv，T波普遍倒置、低平；心率变异分析异常"。病员除剧烈活动后偶有乏力气短外，尚无其他不适，不影响日常工作和生活。故未作特别处置，继续观察随访。观察期间偶有胸闷、胸痛，有时伴有恶心，临时给服复方丹参滴丸5粒即可缓解症状。后约每半年发作一次，未予特别治疗，多年来血压基本稳定。2016年起因I度房室传导阻滞伴有上坡爬楼有感觉乏力，开始服速效救心丸，每次5粒，每日2次至今。2016年11月，2018年11月，2019年12月复查动态心电图，结果与2012年基本一致。现在所服降压药是氯沙坦钾氢氯噻嗪片和苯磺酸左氨氯地平片，血压控制稳定，中药有速效救心丸，每次5粒，每日2次，济生肾气丸每日2次，每次25粒，从2000年开始服补气活血的三七人参混合粉6g，用蜂蜜调成糊状温开水送服，持续至今（2019年12月）。现病人已80岁，精神状态良好、每日慢步5000~10000步不等，睡眠好，饮食及二便调，生活质量较高。

按： 本例是长期追踪观察病例。通过二十多年的观察治疗有几个特点：第一，病人以收缩压增高为主，舒张压一般未超过90mmHg，在通常服用降压药的过程中血压有反复，收缩压最高时可达180mmHg左右，但出现次数较少，勿须调药，收缩压多维持在140mmHg左右；第二，长期服用北京同仁堂生产的金匮肾气丸，特别是当因降压药使用过程中出现下肢浮肿时，该药还有消肿的作用；该丸剂处方含有桂、附等温肾助阳药，服药期未发现因服用金匮肾气丸使血压升高的不良反应，反而观察到有助于解决用药期间消除下肢浮肿的问题。且中成药服用方便，长期服用病人也很乐意接受，2年中患者还长期服西洋参、三七混合散剂而没有导致血压异常波动之征。近十年来多次检查动态心电图未见心肌缺血和传导阻滞问题恶化加重，这些都可能与中药发挥的作用有关。特别是金匮肾气丸中既有温补脾肾之阳药，更有固护肾阴的地黄丸，肝肾同源，阴阳相济，更妙之处在于方中有牛膝固肾引药下行，车前子利尿除湿，因此金匮肾气丸用于高血压病的治疗，其间配伍似与西药降压需利尿有巧合之处。黄云瑞教授以此悟出辨证施治高血压病的中药处方中，选加一、二味如猪苓、泽泻、车前子之类利湿利尿药，可能有利于增强疗效。本病例中患者自始至终服用益气活血的人参、三七粉，省去了常服阿司匹林。

案例二

黄某某，女性，84岁，退休工人。2015年3月21日初诊。

因反复乏力，心慌发作半月。上楼时乏力明显，伴有短气。平时睡眠好，但近一周睡眠欠佳。饮食尚可，二便正常。舌苔薄白，脉细弦。有高血压病8年余。最高时收缩压可达180mmHg，舒张压从未超过90mmHg。父母均因"高血压病"病故。长期口服复方罗布麻片治疗，血压尚可维持在合理范围。分析该病病机当属气血不足所致心气虚衰，气虚则可使血运不畅，心失所养，则乏力心慌，睡眠欠佳，脉细弦为气血不足之征象。加之年事已高，多年生病，足以说明病人当属虚证。病人要求服用中成药制剂，遂予益气养阴，活血通络，清心安神之中成药，口服参松养心胶囊每日3次，每次3粒。服药3日后乏力、心慌明显减轻，睡眠好转。自此开始嘱咐病人长期服用三七粉、人参粉每日各3g。坚持服参松养心胶囊近1年，病情稳定后停药。此后均因感冒引发严重的肺部感染，连续2次住院。2017年1月有双肺下部肺部感染，有少量胸腔积液；2018年2月因肺部感染再次住院。入院时血压173/87mmHg，住院期间行心脏彩超：左房增大，升主动脉稍增宽，左室壁增厚，二尖瓣反流（轻度），左室舒张顺应性降低，收缩功能测值正常。冠脉造影提示"左冠状动脉前降支近端50%狭窄"。最后诊断为"1. 冠状动脉粥样硬化性心脏病，陈旧性心肌梗死，缺血性心肌病，窦性心律，心功能Ⅳ级；2. 高血压病3级很高危组；3. 肺部感染　Ⅱ型呼吸衰竭"，经相关治疗后病人好转出院，出院后病人乃口服罗布麻叶片等治疗。近日随访，现病人除口服罗布麻叶片外，长期坚持服三七粉、人参粉；每天服丹参口服液早晚各1支，辅酶Q10（100mg）一次。特别要介绍的是该病人重视饮食调服，坚持散步，练八段锦等运动，心情开朗，如今年逾90岁。

按：本病例很特殊，也可能是个例外。第一，病人高血压史十余年，未服用过任何特殊降血压药，病人血压能长期保持并稳定在一个合理范围；第二，病人5年多来长期服用了三七粉、人参粉；第三，病人非常注意饮食调理，运动，保持乐观的心情。以上可能是该病人能长寿的秘诀。

（三）病毒性心肌炎（心悸、怔忡）

病毒性心肌炎是沿用的西医病名，是指人体受病毒侵袭，毒犯心肌所引起的疾病。多数病人初始有发热、咽痛，或腹泻等症，继而出现胸闷，胸痛、心慌，精神不振，乏力等症，重症可出现厥脱证。本病外感症状消失后，每每出现前述心气受损之症，是热毒内陷，浸及于心所致。治疗不及时或治疗不当每使病程迁延，久治不愈则成为慢性期病人。病初发以标实为主，继而为本虚标实，临床多是虚实夹杂证。我们多年来用中药协定方"宁心口服液"治疗，其改善症状的疗效在80%~90%。作为医院制剂，最初是合剂，后改口服液，用于外感证消失后的以胸闷、心悸、气短、乏力、脉结代为主症的病人（慢性迁延期病人）。方药组成是红参、栀子、生地、麦冬、甘草。如作煎剂，本方可根据临床症状适当进行加减。经过系统观察统计，对改善气短的显效率92%；改善心悸、胸闷、乏力症状显效率在80%左右；对脉结代的显效率为77%。下面介绍案例三则。

案一

徐某某，男，24岁，1995年12月7日经人介绍前来就诊。

患者1975年12月起2次发病，在当地救治均诊断病毒性心肌炎，患病之前有感冒发热史。现在有心悸、气短，伴心区疼痛，精神不好，自汗，口干咽喉疼痛，成天感疲乏困倦，无法正常工作。10年来反复发病，既往无特殊病史。此次是第三次发作。舌质淡红少苔，脉数而结代。用药前3天动态心电图检查提示室性早搏37983次/24h，偶有ST下移，阵发性室速。西医诊断为病毒性心肌炎（迁延期），中医诊断心悸（气阴两虚证）。予宁心口服液10ml，每天3次，连服28天，患者自带心律平（普罗帕酮）每天服300mg。经一疗程（28天）治疗后病人胸痛消失，自汗停，其余症状有好转，复查动态心电图室性早搏10512次/24h，较前减少72%。病员要求带药回沈阳，遂予宁心口服液回当地继续服用8周停药。1997年3月专门来信告知病人情况可，并已结婚成家。

案二

刘某某，男，13岁，中学生，家住苏坡乡六组，1995年3月18日就诊。

病人于3月7日发热，咳嗽咽喉疼痛以感冒治，发热咳嗽好转，但出现乏力，心跳，疲乏嗜睡，偶称胸闷，活动后乏力加重近一周。舌质红，舌苔黄厚，脉结代而数。心电图提示有室早和房早，ST段有轻度异常。3月19日动态心电图示：平均心率108次/分，房早4335次/24h，室早偶有连发，多为二联律8597次/24h，ST无改变。综合前述症状和检查结果，西医诊断为病毒性心肌炎（急性期），中医诊断心悸（热伤心阴，心气不宁证）。投宁心口服液，口服，每次10ml，每天3次，连服4周。嘱注意休息，暂停一切剧烈运动。一疗程后病人除偶有乏力外，其余症状基本消失，舌苔薄黄，脉细缓。复查动态心电图，平均心率81次/分，单发房早135次/24h，偶呈连发室早2789次/24h，余无异常。嘱患者再服宁心口服液2个月。随访3月病已痊愈，恢复上学。

案三

郑某某，女，45岁，宣汉县人民医院医生，第一次于1994年3月信函求医。

病史描述是一年前开车先后两次到重庆某三甲医院住院治疗，均诊断为病毒性心肌炎，其心律失常始终未能控制，平静时都有乏力、短气，动则乏力加重，全休不能工作。病人多方求医，予宁心口服液处方一张，嘱病人每日浓煎一剂，试服。2周后病人感觉效果良好，自己将长期服用的抗心律失常西药减量，且可在家做轻巧家务。2个月后，由丈夫陪同来成都就诊，嘱回家继续服用宁心口服液3个月，以观后效。3个月后病人恢复正常全职工作。后因不慎右下肢骨折，外敷药物过敏，医生予服地塞米松后再发乏力、心慌，服异搏定（维拉帕米）、心得安（普萘洛尔）等药物后均无好转，嘱再服宁心口服液汤剂加三七粉服一月观察。及后随访10个月病情未再复发。

上述三宗案例都是诊断明确的病毒性心肌炎，为了便于观察疗效，都用了同一个协定处方进行治疗，本方在病毒性心肌炎各个阶段皆可使用。我们从1992年开始，到1997

年间的五年间用，用本方先后观察治疗了百余病例，其有效率都在80%以上，因此开发研究中药组方治病是值得重视的思路之一。在临床研制中先是合剂服用量，每次服量30ml，每天3次。后改为口服液服用量小，每次10ml，每日3次。服药时间至少要大于8周或服用更长时间。如无现成制剂，配方煎服也可。

整理人：张宏才　杨毅

戴万亨

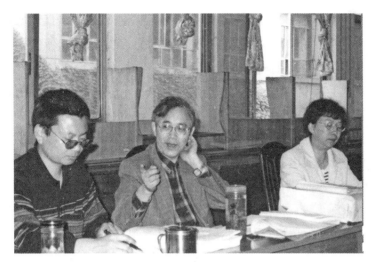

图28

一、个人简介

戴万亨，男，1945年12月生，四川省富顺县戴寺镇人。全国高等中医药院校规划教材《诊断学》"四朝主编元老"。自幼刻苦，勤学好问，研习医药，为博采众长，先后就读进修于四川医学院医学系（现四川大学华西医学中心）、四川医学院附属医院（现华西医院）、成都中医学院（现成都中医药大学）、上海第一医学院附属中山医院（现复旦大学附属中山医院）心内科，由于勤恳好学，深得陈灏珠、陈文彬、高蕊娟、蒋慧钧、鲍光奕等西医教授和傅灿冰、杨莹洁（儿科）、曾天传、彭宪章、陆干甫等名老中医诸前辈器重。

1971年卒业后，悬壶于成都中医学院（现成都中医药大学）附属医院，内外妇儿诸科及中药皆通，尤精心血管病学，临床屡起沉疴，颇受病家拥戴。1983年始任成都中医药大学诊断学基础、内科学教研室教学秘书一职，侧重于从事中西医结合教学与临床工作，历任教研室副主任、主任，成都中医药大学附属医院大内科副主任、主任。在培养人才、学术研究诸方面，为中西医结合临床内科心血管专业的继承和发扬做出了一定的贡献。

戴老年近八旬，从事中西医结合工作已近五十余春。回顾跻身医林以来，建树甚少，罕有发明，面对群贤，深感愧疚。戴老对自己要求甚高，常常自省于学、问、思、培四者，尚能时刻自勉，自少及长，乃至暮年，未尝稍存怠心，故所学或有所获，所研偶有所得，聚沙而为塔，积腋终成裘，犹如啖蔗，近根愈甘。个中甘苦，本不足为外人道，然为互相交流起见，现将戴老学鉴见述于下。

二、勤学而有恒

习医之时，戴老就读于四川医学院医学系，以勤奋自勉，除课本知识外广读医书。及至工作之初，分至中药房配药，初涉中医药，每日工作间隙一刻不停背诵中药性味归经、方剂歌诀，还学习和协助配制各种外用药品，碾、研、筛、飞、熬制膏药、制药捻等。此后又被派至手术室当器械护士，为更好配合外科医师工作，戴老开始仔细观摩每日手术过程，下班即复习西医《解剖学》、《外科学》，很快已能清楚手术步骤，精确配合快速服务主刀医师。1972年2月，戴老进入临床，昼夜忙碌，极少闲暇，故而诵读医书只能置于夜间。是时，每日背诵数首方剂歌诀并不能满足临床所见，进而详细研究《诊断学》、《内经知要》、《本草纲目》、《实用内科学》等书，务求理解所读书中之义以及所治患者之得，故不入深夜，鲜能安睡。自古诸先贤治学无不勤励，则戴老之努力习读并不足以夸诩，然则戴老之医学知识确于此已奠定一定基础，小有所成。

嗣后，为系统学习内科学，并博采众家之长以广见闻，先后进修于四川医学院附属医院（现华西医院）、成都中医药大学、上海第一医学院附属中山医院（现复旦大学附属中山医院）心内科。昔日养成夜晚自修之习惯，依然保持。复习功课，整理工作笔记，总结临床知识之余，参阅医籍越加广泛，如《伤寒》《温病条辨》《本草纲目》《千金方》《小儿药证直决》《中西汇通》《中华心血管病杂志》《实用儿科学》《新英格兰医学杂志》等。此外，于临床所见名家处方亦多为殷鉴，如当时有名的傅灿冰、杨莹洁（儿科）、曾天传、彭宪章、陆干甫等人之治验，凡确有疗效者，皆为他山之石，以增一己之智。

"书山有路勤为径，学海无涯苦作舟"，唯勤学可补拙，恒学有所得。故余虽年过古稀，而学习仍不敢松懈。

三、好问且汇通

学而问，乃求得知识之两要素，求知过程中难免欲图解惑，除参阅他籍，更可询问师长。韩愈曰："师者，所以传道，授业，解惑也。"故在学习工作进修时，每有不解，戴老即随时向师长提出质询问难。

戴老学医时，先后随陈灏珠、陈文彬、高蕊娟、蒋慧钧、鲍光奕诸西医教授习业。诸师皆学识渊博，经验丰富，著述等身。随之临证见习，日侍左右，凡有读书不解其义，诊病不得要领处，询问诸师，无不谆谆教导，详而尽，简而明，从无厌倦之色。每经指点，茅塞顿开，深受教益。

诸师待戴老以青睐，有问必答，诲人不倦。而戴老尊重师长，毕恭毕敬，虚心受教。至今清晰记得陈灏珠主任的英语交班查房；记得高蕊娟主任在余所译综述性英文文章上面密密麻麻的批阅注解、鼓励余投稿到中华心血管病杂志的《间歇性立位性二度窦房阻滞一例》（中华心血管病杂志，1985，13：303~304.）；记得蒋慧钧主任娴熟地查体、条理清晰的病案分析；记得鲍光奕主任手把手的心电图教学。

戴老尤记始参加临床工作不久遇一患者，六十九岁，患"高血压病"8年，全身乏力、胸闷不舒、大便泄泻、嗳噫泛恶，爬三楼即感气短如窒，偶见双下肢水肿，胸部X线提示"靴型心"，予以"依那普利片、氢氯噻嗪片"口服后血压控制在正常范围，但症状无明显缓解。结合患者舌脉，舌淡苔薄白，脉细弱，辨证为老年中气已衰，脾胃两惫，所谓中气不足溲便为之变也，拟以辛温和中，甘润疏化；七天后拟以温和摄纳，佐以补中之味，"补中益气汤"主之；1个月后予以"补中益气丸"；3个月后再以前法加减，病告大好。

学有所进，尚须在师长训导之下勤于思考，善于汇通。益思考则能钻之于深，汇通则能博采众长。此外，在阅读医书之时，遇到各有不同之时，亦必互为参酌。历数十年临床体验，戴老认为：为医者，于诊断需独具慧眼，于方药需掌握熟练，而于治法则多多益善。治法愈多，思路则愈广，治疗手段之运用亦更为灵活，遇到复杂病情，自能相机应变，而不至于束手无策。要达到诸法悉熟，除多阅读多好问汲取经验外，尤其应当善于思考融会汇通。

四、独思勇于挑战

谚云："学无止境"，即指知识无涯活到老，学到老，故必勤奋有加，以增见识，不可浅尝即止、懈怠拖沓。戴老体会此言，亦当包括研讨学术在内，因科学无穷尽，人类对自然界的认识需不断探索，不断前进，于医学也不例外。祖国医药学乃我国宝贵文化遗产已有三千余年历史，经历秦、汉、唐、宋、元、明、清诸朝，名医代出，著作浩瀚，悉为经验，终有瑰宝无数，故必认真继承、发掘。西方医学自明末清初传入中国，十九世纪初期始影响中医发展，此后不断扩大直至目前占据主导地位。前人之经验限于时代之认识，只能代表当时之水平，西医学亦应结合中国国情。时至今日，科学日趋昌明，当更勇于独立思考、勇于突破传统、挑战舶来。

有人认为西医院校的《诊断学》是中医院校编写的蓝本，常照抄不误，然则大误。中医院校西医课程较西医院校少，此乃不争现实。故我们当有自己之编写大纲，框架结构也应与之不同，某些内容可去繁就简，编写过程中，对于难以理解的重点、难点部分，必要之时还需补充其基础的不足。另文字表述亦应体现中医之风格。戴老主编第九版《诊断学》时，与编委们一起分享西医版之错误达100余处。最典型为分享心脏听诊部分的"大炮音（cannon sound）"产生机制。

从医以来，重视医教，著述颇丰：2000年、2004年获得成都中医药大学教学成果2等奖及3等奖。1996年编写全国高等教育中医药类规划教材《诊断学基础》，2000年主编全国高等教育自学考试指定教材中医专业（本科）《诊断学基础》、全国普通高等教育中医药类规划（辅助）教材《内科诊疗教程》，2001年主编全国高等教育自学考试《诊断学基础自学辅导》，2002年主编全国高等教育自学考试辅导用书《诊断学基础同步练习册》，2003年主编高等中医药院校中西医结合临床医学专业系列教材《中西医临床内科学》、普通高等教育"十五"国家级规划教材、新世纪全国高等中医药院校规划教材配套教学用书《诊断学基础习题集》、高等医药院校教材（供专科中医学专业用）（修订版）《西医内科学》，2006年主编新世纪全国高等中医药院校规划教材《诊断学基础》的配套用书——《易学助考口袋丛书·诊断学基础》，2007年主编新二版全国高等中医药院校规划教材《诊断学基础实习指导》，2008年主编新世纪全国高等医药院校规划教材（供中西医结合专业用）《诊断学》，2014年主编《简明心电图教程》等著作，作为主审、副主编、编委或编写秘书的有6部，发表论文20余篇。

五、严苛以培养继承

戴老念祖国医学学术理论、实践经验极其丰富，受广大群众欢迎，必能发扬昌盛，必须努力发掘继承，不断创新，方能回馈于人民，立足于当世。是故热衷于中西医结合教育事业，努力提携后学。正确把握诊断学基础课程教学的规律性，恰当地处理好诊断学基础与相关学科的联系，理论讲授深入浅出、生动有趣；技能培养注重强化、突出实践环节，提高学生动手能力，强化病案讨论、临床思维训练，提高发现问题、分析问题和解决问题的能力，强化教学改革理念，勇于改革实践教学方法。自1997年至2004年先后招收中西医结合临床内科心血管专业硕士研究生15名，多在中医药大学或医学院校工作，成为业务骨干。

定期指导学生，讨论病例，不论中西，兼容并叙。凡遇疑难大症，有时也邀请院校大家一起讨论研究，西医诊治方案、中医辨证治法，师生们踊跃讨论。为使其尽早接触英文文献，每逢周末，定为英文文献翻译日，大家聚而分享讨论，各述其文、互相纠错、互相参详，收益颇丰。定期举行教学小集，指导学生看标本、看制药过程，自古医药不分，医生当明药物制法，为此心中有数，明乎此，临证方能得心应手。

近年，国家对于祖国医学愈加重视，恰逢今年新型冠状病毒肺炎肆虐之际，中医药配合西医治疗，在降低死亡率、提高重症转轻症率、提高轻症康复率上取得明显疗效。戴老眼见前途无限光明，精神为之振奋，步履更为健劲，身虽由老而衰，但于学问专研仍然坚持不懈、自勉不怠。惜戴老岁月，为中国中西医结合心血管事业建树颇丰。

整理人：姜　莉

王卫星

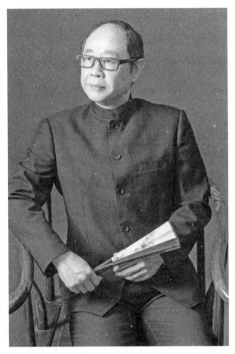

图29

一、个人简介

王卫星，男，1958年7月出生于山东省，1978年考入成都中医学院（现成都中医药大学），1982年毕业后留校一直承担教学、临床及科研工作至今，为硕士生导师、四川省拔尖中医师、四川省名中医、第六批全国老中医药专家学术经验继承工作指导老师；曾任职成都中医药大学附属医院大内科副主任，心内科副主任。中国医师协会中西医结合分会高血压病专家委员会委员，四川省中医药学会心脑病学专业委员会委员，四川省中医药学会内科及老年病专业委员会委员，四川省中西医结合学会心血管病专业委员会委员，成都市医学会心血管专业委员会常委，成都市医学会循证医学专业委员会委员。

王卫星教授先后承担了成都中医药大学本科生、进修生、硕士生、博士生《中医急诊学》和《中医急症学选论》《内科学》《诊断学》的课堂教学、专题讲座和临床带习指导工作。2000年担任硕士生导师，以"中西医结合防治心血管急症""急症与危重病的中西医结合救治"为研究方向，在教学中善于将理论知识结合临床实例讲解，使学生能更好地理解和掌握所学的知识。

王卫星教授积极从事科研工作，参加国家科技部"十一五"支撑计划"缺血中风偏瘫的中医辨证方案随机、对照临床研究"。"重大新药创制"科技重大专项"血脂康胶囊二次开发研究"子课题血脂康胶囊中医临床再评价研究。国家中医药管理局专项《冠心病中医病因及症候特征的流行病学调查》。国家中医临床研究（糖尿病）基地病种研究专项《糖尿病合并冠心病多中心、随机、对照中医二级综合预防方案的临床研究》，国家中医药管理局《冠心病中医二级综合预防方案多中心、随机对照的临床评价》，卫生部《泽芪降浊汤干预亚临床动脉粥样硬化多中心、随机对照临床试验》，国家中医药管理局重大专项分中心《芪参益气滴丸治疗冠心病心力衰竭的临床评价研究》，省科技厅的课题《康心平抗心律失常的新药研究》，参加并指导了《清温败毒饮治疗脓毒症的临床研究》《卫气营血客观化指标的研究》等课题。在国内杂志上发表论文40余篇。

王卫星教授治学严谨、精益求精，虽届退休之龄，仍不断学习、孜孜以求，贯通中西；广泛阅读研究各种中医经典著作，学习吸收各家学派思想，完善自己的学术思想；时常关注最新医学研究，与时俱进，不断进步。

二、临床经验

（一）病态窦房结综合征、慢－快综合征诊治经验

1.西医认识

慢－快综合征是病态窦房结综合征中最为常见的表现形式之一。已有研究表明，慢－快综合征是由于多种原因导致窦房结、心房或结间区组织发生病变（以纤维化或变性为主），引起窦房结起搏、传导功能异常；而窦房结以外的心房肌细胞兴奋性相对升高，以各种缓慢性心律失常（窦性心动过缓、窦性停搏、窦房阻滞、房室阻滞等）为基础，伴有阵发性房颤、房扑或房速等继发性房性快速性心律失常。临床上，该病多发于伴有器质性心脏病的老年人群，可伴有眩晕、黑蒙、阿－斯综合征甚则猝死等并发症。目前，单纯西药治疗疗效欠佳，采用植入心脏起搏器治疗受限条件较多且价格昂贵，患者认知接受度较低。随着改革开放，经济发展，人民生活水平提高、平均寿命延长，病态窦房结综合患者逐年增多，成为困扰许多人生命健康的大问题。

2.中医病因病机

病态窦房结综合征属于中医心悸范畴，心悸是因外感或内伤，致气血阴阳亏虚，心失所养；或痰饮瘀血阻滞，心脉不畅，引起以心中急剧跳动，惊慌不安，甚则不能自主为主要临床表现的一种病证。

（1）体虚久病禀赋不足，素体虚弱，或久病失养，劳欲过度，气血阴阳亏虚，以致心失所养，发为心悸。

（2）饮食劳倦，嗜食膏粱厚味，煎炸炙爆，蕴热化火生痰，或伤脾滋生痰浊，痰火扰心而致心悸。劳倦太过伤脾，或久坐卧伤气，引起生化之源不足，而致心血虚少，心失所养，神不潜藏，而发为心悸。

（3）七情所伤，平素心虚胆怯，突遇惊恐或情怀不适，悲哀过极，忧思不解等七情扰动，忤犯心神，心神动摇，不能自主而心悸。

（4）外邪风寒湿三气杂至，合而为痹，痹证日久，复感外邪，内舍于心，痹阻心脉，心之气血运行受阻，发为心悸；或风寒湿热之邪，由血脉内侵于心，耗伤心之气血阴阳，亦可引起心悸。如温病、疫毒均可灼伤营阴，心失所养而发为心悸。或邪毒内扰心神，心神不安，也可发为心悸，如春温、风温、暑温、白喉、梅毒等病，往往伴见心悸。

（5）药物中毒，药物过量或毒性较剧，损害心气，甚则损伤心质，引起心悸，如附子、乌头，或西药锑剂、洋地黄、奎尼丁、肾上腺素、阿托品等，当用药过量或不当时，均能引发心动悸、脉结代一类症候。

心悸的病位主要在心，由于心神失养，心神动摇，悸动不安。但其发病与脾、肾、肺、肝四脏功能失调相关。如脾不生血，心血不足，心神失养则动悸。脾失健运，痰湿内生，扰动心神，心神不安而发病。肾阴不足，不能上制心火，或肾阳亏虚，心阳失于温煦，均可发为心悸。肺气亏虚，不能助心以主治节，心脉运行不畅则心悸不安。肝气郁滞，气滞血瘀，或气郁化火，致使心脉不畅，心神受扰，都可引发心悸。

王卫星教授潜心研究病窦综合征多年，结合多年临床实践经验，他认为慢—快综合征病机复杂，其本质多为阴阳两虚，以阳虚为主，故见脉迟缓等缓慢型脉象；阳气亏虚，阴寒内生，运血无力，加之阳虚日久，阳损及阴，阴血虚少，血行不畅而致瘀，瘀久化热，热扰心神，产生发作性数脉、疾脉等快速型脉象。其病位在心，与脾肾相关，病机特点为本虚标实，标本错杂。缓慢性心律失常多由于气血亏虚，心脉失养，故治当补益气血，调和阴阳，以求气血充而阴阳和。快速型心律失常多由于瘀久化热，热扰心神，故治当化瘀清热，并配伍重镇安神之品，以求邪去而正安。他认为中医药治疗病窦综合征有着西药无法比拟的优势，单纯西药治疗快—慢综合征在控制快速性心律失常时容易加重缓慢性心律失常，引起心电图长间歇改变，引起脑缺血，故西医当前对于快—慢综合征患者一般无药可用，多是选植入永久起搏器后再予抗心律失常药控制快速型心律失常。而中医药则不存在此类问题。

3.中医治疗方法

中医对病窦综合征的治疗，主要根据患者所患疾病的不同病机进行辨证，根据辨证提出对应治法，现就王卫星教授临床治疗病态窦房结综合征之慢—快综合征治疗法介绍如下：

（1）补益气血法

心主血脉，心能生血，心气推动血行，缓慢型心律失常多由于气血亏虚，心脉失养，故当以补益气血法治之，甘草、生地黄、人参、黄芪、大枣、麦冬、党参、鸡血藤等药主之。气为血之帅，血为气之母，气能生血，气能行血，气能摄血，血能养气，血能载气，故对于气血两虚的患者当选择气血同补，补血兼顾补气，可使补而不滋腻。单以补气，可使气旺而损耗，且有燥热之险，补气时兼以补血，可使气旺因血滋养不损耗，且能制约补气之燥。单以补血，恐有滋腻碍气之虞，补血时兼以补气，气能生血，可加强补血之力，补而不滞。因脾胃为后天之本，为气血生化之源，故在补益气血时常兼以补脾胃，使气血生化有源，增强补气血之效。本法的成方以炙甘草汤为代表。

（2）清热化痰法

痰热易扰心神，神志不安，致心悸不宁。快速型心律失常多由痰热内扰心神所致，故当以清热化痰法治之。黄连、苦参、半夏、茯苓、竹茹、琥珀、甘松、陈皮、枳壳等药主之。黄连入心经，清心经实热，治心火偏亢，阴血不足之心神烦乱、惊悸失眠，常与滋阴养血、镇心安神药同用。苦参入心经，专治心经之火，有清心宁心之功，可用于心火亢盛之心悸不宁。现代药理学研究表明黄连、苦参均有抗心律失常、抗心肌缺血的作用。竹茹归心肺胃经，具有清心化痰除烦之效，痰火清则心神自安，可用于胆胃不和、痰热内扰之心烦不眠，常与泄热、化痰、理气之品配伍。本法以黄连温胆汤为代表，黄连温胆汤出自《六因条辨》，由黄连、半夏、竹茹、生姜、枳实、甘草、茯苓和陈皮组成。方中以半夏配黄连，半夏辛开，黄连苦降，为开气结、燥湿热的绝妙配伍；枳实配竹茹清热、化痰、降气，《本草衍义补遗》述"枳实泻痰……滑窍泻气之药"，故加枳实以泻之；竹茹不仅可降逆化痰，又能理气；陈皮亦有理气燥湿祛痰之功，恰如朱震亨所述："善治痰者不治痰而治气，气顺则一身之津液随气而顺矣。"王卫星教授认为，凡心律失常辨证中符合痰火扰心这一病机，皆可应用此方进行化裁治疗。

（3）重镇安神法

心失所养、邪扰心神均可致心神不宁，除针对病因之外，可配伍镇惊安神药，琥珀、龙骨、磁石等主之，琥珀归心经，具有镇惊安神功效，主治心神不宁、心悸失眠，常与宁心安神药如石菖蒲、茯神同用，如《杂病源流犀烛》琥珀安神丸；治心血亏虚、惊悸怔忡，常与养心安神酸枣仁、人参、当归等同用，如《证治准绳》琥珀养心丸。龙骨归心肝肾经，具有镇心安神、平肝潜阳之效，龙骨性平，适用于多种原因导致的心神不宁、心悸怔忡，如《伤寒论》桂枝甘草龙骨牡蛎汤治心阳虚烦躁不寐，以之配伍温助心阳之桂枝甘草，《备急千金要方》孔圣枕中丹，治思虑过度、心肾不足所致心悸怔忡、失眠多梦等，常与宁心安神、滋阴补血等同用。

（4）活血化瘀法

心悸气虚日久，气血不足、气血运行滞涩而易出现气血瘀滞，进而导致瘀血。故治法当以活血化瘀为主，以桃仁、红花、丹参、赤芍、川芎、延胡索等为主，气为血之帅，气能行血，故在活血化瘀同时，配伍以行气药物，气行则血行，增强活血化瘀之效，常以香附、青皮、沉香、檀香、降香为主。丹参归心经，性寒，可治疗各种瘀血证，如心血瘀阻，通过治疗心血瘀阻从而治疗因心血瘀阻导致的心悸，既能活血又能凉血，活血养血以安神定志，治疗血不养心之心悸失眠，常与养心安神药物配伍，如《摄生秘剖》天王补心丹；现代药理学研究，丹参能扩张冠状动脉，增加冠脉血流量，改善心肌缺血，促进心肌缺血或损伤的修复，缩小心肌梗死的范围，能提高耐缺氧能力，对缺氧心肌有保护作用，丹参通过对改善对心肌的血氧供应以到达改善心悸的作用。甘松辛甘温，可行气止痛，治疗气机郁滞之心悸胸闷，现代药理研究显示甘松有镇静、安定、抗惊厥作用，甘松醇提取物可抗心律失常，对心肌缺血有保护作用，增强耐缺氧能力。

4.分证论治

（1）心虚胆怯证

症状：心悸不宁，善惊易恐，少寐多梦而易惊醒，食少纳呆，苔薄白，脉细弦。

治法：镇惊定志，养心安神。

方剂：安神定志丸

药物组成：麦冬、熟地黄、当归、酸枣仁、柏子仁、远志、茯神木、五味子、龙骨、首乌藤、人参、石菖蒲、合欢皮、黄芪。

方义：方中龙骨镇惊安神；酸枣仁、柏子仁、茯神、石菖蒲、远志安神定志；人参、黄芪益气养心。麦冬、熟地黄、当归益阴养血，首乌藤、五味子养血安神，合欢皮解郁安神。

（2）气血两虚证

症状：心悸气短，头晕目眩，少寐多梦，健忘，面色无华，神疲乏力，纳呆食少，舌淡红，脉结代。

治法：益气养血，通阳复脉。

方剂：炙甘草汤

药物组成：炙甘草、生地黄、大枣、人参、阿胶、麦冬、麻仁、桂枝、生姜、当归、茯苓、白术、山药

方义：方中炙甘草补气生血、益心养脾，生地黄滋阴补血，充养心脉，两药合用，益气养血为复脉之本；人参、大枣、白术、山药补养心脾；阿胶、麻仁、麦冬甘润养血，桂枝、生姜辛温走散，温心阳、通血脉。

（3）阴虚火旺证

症状：心悸易惊，心烦失眠，五心烦热，口干，盗汗，耳鸣，腰酸，遗精，头晕目眩，舌红少津，苔薄黄或少苔，脉细数。

治法：滋肾阴，清虚火，养心安神。

方剂：知柏地黄丸

药物组成：知母、黄柏、熟地黄、山药、山茱萸、泽泻、茯苓、牡丹皮、首乌藤、

合欢皮

方义：方中黄柏、知母清虚火；熟地黄质润入肾，滋阴补肾，填精益髓，山茱萸补益肝肾，涩精止遗，山药益肾涩精，合熟地黄益肾涩精之效更甚，泽泻利湿泄肾浊，并能防熟地黄之滋腻，牡丹皮清泄虚热，首乌藤、合欢皮养心安神。

（4）心阳不振证

症状：心悸不安，胸闷气短，动则尤甚，面色苍白，形寒肢冷，舌淡苔白，脉虚弱，或沉细无力。

治法：温补心阳，安神定悸。

方剂：桂枝甘草龙骨牡蛎汤

药物组成：桂枝、炙甘草、龙骨、牡蛎、白附片、生晒参、甘松、黄芪。

方义：方中桂枝、炙甘草温补心阳；龙骨、牡蛎安神定悸；生晒参、黄芪、白附片益气温阳；甘松宁心安神。

（5）心肾阳虚证

症状：心悸，胸闷痞满，下肢浮肿，形寒肢冷，伴有咳喘，不能平卧，小便短少，舌淡苔滑或沉细而滑。

治法：温补心阳，化气利水。

方剂：真武汤

药物组成：白附片、茯苓、白术、白芍、生姜、薏苡仁、泽泻。

方义：方中附子温肾暖土；薏苡仁、茯苓健脾渗湿；白术健脾燥湿；白芍利小便，通血脉；生姜温胃散水，泽泻利湿泄浊。

（6）心血瘀阻证

症状：心悸，胸闷不适，心痛时作，痛如针刺，唇甲青紫，舌质紫暗或有瘀斑，脉涩或结或代。

治法：活血化瘀，理气通络。

方剂：血府逐瘀汤。

药物组成：桃仁、红花、生地黄、赤芍、川芎、当归、柴胡、枳实、延胡索、丹参、合欢皮、香附、陈皮、半夏

方义：方中桃仁、红花、赤芍、川芎活血化瘀；柴胡、香附、枳实理气通络止痛；生地、当归养血和血，延胡索、丹参行气活血止痛，合欢皮理气解郁，半夏、陈皮理气化痰。

（7）痰火扰心证

症状：心悸时发时止，受惊易作，胸闷烦躁，失眠多梦，口干苦，大便秘结，小便短赤，舌红苔黄腻，脉弦滑。

治法：清热化痰，宁心安神。

方剂：黄连温胆汤。

药物组成：黄连、枳壳、竹茹、陈皮、半夏、茯苓、龙骨、首乌藤、瓜蒌皮

方义：方中黄连苦寒泻火，清心除烦；枳壳、陈皮宽胸理气，瓜蒌皮、半夏化痰，竹茹清心热化痰，龙骨、首乌藤镇心安神。

5.病案举隅

（1）刘某，69岁，女，职员。2017年10月就诊。

主诉：反复心悸失眠1月。

现病史：患者1月前无明显诱因出现心悸不宁，善惊，时发时止，夜间尤甚，胸闷烦躁，心烦不寐，多梦易醒，口干口苦，二便调，舌红苔黄腻，脉弦数。做十二导联心电图提示房性早搏。

中医诊断：心悸（痰火扰心证）

方药：黄连温胆汤合酸枣仁汤加减。具体方药如下：

黄连15g	枳壳15g	竹茹15g	陈皮15g
半夏15g	茯苓15g	龙骨30g	首乌藤30g
瓜蒌皮30g	酸枣仁30g	川芎30g	合欢皮30g
延胡索30g	知母15g	甘草6g	

煎服法：水煎服，一次100ml，一日3次。

复诊：服药4剂1周后复诊，患者诉心悸明显改善，仍偶有心悸，睡眠较前改善，再予以原方4剂，1周后再次复诊，上述症状痊愈。

按语： 本案例患者年迈，素体肥胖，肥人多痰多湿，痰湿内盛，郁而化火，痰火内扰心神，故见心悸不宁、失眠多梦；胆气怯弱善惊，易为邪扰，痰热扰胆，则致胆腑郁热出现心烦、口苦。故辨证痰火扰心，予以黄连温胆汤合酸枣仁汤加减，方中半夏辛温、燥湿化痰、和胃止呕，为君药；竹茹为臣药，取其甘而微寒，清热化痰，除烦止呕，两者相伍，一温一凉，化痰和胃，消痰除痞。陈皮辛苦温，理气行滞，燥湿化痰；枳实辛苦微寒，降气导滞，消痰除痞，两者相伍，亦是一温一凉，而理气化痰之力倍增。佐以茯苓，健脾渗湿，以杜生痰之源，加以黄连，以助清心经实火。酸枣仁汤以重用酸枣仁为君，入心经，宁心安神；茯苓入心经，既健脾渗湿，杜生痰之源，亦宁心安神；知母苦寒质润，清热除烦，共为臣药，君臣相伍，共奏安神除烦之效。佐以川芎之辛散，与大量之酸枣仁配伍，辛散与酸收并用，两方相合，加以瓜蒌皮化痰，龙骨、首乌藤安神，延胡索、合欢皮疏肝理气，甘草调和诸药。全方共奏清热理气化痰安神之效，针对病机施方，故见疗效。

（2）杨某，女，67岁，退休工人。2016年5月初诊。

主诉：反复心悸2年余，偶有头晕、黑蒙

现病史：门诊查24h动态心电图示：窦性心律，24h总心搏数94890次，HR：33~177bpm，平均心率67bpm。Ⅱ度以上窦房阻滞或窦性停搏，大于2.0sRR共82次，最长RR达4.2s；频发房早，时连发成对，时呈二联律，部分伴差传，时有未下传，频发短阵房速。门诊医师建议患者行起搏器植入治疗，因经济原因放弃，为寻求中医中药治疗，遂至我院心内科门诊就诊。症见：心悸、气短、胸闷、乏力，纳少眠差，大便稀溏，尿少，舌瘦边尖红，苔薄白，脉沉迟缓。

中医诊断：心悸（气血两虚证）

处方：炙甘草汤加减。具体方药如下：

炙甘草20g	生晒参15g	大枣15g	生地黄15g
麦冬20g	桂枝12g	蜜炙黄芪30g	酒川芎30g
赤芍15g	鸡血藤30g	甘松10g	琥珀15g
苦参15g	黄连15g		

上方6剂，水煎服，每天1剂。并嘱患者一周后复诊。

复诊：服药一周后复诊患者自诉心悸、头晕诸症较前显著改善，未出现黑蒙现象。效验守方，嘱其继续服用，每2周复诊1次。患者坚持服药3个月后，病情控制较好，心悸、头晕乏力等症明显好转，无黑蒙现象。半年后复查24h动态心电图，结果示：心率波动范围明显缩小，平均心率提高，长R-R间期缩短，房性早搏总次数明显减少。

按语： 患者以"心悸、头晕、黑蒙"为主症，结合舌脉，辨病当属"心悸"的范畴，辨证为气血两虚证。遣方用药以炙甘草重用以补益心脾之气，且通经脉、利血气；生地滋阴补血，充养心脉；配以生晒参、炙黄芪、大枣益气健脾，使气血生化有源；麦冬滋阴养血，兼清心热，清热除烦；桂枝辛散，温心阳，通血脉。诸药合用，养阴之味与助阳之品相配，阴阳并补，阳生阴长，气血同调，共收益气滋阴、通阳复脉之功。加用川芎、赤芍、甘松行气活血；鸡血藤养血活血；琥珀镇心安神，活血散瘀；苦参、黄连，苦寒清心，折其郁热。本方中以炙甘草汤为基础方，补益气血，阴阳并补，则气血调，阴阳和，经脉通。心平脉复，以提高其缓慢的基础心率；佐以川芎、赤芍、甘松、琥珀、黄连、苦参以化其瘀、清其热抑制其发作性快速性心律。本方标本兼顾，既提高缓慢的基础心率，又抑制发作性快速性心律，先后病同治，因而收效。

炙甘草汤首见于张仲景《伤寒论》，又名复脉汤，是治疗"心动悸""脉结代"的重要方剂。其疗效显著，辨证加减，可用于临床多种心律失常疾病的治疗。现代药理学研究证实，炙甘草汤可显著抑制无水乙醇诱导的大鼠心动过缓和房室传导阻滞，有效治疗PCI术后出现的缓慢型心律失常。现代药理学研究表明：黄连、苦参、甘松中的有效成分均具有明显的抗心律失常作用。近年来，中医药治疗心律失常具有疗效可靠、毒性低、不良反应少等优点，显示出了中医药治疗该类疾病的独特优势。

（3）张某，64岁，男，退休人员。就诊时间2018年2月就诊。

主诉：心悸失眠1周

现病史：心悸不宁，善惊易恐，少寐多梦而易惊醒，食少纳呆，苔红少苔，脉细弦。心电图提示心房颤动。

中医诊断：心悸（心虚胆怯证）

处方：安神定志丸。具体方药如下：

党参15g	酸枣仁30g	柏子仁30g	黄芪30g
远志15g	茯神木15g	五味子15g	龙骨30g
首乌藤30g	当归15g	石菖蒲15g	合欢皮30g
炙甘草10g			

复诊：服药8剂半月后患者诉心悸较前有所改善，仍较明显，睡眠质量较前好转，饮食胃口改善，予原方减去熟地黄、黄芪，继续服用2周后患者诉症状明显缓解，心电图提示：窦性心律。

按语： 中医证候学研究表明，心气虚、胆气虚均是心悸的证候因子，心虚胆怯型是心悸的主要证型之一。平素心虚胆怯，突遇惊恐，忤犯心神，心神动摇，不能自主而心悸。如《素问·举痛论篇》所说："惊则心无所倚，神无所归，虑无所定，故气乱矣。"《济生方·惊悸论治》指出："惊悸者，心虚胆怯之所致也"。中医理论认为，心和胆在精神活动上有密切的联系，心的任何功能需借助胆的决断才能正常行使，胆主决断的生理功能也需要在心的统师下才能得到正常发挥。如《素问·灵兰秘典论篇》曰："心者，君主之官也，神明出焉"，"胆者，中正之官，决断出焉"。心悸的发生虽多与精神情志刺激有一定的关系，但因心主神志，胆主决断，此二脏亏虚乃是易发此病的体质因素。在这一体质因素的基础上，稍遇精神情志刺激则不能耐受，从而形成心中悸动，惊惕不安，甚则不能自主之证。本方中党参益气养阴，配伍茯神木补气安神，远志通于肾交于心，石菖蒲开窍启闭宁神，二药合用，宁神之力倍增；龙骨镇惊安神，首乌藤养血安神，酸枣仁养心益肝安神；合欢皮行气开郁，当归活血养血，黄芪补气，三药同用，活血行气，补而不滞；五味子益气生津、补肾宁心，柏子仁养心安神，二药合用，共奏安神宁心之效；炙甘草调和诸药。现代药理研究证明安神定志丸本身具有较强的镇静安神作用；酸枣仁养心安神，具有镇静催眠和抗心律失常作用；远志具有宁心安神作用，其组分中所含之远志皂苷元A和远志皂苷元B有镇静安神和抗心律失常作用；石菖蒲《本草纲目》载之能"治中恶卒死"，《本草从新》谓之"开心孔，利九窍"，其含有多种挥发油有奎尼丁样作用，可减慢心率，抗心律失常；龙骨重镇安神，具有镇静催眠作用；诸药合用，使心胆气足，心血得补，心神得养，共奏镇惊定志、养心安神之效。心脉安宁，气血流畅，则临床症状得以减轻，甚至消失。

（二）高血压病诊治经验

1.西医认识

高血压病是以体循环动脉压升高为主的心血管综合征，为临床常见病、多发病，可影响身体的重要脏器如心、脑、肾的结构与功能，最终导致这些器官的功能衰竭，迄今仍是心血管疾病死亡的主要因素之一，其中原发性高血压居首位，占总患病人数的95%。高血压发病率自20世纪90年代初开始增加，近年来，我国高血压患病率明显上升，现已成为世界上高血压危害最严重的国家之一。2018年我国心血管病报告数据显示，目前估算我国居民心血管病患者达2.9亿，其中高血压患者总数约为2.45亿左右，除高血压本身是一种疾病外，在冠心病和脑卒中等心脑血管疾病中，高血压也是一个不容忽视的危险因素，心血管疾病死亡目前占城乡居民总死亡原因的首位，农村为45.5%，城市为43.16%，高血压已成为我国重大的公共卫生问题。

高血压病的病名在中医古籍中未有记载，但根据其特点及临床表现，可归属中医的"头痛""风眩""头风""眩晕""耳鸣"等范畴。在1997年《中医临床诊疗术语·证候部分》国家标准提出的高血压病（风眩）的命名标准中，将高血压定义为由肝肾阴亏阳亢、风阳上扰、气血逆乱所致眩晕、头痛、血压增高、脉弦为主要表现的眩晕类疾病。此后多数学者将高血压划入风眩范畴。

风眩病证首见于《内经》，主要由情志不遂、饮食不节、年高肾亏、病后体虚等引起，其病理因素多因于风、火、痰、瘀，病理性质多属本虚标实，以肝肾阴虚为本，而痰浊内蕴、肝阳上亢为标。

对于风眩的病因观点颇多。《灵枢·卫气》："上虚则眩"，《金匮要略·痰饮咳嗽病脉证并治》载："心下有支饮，其人苦冒眩"，又有"肝厥头痛，肝为厥逆，上亢头脑也"，并提出风、热、痰致眩的论点。元代朱丹溪认为"肥白人多湿"，并提出"无痰不作眩"，其认为引起该病的病理因素主要是痰，与现代中医医家意见一致。现代医家认为肥胖型高血压病机多属痰湿壅阻、痰热内蕴、痰瘀互结等，源于中医整体观念和血脉理论的认知，认为血压的形成与脉直接相关，脉又影响着五脏功能。而风眩（高血压）发病的基础基于气，气机失常是原发性高血压发病的关键因素，《素问·举痛论》曰："百病皆生于气"，气生于五脏，行于周身，由于脏腑气机失常，致使气机血脉失于和利，促生高血压病。风眩（高血压）的发病因素众多，主要病机是本虚标实，且高血压病主要以标实即痰、火为主，依据中医"虚则补之，实则泄之"，可通过中医药干预其疾病发展。

目前高血压药物治疗进展迅速，常用降血压的不同制剂（钙通道阻滞剂、利尿剂、β受体阻滞剂、血管紧张素转换酶抑制剂、血管紧张素Ⅱ受体抑制剂）等应用相当广泛，西药在控制血压方面效果显著，但根据高血压病的临床进展，临床类型和并发症不同，疗效差异悬殊，而中医药在改善高血压症状方面有其独特优势。

王卫星教授认为风眩（高血压）主要由情志失调、饮食不节、久病过劳或先天禀赋不足等所致，从而致人体阴阳失衡，气血逆乱，清窍失养，其病理因素多因于风、火、痰、瘀，病位主要与肝、脾、肾三脏相关，病理性质多属本虚标实，脏腑虚损，肝肾阴虚为本，邪气内扰，痰瘀内蕴为标。临床上风眩中医证候繁多，其中风眩（高血压）患者主要又以肝阳上亢、痰湿中阻证为主。

2.中医证型分析

（1）肝阳上亢证

主症：眩晕、头痛、急躁易怒，口干口苦，面红目赤，烦躁易怒。

治法：平肝潜阳，清火熄风。

方药：天麻钩藤饮加减。

药物组成：天麻、钩藤、石决明、川牛膝、益母草、黄芩、栀子、杜仲、桑寄生、夜交藤、茯神。

按：肝者，"体阴而用阳也"。就高血压来说，其中医病因，主要见于以下几个方面。情志失调、饮食失宜、先天不足，气血精亏等，这几种病因都从不同的角度损伤人体的肝脏。肝主疏泄，依赖肾精充养，若素体阳盛，肝阳偏亢，日久化火生风，风升阳动，上扰清窍，则发眩晕。另外长期的精神刺激，导致肝的疏泄功能异常，则肝气易郁结，郁结日久则化火，从而耗伤人体的阴津，阴液亏少则阴不制阳，从而肝阳过于升腾，导致肝阳上亢，出现血压升高的症状，临床上也可出现头晕、头痛、口干、口苦等临床表现。临床往往合并肾阴虚或肝肾阴虚的本虚证为表现，所以在治法中兼顾滋养肝肾（滋水涵木）的疗法，如牡蛎、龟板、鳖甲、何首乌、生地等。若肝肾阴虚较重者，应以肾精不足之证化裁制之，如合用左归饮加减。

（2）痰湿中阻证

主症：眩晕、头痛、头如裹、胸闷、腹胀痞满，呕吐痰涎，肢体困重。

治法：祛风化痰，健脾和胃。

方剂：半夏白术天麻汤加减。

药物组成：制半夏、白术、天麻、茯苓、生姜、橘红、大枣。

按：脾主运化水谷，为生痰之源，若嗜酒肥甘，饥饱无常，或忧虑劳倦，或禀赋不足等，均可伤及于脾，脾失健运，水谷无以运化精微，聚湿为痰，痰浊上扰，蒙蔽清窍，发而为眩。《丹溪心法》认为"肥白人多湿"，并提出"头眩，痰夹气虚并火，治痰为主，无痰不作眩，挟补气药及降火药"，《医灯续焰》亦云"胸中痰浊随气上升头目高而空明，清阳所注，清浊之气扰乱其间，欲其不眩不晕，不再得焉"。本证以标实为主证，但如果病之根本为脾虚生痰，则加用健脾益气法，如六君子汤加减。若为寒饮内停，可用温化寒饮法，如苓桂术甘汤加附子、干姜等。若为痰郁化火，可用温胆汤加黄连、黄芩化痰泄热法。

（3）肝肾阴虚证

主症：眩晕、头痛、耳鸣，腰酸、膝软、五心烦热，不寐盗汗。

治法：育阴潜阳、滋养肝肾

方剂：杞菊地黄丸加减

药物组成：枸杞子、熟地黄、山药、山茱萸、菊花、茯苓、泽泻、牡丹皮

按：肝藏血，肾藏精，精血同源，肝肾一体，肝阴不足可致肾阴亏乏，而肾阴不足亦可致肝阴不足。肝阳上亢日久，不但耗伤肝阴，久则可导致肾阴不足；肾属水，肝属木，而素体肾阴不足或纵欲伤精，导致肾水匮乏，水不涵木，则阳亢于上，清窍被扰，则发眩晕。临床中本证又多夹阴阳两虚证，治宜加用阴阳双补之药物如熟地、当归、黄精、黄芪、山萸肉等。若心肾不交者兼有虚烦不眠、心悸烦躁者，可加用酸枣仁、知母、茯苓等药物交通心肾。

（三）心力衰竭－扩张型心肌病的诊治经验

1.西医认识

心力衰竭是各种心脏结构或功能性疾病所致的心肌损伤，导致心室充盈和（或）射血功能受损，心排血量不能满足机体组织代谢需要，以肺循环和体循环淤血，器官、组织血液灌注不足为临床表现的一组综合征。心力衰竭是各器质性心脏病发展到终末期的临床综合征，具有发病率高、死亡率高的特点。其病因主要有原发性心肌损害和心脏长期容量和（或）压力负荷过重导致心肌功能由代偿最终发展为失代偿两大类。原发性心肌损害常见于缺血性心肌病、心肌炎和心肌病、心肌代谢障碍性疾病，压力负荷过重常见于高血压、主动脉瓣狭窄、肺动脉高压、肺动脉瓣狭窄等疾病，容量负荷过重常见于心脏瓣膜关闭不全、左右心分流性先天性心血管病。其中原发性扩张型心肌病是心肌病中最常见的类型，是心力衰竭的第三位病因。扩张型心肌病是一种原因未明的原发性心肌疾病，本病的特征主要为单侧心室或双侧心室扩大，并伴有心室收缩功能减退，伴或不伴充血性心力衰竭，还可以出现各种心律失常、血栓栓塞并发症，有较高的猝死风险。与冠心病心肌缺血可行经皮冠脉介入治疗和风心病可行瓣膜置换不同，扩心病缺乏特异性治疗，仅能针对充血性心力衰竭、心律失常等临床症状进行对症治疗。现代医学药物治疗主要以 ACEI 或 ARB、螺内酯、β 受体拮抗剂、利尿剂、强心药为主，然能改善扩心病心力衰竭预后、抑制心肌重构的只有 ACEI 或 ARB、螺内酯、β 受体拮抗剂组成的"黄金三角"，此三类药物均有负性肌力的作用，可降低患者的血压。但扩心病患者心室射血分数、心室收缩功能降低，本就会出现低血压的情况，再使用"黄金三角"药物会使得血压进一步降低，出现低血压症状，患者不能耐受，从而导致不得不减量甚至停用"黄金三角"药物，进而使得抑制心肌重构的作用得不到发挥或充分发挥。本病预后欠佳，猝死风险高，以往患者确诊后5年生存率为50%。王卫星教授从事临床工作多年，学贯中

西，经验丰富，对慢性心力衰竭的中医药治疗有着独到的见解。

2.中医认识

中医古籍中无"扩张型心肌病"之名，根据其症状、体征及临床表现与中医"喘证、心悸、胸痹、心胀、水肿"等病证相对应。《灵枢·胀论》云："黄帝曰：夫气之令人胀也，在于血脉之中耶？脏腑之内乎？岐伯曰：三者皆存焉，然非胀之舍也。黄帝曰：愿闻胀之舍。岐伯曰：夫胀者，皆在于脏腑之外，排脏腑而郭胸胁，胀皮肤，故命曰胀"。故部分医家在此基础上提出"心胀"病名。如《华佗神医秘传》曰："心胀则短气，夜卧不宁，时有懊恼，肿气来往，腹中热，喜水涎出。凡心病必日中慧，夜半甚，平旦静。""心衰"一词最早见于汉代王叔和《脉经》，《脉经·卷三·脾胃第三》云："心衰则伏，肝微则沉，故令脉伏而沉"。《圣济总录·心脏门》记载："心衰则健忘，不足则胸腹胁下与腰背引痛，惊悸，恍惚，少颜色，舌本强"。然以上原文中提及心衰，但并非现代医学的心衰。历代中医所言之心，涵义比现代医学之"心脏"的涵义广泛，故所谓心衰亦与西医学心衰有所不同，直至现代任继学教授在《悬壶漫录》从中医角度将现代医学心力衰竭命以"心衰"之名，两者含义方同，因此以"心衰"对应于现代医学的"心力衰竭"进行辨证论治。

3.中医病因病机

《内经》云："心主身之血脉"，"心者，五脏六腑之大主也，精神之所舍也"，说明心在五脏六腑及生命活动中的重要作用。导致心衰发生及反复发作的原因较多，具体包括外感风寒湿、风湿热、疫毒之邪、饮食不节、情志失调、劳逸失度、年老久病、禀赋异常等，这些致病因素久之影响及心，致心气衰弱，气不行血，血不利则为水，瘀水互结，损及心阳、心阴，导致气血阴阳虚衰，脏腑功能失调，心失所养、心血不运，进一步发展为心衰。

心衰病的病位在心，与肺、肾密切相关，涉及肝、脾。为本虚标实之证，本虚为气虚、阳虚、阴虚，标实为血瘀、痰饮、水停，标本俱病，虚实夹杂。心气虚是基础，气虚血瘀是基本病机，贯穿于心衰始终，外邪引触是本病发生的诱发因素。心力衰竭的病位在心，但由于五脏六腑之间可以相互影响，每每又可因它脏病变影响到心。

4.证型分析

心肺气虚、瘀血阻滞是心衰的基本证候，由于外感风寒湿、风湿热、疫毒之邪、饮食不节、情志失调、劳逸失度、年老久病、禀赋异常等因素影响及心肺，致心肺气虚弱。心主血脉，气为血之帅，气行则血行，心气不足，鼓动无力，必致血行不畅而成瘀，出现神疲乏力、口唇青紫等表现。本证可见于心衰的各期。

气阴两虚可见于心衰各期，气虚致气化功能障碍，使阴液生成减少，早期阴虚多与原发病有关，中后期阴虚则是病情发展的结果。

心肾阳虚，水湿泛滥多见于心衰中后期，或久病体弱，素体阳虚的患者，心气久虚，累及心阳，致心阳受损；或素体阳虚影响心阳，也可致心阳受损，可见心悸、胸痛、面色苍白、畏寒怕冷等症状。心阳亏虚，累及肾阳，致命门火衰，肾阳虚亏，气不化津，津失敷布，水溢肌肤则浮肿。

痰饮阻肺，本证属本虚标实而以标实为主，心肺气虚，脾肾俱病，水湿不化，聚而为痰，壅阻于肺，肺失清肃，而致痰饮阻肺，则见咳喘气急、张口抬肩、不能平卧、痰多。

（1）心肺气虚，瘀血阻滞

症状：心悸怔忡，气短乏力，咳嗽痰多，喘息不能平卧，胸部胀满，憋闷如塞，面色灰白而暗，唇甲紫绀，舌质暗或紫暗，舌下瘀筋增粗，苔腻脉弦滑。

治法：补益心肺，活血化瘀

方剂：参芪逐瘀汤

药物组成：人参、炙黄芪、茯苓、白术、泽泻、当归、赤芍、枳壳、柴胡、升麻、桂枝、干姜、葶苈子、大枣

（2）气阴两虚证

症状：心悸气短，身重乏力，心烦不寐，口咽干燥，小便短赤，甚则五心烦热，潮热盗汗，眩晕耳鸣，肢肿形瘦，唇甲稍暗，舌质暗红，少苔或无苔，脉细数或促或结。

治法：益气养阴，活血化瘀

方剂：生脉饮合血府逐瘀汤

药物组成：红参、麦冬、五味子、桃仁、红花、当归、生地黄、牛膝、川芎、桔梗、赤芍、枳壳、甘草、柴胡

（3）心肾阳虚，水湿泛滥证

症状：心悸怔忡，面浮肢肿，甚则一身悉肿，腹部胀满，尿少，喘咳不能平卧，咳痰清稀，畏寒肢冷，面唇青紫，舌胖紫暗，苔白滑，脉沉虚数或结代。

治法：益气温阳利水

方剂：真武汤合补中益气汤

药物组成：茯苓、白附片、赤芍、黄芪、人参、白术、干姜、炙甘草、升麻、柴胡、川芎、当归、陈皮。

（4）痰饮阻肺证

症状：喘咳气急，张口抬肩，不能平卧，痰多色白或黄稠，心悸烦躁，胸闷脘痞，面青汗出，口唇紫绀，舌质紫暗，舌苔厚腻或白或黄，脉弦滑而数。

治法：温化痰饮，泻肺逐水

方剂：苓桂术甘汤合葶苈大枣泻肺汤加减

药物组成：茯苓、桂枝、白术、甘草、葶苈、大枣

5.病案举隅

（1）案1

患者兰某，男，42岁，2011年11月初诊。

主诉：活动耐量下降1年余。

病史：劳力性呼吸困难，咳嗽，咳白色泡沫样痰，小便量少，舌淡胖大苔滑，脉沉弱。测得血压为96/58mmHg。行超声心动图示：LV：73mm，LA：34mm，RV：19mm，RA：35mm，EF：24%，左室增大，左心功能减低（重度），二尖瓣反流（轻度），心电图未见明显异常，考虑诊断"扩张型心肌病　心力衰竭"。既往无特殊疾病史，无吸烟史及饮酒史，家族中无患类似疾病者。为明确诊断，收入心血管科住院治疗，6分钟步行试验185m，行冠状动脉造影术，冠状动脉未见明显异常，排除冠心病。

诊断为：扩张型心肌病　心力衰竭　心功能Ⅲ级

中医辨证：心衰病（心肾阳虚证）

西医治疗：予"黄金三角"加利尿剂治疗：缬沙坦胶囊80mg qd，螺内酯20mg qd，富马酸比索洛尔1.25mg qd，呋塞米20mg qd。

中医治法：温阳利水，补中益气

方药：真武汤合补中益气汤加减。具体如下：

黄芪50g	生晒参15g	白术15g	茯苓15g
炙甘草12g	升麻15g	柴胡30g	川芎10g
当归15g	陈皮15g	白附片30g（先煎1小时）	
干姜15g	赤芍30g	泽泻30g	车前子30g

每日1付，一日3次。

经治疗后患者小便量增加，劳力性呼吸困难、咳嗽咳痰等症状明显缓解。出院后患者继续目前治疗方案，将富马酸比索洛尔调整至2.5mg qd，嘱咐患者结合小便量决定是否口服或加用呋塞米，中药予以带14付，2周后复诊。此后患者每2周复诊1次。多次复诊患者血压均在90~95/50~60mmHg左右波动，后患者自诉气短、乏力，脉弱无力，舌淡苔薄白；予以调整方药：黄芪80g，白附片50g，生晒参30g，红毛五加皮30g，余药不变。此后患者多次复诊，结合血压、心率将富马酸比索洛尔调整至10mg qd，缬沙坦胶囊调整160mg；将中药方剂调整剂量：黄芪100g，白附片80g，余药剂量不变。后患者就此方案长期用药，血压维持在100~110/60~70mmhg，心率波动在60~70次/分。1年后2012年11月复查超声心动图：LV：64mm，LA：40mm，RV：22mm，RA：43mm，EF：35%，此后患者继续目前中西医治疗方案。此后患者每2年均于我院由同一超声医师复查超声心动图，2013年超声心动图结果：LV：57mm，LA：35mm，RV：22mm，RA：40mm，EF：50%，2015年超声心动图结果：LV：57mm，LA：38mm，RV：19mm，RA：38mm，EF：63%，2017年超声心动图结果LV：56mm，LA：34mm，RV：18mm，RA：31mm，EF：54%。患者一直使用目前方案治疗至今，现已无明显心衰症状，故只予以"黄金三角"治疗，停用中药。

（2）案2

患者陈某，男，55岁，2016年8月就诊。

因"活动耐量下降2余年"于我院门诊就诊，患者已于外院诊断明确扩张型心肌病，目前服用"呋塞米片60mg qd、厄贝沙坦片75mg qd、酒石酸美托洛尔6.25mg bid、螺内酯20mg qd"。

现症见：劳力性呼吸困难，双下肢轻度凹陷性水肿，纳差，小便量少，大便稀溏，舌淡胖大苔滑，脉弱。测得血压为92/52mmHg，行超声心动图示：LV：62mm，LA：46mm，RV：26mm，RA：71mm，EF：40%，全心增大，左心室运动普遍减低，考虑诊断"扩张型心肌病 心力衰竭"。既往无特殊疾病史，无吸烟史及饮酒史，家族中无患类似疾病者。

西药口服方案不予以调整。

中医辨证：心衰（心肾阳虚）

治法：温阳利水，补中益气。

方药：真武汤合补中益气汤加减，具体如下：

黄芪60g	生晒参18g	白术15g	茯苓15g
炙甘草12g	升麻15g	柴胡30g	川芎10g
当归15g	陈皮15g	白附片50g（先煎1小时）	
干姜15g	红毛五加皮30g	淫羊藿30g	赤芍30g
泽泻30g	车前子30g		

每日1付，一日3次。

嘱患者在家自行监测血压和心率，2周后复诊，患者自诉小便量增加，活动耐量较前增加，大便成形，血压波动在95~102/50~64mmHg，心率波动在66~82次/分。西药调整为：厄贝沙坦片150mg qd、酒石酸美托洛尔12.5mg bid；予以调整中药方药：黄芪100g，白附片80g，生晒参30g，余药不变。2周后复诊，患者自诉二便尚可，活动耐量明显改善，血压波动在98~104/52~62mmHg，心率波动在63~76次/分。西药予以调整：厄贝沙坦片225mg qd、酒石酸美托洛尔25mg bid；调整中药方药：黄芪200g，白附片100g，余药不变。此后患者多次复诊，结合血压、心率将酒石酸美托洛尔调整至75mg bid、厄贝沙坦片调整至300mg；将中药方剂调整剂量：黄芪300g，白附片120g，余药剂量不变。此后患者就此方案长期用药，血压维持在102~115/58~69mmhg，心率波动在54~62次/分。1年后2017年08月复查超声心动图：LV：58mm，LA：43mm，RV：25mm，RA：62mm，EF：65%，此后患者继续目前中西医治疗方案，不调整方案。2018年08月超声心动图结果：LV：55mm，LA：38mm，RV：23mm，RA：55mm，EF：60%。患者一直使用目前方案治疗至今，现患者情况可。

按：扩心病出现单侧或双侧心室增大、心室射血分数降低，进而发生充血性心力衰竭，目前内科药物治疗主要以ACEI或ARB、螺内酯、β受体拮抗剂、利尿剂、强心药为主，然能改善扩心病心力衰竭预后、抑制心肌重构的只有ACEI或ARB、螺内酯、β受体拮抗剂组成的"黄金三角"；此三类药物均有负性肌力的作用，降低患者的血压；扩心病患者心室射血、心室收缩功能降低，本就会出现低血压的情况，再使用"黄金三角"药物会使得血压进一步降低，出现低血压症状，不能耐受，从而导致不得不减量甚至停用"黄金三角"药物，进而使得抑制心肌重构的作用得不到发挥或充分发挥。

扩心病归属中医"心胀"范畴，致病核心在于心之阳气不足，"邪之所凑，其气必虚"，五脏气虚，无力推动血行，而使瘀血积聚，水饮不化，而致痰湿停留，继而使心体胀大。本病以心病为主，累及肺、脾、肾，其发病与外邪反复侵袭、劳累过度以及脏腑功能失调相关，故其主要的病机为本虚标实，以心阳衰微、脾肾阳虚为本，以瘀血阻滞、痰浊凝聚、水饮凌心射肺为标。故选方真武汤合补中益气汤加减，治法以温阳利水、补中益气，遣方用药中以黄芪、白附片为君，黄芪补中益气、升阳固表，白附片辛甘性热、温肾助阳，以化气行水，兼暖脾土，以温运水湿。予以人参、炙甘草、白术、茯苓补气健脾，升麻、柴胡相伍升举阳气，赤芍、当归、川芎、泽泻、车前子活血利水，干姜、五加皮协助白附片温肾补阳，陈皮理气和胃，使诸药补而不滞。

本方剂配合西医"黄金三角"药物对本病人效果佳，扩张的心脏回缩至正常边缘。可能机制：一是因本方益气温阳，有提升血压的效果，可使"黄金三角"不用减量，甚至最大耐受剂量可上调，充分发挥抑制心肌重构的作用；二是本方本就有抑制心肌重构、改善心脏功能的作用，现代药理学研究发现多味中药具有抑制心肌重构的作用。除此之外，本治疗方案可能存在有目前尚未发现的作用机制，从而使得本治疗方案使得扩心病扩张的心脏回缩至正常大小。

（四）探索中医药救治危急重症

王卫星教授长期从事临床工作，先后在急诊科、ICU、心内科工作。在临床工作中善于探索中医药救治急危重症。曾单独使用大剂量参附注射液成功抢救感染性休克患者。在国内率先使用参附注射液治疗快速型心律失常，应用中医药抢救急性心肌梗死合并复杂心律失常，病窦综合征等急危重症，为中医药治疗急危重症做了有益的探索。

病案举隅

白某某，男，64岁。1998年12月7日，11：00入ICU。

主诉：反复胸骨后疼痛1小时，加重伴昏迷、无尿1小时。

患者入院前1小时在活动中出现胸骨后压榨性疼痛，向背心放射，伴汗出、喉中烧灼感，休息5分钟左右缓解。后恶心呕吐，吐出食物残渣，全身大汗淋漓，意识不清，急送我院门诊。门诊做心电图检查示：II、III、avF导联ST段弓背上抬，频发室性早搏二联律，血压8/5kPa，心率60~70次/分。以利多卡因50mg静推，同时用参麦注射液100ml静滴，以"急性下壁心肌梗死"收入住院。浅昏迷，呼之不应，四肢厥冷，全身冷汗淋漓，面色苍白。查体：T 35℃，P 60次/min，R 21次/min，BP 8/5kPa，心尖搏动扪不清，心界向左下扩大，心率68次/min，律不齐，心音低钝、遥远，A2大于P2。实验室检查：WBC 16.7×10^9/L，N79%、AST50U/L、LDH90U/L、HBDH143U/L、CK423U/L、BUN8.5mmol/L、Cr132.9μmol/L。心电图示：Ⅱ、Ⅲ、aVF ST段弓背上抬大于0.1mV，Ⅰ、aVL、V4~V6 ST段水平下移大于0.05mV，T波V1、V6、aVR倒置，aVL、V5呈双向。诊断：急性下壁心肌梗死，广泛高侧壁、前壁、后壁心肌缺血，合并心源性休克，频发室性早搏（二联律），短阵室性心动过速。以后心电图呈典型心肌梗死图形，心肌酶谱进行性升高，最高时AST684U/L、HBDH1019U/L、LDH386U/L、CK1022U/L。治疗经过：因频发室早、短阵室速，故给予利多卡因静脉推注，但用药后5分钟出现Ⅲ度房室传导阻滞，心室率曾降至39次/min，血压24h后仍在9/5kPa上下波动，无尿，用多巴胺升压则再现频发室早，治疗陷入困境。故除常规补充水盐电解质、吸氧外，停用西药。以参附注射液、生脉注射液、川芎嗪注射液大剂量应用，参附注射液开始日用量达480mL，以后改为40mL/次，每6h一次，静推。

疗效：入院后46h小便开始增多，血压缓慢回升，四肢转温，意识转清，每日常规两次十二导联心电图检查，除符合急性心肌梗死演变规律外，心律失常由Ⅲ度房室传导阻滞，逐渐演变为高度房室传导阻滞、Ⅱ度房室传导阻滞、Ⅰ型AVB、Ⅰ度房室传导阻滞，直至入院后第7天完全转为窦性心律，血压亦随之稳定在14~16/8~10kPa，心肌酶学每日复查两次，基本符合CK6h开始升高，30h达高峰，70h恢复正常；AST 6h开始升高，25h达高峰，6天恢复正常；LDH 8h开始升高，56h达高峰，12天恢复正常；HBDH 9h开始升高，52h达高峰，14天恢复正常的规律。共住院3周，出院后逐渐恢复正常工作和生活，随访至今，健康状况良好。

按：回顾AMI合并心源性休克或心律失常者，一般表现为面色苍白，精神困倦，或烦躁不安，或意识不清，心痛彻背，背痛彻心，手足青至节，大汗淋漓，四肢厥逆，或伴恶心呕吐，或少尿、无尿，或咳嗽、咯痰、呼吸困难等，其舌质多淡而紫或边有瘀点，脉多沉细无力或结或代，且多表现出严重的低血压、心动过缓、传导阻滞，致硝酸酯类、β受体阻滞剂等常规用药无法实施，况且多数入院时病程已超过12小时，失去了溶栓时机。结合该类患者的四诊资料，按《金匮》"阳微阴弦，即胸痹而痛，所以然者，极虚故也"的论述，中医辨证系阳气暴脱，阴寒内凝，气滞血瘀者为多。再观《金匮·胸痹心痛病篇》各类处方均有大剂温阳散寒药于其中，而且用于真心痛的乌头赤石脂丸，更是体现了回阳、温阳之法度。但因AMI病势凶险，恐口服药力之不足，故我们选用现有中药针剂参附注射液、生脉注射液、川芎嗪注射液，以充分体现回阳固脱，益气活血之法。

整理人：赵　珏　胡礼术

杨思进

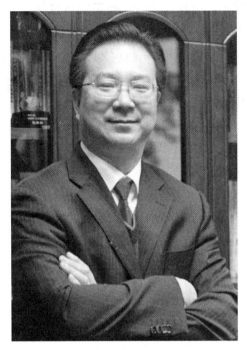

图30

一、个人简介

杨思进，西南医科大学（原泸州医学院）中西医结合学院附属中医医院院长，主任中医师，二级教授，博士生导师，博士后科研工作站导师，加州美国大学医学管理学博士，国务院政府特殊津贴专家，全国省级综合性医院优秀医生，全国"郭春园式"好医生，中国百佳医院院长，全国百佳模范新闻人物，最具领导力中国医院院长，四川省首批名中医工作室导师，四川省名中医，四川省卫生计生首席专家，四川省有突出贡献专家，四川省卫生系统创先争优活动指导工作先进个人，第十一批四川省学术和技术带头人，四川省中医药管理局首批学术技术带头人，四川省医药卫生系统先进个人，泸州市首届十大名中医，西南医科大学教学名师，泸州市政府科技顾问团顾问，泸州市拔尖人才，泸州市劳动模范，第四届酒城英才等。

二、个人生平

杨思进教授出生于四川绵阳盐亭的一个医学世家，从小便接受医者仁心、济世惠民的教育和熏陶，尤其对中医有着深刻的认识和深厚的感情。1987年毕业于泸州医学院（现西南医科大学）中医系，随后在1990年到成都中医药大学中西医结合临床心血管内科专业攻读医学硕士学位。毕业后，他毅然决定留在泸州医学院附属中医医院，从心脑内科的一个小小的住院医师做起，用自己的一腔热血回报母校。由于成绩优异、表现突出，他于1994年3月被任命为心脑内科主任。从医30余载，他一马当先、敢闯敢拼，先后成为国家中医药重点学科中西医结合临床学科带头人、国家临床重点专科脑病科学科带头人、国家中医药服务出口基地负责人、国家区域中医诊疗中心负责人、国家中医药国际合作中葡基地负责人、国家中医临床研究基地办公室主任、国家中医药传承创新项目负责人等称号。

三、学术成就

杨思进于1990年至1993年在成都中医药大学攻读硕士研究生课程。从事医教研工作30余年，擅长高血压、冠心病、中风、心肌炎、心肌梗死等心脑血管疾病诊治。主持各级科研课题100余项，其中国家级课题3项，省部级课题20余项，获国家发明专利2项，华夏医学科技奖三等奖1项，中国中医药研究促进会二等奖2项，三等奖1项，四川省政府科技进步三等奖4项，四川省中医药学会二等奖2项，四川省博士专家论坛一等奖1项，泸州市政府科技进步一等奖2项、二等奖2项、三等奖6项。现已招收培养硕士、博士及博士后研究生60余名，发表学术论文200余篇，出版专著及教材40余部。是国家中医药传承创新项目、国家中医临床研究基地建设单位、国家区域中医诊疗中心、国家中葡国际合作项目、国家商务部中医药服务出口基地、四川省博士后创新实践基地、四川省心脑血管研究中心负责人，全国中西医结合重点学科带头人，同时先后兼任国际心脏协会会员，世界中医药学会联合会急症专业委员会副会长，中国中医药研究促进会专科专病建设工作委员会副会长，中国中医药信息学会脑病分会会长，中国民族医药学会慢病管理分会副会长，中国民族医药学会脑病分会副会长，全国中医住院医师规范化培训专家委员会委员，中国中医药报社全国中医医院发展联盟专家团特聘专家，中国中西医结合学会委员，中华中医药学会第五届理事会理事等。

四、学科贡献

1.科研创新　矢志不渝

在承担临床、教学工作的同时，杨思进同志积极投身科研工作，取得了更令人瞩目的成绩。在繁忙的临床、教学工作的同时，杨思进同志非常重视科研工作，在科研的道路上矢志不渝，对中医治疗脑血管相关疾病的理论体系进行了深入的挖掘和创新。构建了理法方药较为完善的玄府学术体系；进行了"玄府理论"的挖掘、整理、发扬及传承工作；提出"脑玄府""脑病从风论治"新理论；提出了"气血逆乱，玄府失司是引发脑出血的关键因素；认为瘀、水、痰郁闭玄府是脑出血的微观病机，气血津液流通障碍是导致再出血、脑水肿的重要因素"；提出了"治血先治风，风行血自通"理论及"风药开通脑玄府""风药益智"观点，巧妙运用风药及虫类药，丰富了中风病"内外风学说"理论；形成了系列脑卒中及相关疾病防治方案。成功研制出蛭龙活血通瘀胶囊、肺心胶囊、心安颗粒、颅痛颗粒、丹参饮等5种纯中药制剂；牵头研发了苏百维尔植物饮料、神农贡酒、神农纯净水、乾源玉露养生酒等制剂，在市面广为流通。目前作为项目负责人，正在研发的重大项目包括：蛭龙活血通瘀胶囊防治动脉粥样硬化性疾病的关键技术研究（四川省科技厅）；四川省中医药产业创新团队—思进·苏柏维尔（醒久液）植物饮料产品研发（四川省中医药管理局）；基于玄府理念，风药治疗心脉病证的临床和循证研究（四川大学—泸州市人民政府战略合作项目）；全国第四次中药资源普查2018年度踏查县普查课题（四川省中医药管理局）；中国—葡语系国家和地区中医药国际合作基地（国家中医药管理局）；花椒治疗痹证（痛风）、口齿浮肿摇动（牙周病）的作用及相关产品开发研究（四川省中医药管理局）及中西医结合诊疗方案对出血性中风病的疗效研究（泸州市科技局）等。

2.教书育人　桃李满园

杨思进同志在教学工作中始终坚持"西为中用、中西结合"等教学理念，以"传承创新、发展中医"为己任，在教学内容上不仅专注于中医内科学、中西医结合临床等专业课程和临床实践能力的培养，更注重学生的人文素养、医德医风等综合能力、操守的培养。在教学方法上，杨思进同志坚持医学生应该"学以致用、学用结合"，通过案例教学、情景教学、讨论法等教学方法，以多媒体教学、信息平台讨论等手段促进学生自主学习和启发、形成良好的临床思维能力，培养了一大批具有良好医德、热爱中医药学且有较高水平的临床人才。

从教30多年来，该同志已培养了4000余名本科生、研究生及留学生，招收培养硕士、博士及博士后研究生60余名，牵头获批了2个一级学科中医学及中药学两个硕士学位授权点。其教学成果显著，广受学生爱戴，于1998年获硕士研究生导师资格，2010年获成都中医药大学兼职博士生导师资格并荣获"优秀硕士导师"荣誉称号，2011年获得泸州医学院心血管医学博士后科研工作站指导导师资格，同时兼任了成都中医药大学和澳门科技大学兼职博士生导师。目前，已有一名博士后毕业、一名博士后在读、一名巴基斯坦博士后学生已进入博士后工作站学习。由于在教学工作方面的成绩，杨思进先后获"第四批全省老中医药专家学术经验继承工作指导老师""第四批全国老中医药专家学术经验继承工作优秀管理干部""泸州医学院金教鞭奖""泸州医学院教学名师""酒城讲坛优秀讲师"等荣誉称号。

3.治病救人 精"医"求精

从医30多年来，杨思进同志始终奋战在临床一线，要求自己"管理与专业，相得益彰，两手抓两手硬，两条腿走路，做专家型的管理者。"杨思进同志运用中医药"简便廉验"的优势结合西医快速有效的特点形成了独具一格的治疗手段，在实践中积累总结出一套心脑血管疾病的防治经验，擅长高血压病、冠心病、中风病、心肌炎、心肌梗死等心脑血管疾病诊治。引进了医院临床科室第一台全英文心电图机及医院第一台心电监护仪，在泸州市率先创建了独具中西医结合特色的"卒中单元"，积极引进、开展10余项新技术、新项目，组建了CCU室、心功能室，开展了心电图床旁诊断、远程诊断、心脑血管介入诊疗及体外反搏治疗、心力衰竭的超滤治疗、光学相干断层扫描（OCT）技术、主动脉球囊反搏（IABP）技术等。

在"三名战略"全面实施之前，杨思进已经身先士卒打响了"名科"战役的第一枪。心脑病科在他的带领下从无到有、从小到大、从弱到强，从建科10张病床发展到如今的200余张病床，从一个院内小科室发展到国家中医药管理局区域中医（专科）脑病科诊疗中心、国家中医药管理局第二批临床研究基地（出血性中风病）、国家临床重点专科（脑病科）、国家药物临床试验基地、四川省第二批临床医学研究中心（心脑血管疾病）及四川省中医脑病质控中心等。其中脑病科在国家中医药管理局重点专科中期评估检查中位列全国第9名。牵头负责的胸痛中心通过了2018年度认证（标准版）；牵头负责的心衰中心通过国家认证；牵头负责的国家高级卒中心通过认证。杨思进身体力行，率先垂范，节假日不休，坚持每周四个半天门诊，坚持每周2次病房大查房，年诊治病人5000余人次，年收治住院病人200余人次。2019年3月29日，在巴基斯坦飞往北京的途中，杨思进在飞机上，运用针灸救治一名巴基斯坦急腹症患者，受到今日头条、大众健康报、学习强国、中国中医药报、四川省中医药官方微信、川报官方微信、泸州日报等10余家媒体跟踪报道。

由于医术精湛，杨思进同志在心脑血管专业方面，从一名主治医师破格晋升为副教授、教授，先后获二级教授、博士及博士后指导老师等。杨思进同志从事中西医结合心脑血管内科临床、教学及科研工作30余年，在心脑血管疾病的防治方面有深入研究和较高中西医诊疗水平，在川滇黔渝结合部地区乃至全国医学界享有较高的声誉及学术地位，在群众中口碑及反响极好。

五、学术思想

"心玄府理论"新体系

心为神之主，脉之宗，起着主宰生命活动的作用。《素问·邪客》："心者，五脏六腑之大主也，精神之所舍也"，有"君主之官"（《素问·灵枢秘典论》）之称。心主血脉，与脉管直接相连，血盈于内。因此，"心-血-脉"共同组成了人体内的血液循环系统，心气是推动血液在脉中运行的动力。心玄府为广泛分布于心、心脉各部的微观结构，是心内气血流通、神机运转出入的微观通路。心气充沛，心之玄府畅通，血脉通利，则心的生理功能得以正常发挥，一方面气血津液得以周营全身，发挥营养滋润的作用；另一方面，心神出入往复畅达，主宰并调控各脏腑生理活动、精神情志以及整个人体的生命活动，保证其协调运行。

若外邪侵袭、痰浊蒙蔽、气血瘀阻，另心玄府闭塞；或气血精气衰竭，导致心玄府失养自闭，使心失去正常的生理功能，导致气血不利，血流瘀滞，不通则痛，症见心前区疼痛、甚则痛彻左肩背、咽喉等部位，伴心悸、怔忡、汗出，甚则猝死。或气液不能宣通，血不利则为水，喘息倚背、咳吐涎痰等；日久水病累及气血，血行迟缓则留滞留瘀，则血络不通，见胸闷、膻中隐隐作痛，舌质紫黯，舌下脉络迂曲等。或心神运转不畅，或神机受扰，见精神萎靡不振、健忘、郁郁寡欢、失眠、心悸、痴呆、癫狂等多种病证；或神机不遂，气血运行逆乱，见厥脱、不省人事，甚则神机失运，神离人去。

传统理论认为，心者"五脏六腑之大主也，精神之所舍也"，有"君主之官"之称，将心的生理病理统归于心而分属于五脏，对心与五脏的关系论述较多，但却未深入探究。心受之外邪，易"逆传心包"；风邪侵袭所致心玄府闭塞、神机不遂等，均可导致种种心病的发生。从心玄府结构、生理病理、治则治法诸多方面系统构建心玄府理论体系，提出"心玄府""从风论治""玄府以通为用""百病治风为先、顽症从风论治"等新理论，从而克服了传统中医理论对心病认识不足的现状，并结合现代医学微观结构相关知识，针对胸痹心痛、心悸、动脉粥样硬化、高血压病等多个心病的病机、治法、方药配伍进行了理论的创新与中药配伍技术的革新。心玄府闭塞、神机失用是心病证发生的关键病机，治疗贵在风药通利，开玄达神。

针对各个心病微观病机的差异，项目组开展了"风药开玄"法防治不同心病的基础与临床研究。在长期临床实践探索与理性思考的基础上形成了"心玄府""络病-玄府"等中西医研究切入点，提出"风药开玄"法防治胸痹心痛、心悸、等多种心系病证，将开通玄府法融入到传统中医治法理念中，研发的风药组方（蛭龙活血通瘀胶囊、麦黄养阴颗粒等）在长期基础与临床研究中均显示有突出疗效，已证实风药组方与抑制心室重构有关；并证实其有抗病毒、扩张冠脉，改善心肌供血等多靶点、多环节、多层次作用。

国内诸多学者进行玄府理论的研究，如国内研究学者王永炎院士在玄府理论基础上，明确"病络"涵义，构建"病络理论"；张伯礼院士以"虚瘀浊毒"立论，提出"开通玄府，补虚解毒"法治疗血管性痴呆；王显教授基于"玄府-气血-络脉"新视点，提出"络风内动病机学说"，运用祛风通络法治疗胸痹心痛、动脉粥样硬化等，但上述研究未形成"心玄府新体系"，均未明确提出"风药开玄"治法精髓。该项目在传承刘河间及国内学者"玄府说"基础上，创立了"心玄府理论"新体系，创新性提出了"风药开玄"法防治心病，实乃中医认识上的一大创新。

（一）胸痹心痛

1.胸痹心痛发病特点属风病

其一：发病时间而言，胸痹心痛发病多在肝气所主之时，《素问·藏气法时论》曰："心病者，日中慧，夜半甚"。此夜半即肝气所主之时，肝为风木之脏，"肝气通心气利，肝气滞心气乏"（《薛氏医案》），"肝旺则心亦旺"（《石室秘录·五脏生克》），说明与肝风、肝气相关甚密；其二：临证表现而言，胸痹心痛发病部位、表现形式、性质特点均不一，部位或头颈、胸胁，或左手臂、下颌部；"发作有时"、"乍间乍盛"（《诸病源候论》），多突发性、阵发性，或放射性、性质或压榨感、或紧绷感，颇类似"风性善行而数变"的特点，揭示胸痹心痛与风有着内在密切的联系。

2.风邪不仅是胸痹心痛重要的始动因子

①风火相生：胸痹心痛发生过程中，多有五志化火、气郁化火导致火热内生，化风生燥而成风火相生之患。

②痰瘀互结：阳微阴弦中的"阴弦"即指痰瘀寒凝结于心脉，导致心脉痹阻不通，详究其因，风邪为其肇始之因。其一，《素问·五脏生成》云："卧出而风吹之，血凝于肌肤为痹，凝于脉者为泣，凝于足者为厥"。风邪为百病之长，因外感风邪，涩滞营卫，流着经络，气机逆乱，遂成痰成瘀；其二，风火相生，热则灼血成瘀，炼液成痰，风则引邪肆虐，流窜脏腑经络，痹阻心脉，心失所养而为胸痹心痛。《东医宝鉴·痰饮》："痰者，津液因热而成，热则津液熏蒸而稠浊，故名曰痰"，《医林改错》"血受热则煎熬成块"；其三，胸痹心痛缠绵难愈，病久入络，入血，瘀血内生，"瘀血日久，亦能化生痰水"（《血证论·阴阳气血火气论》）。瘀源于血，痰本乎津，津血同源，同为阴邪，锢结不解，必生痰瘀互结之变。因此，风邪在胸痹心痛发病机制中有着独特的地位，可作为肇始之源而诱发，亦可作为中枢环节，参与火、痰、瘀病理因素的产生，这就为风药的应用提供了依据。

3.从"络病–玄府"认识PCI术后无复流

经皮冠状动脉介入治疗（percutaneous coronary intervention，PCI）已成为治疗冠心病心肌梗死的一种新手段，然而10%~30%的患者心肌组织存在无复流（non-reflow，NR）现象，是术后恶性心律失常、心力衰竭及远期心源性猝死等心血管事件的独立危险因素，已成为PCI研究的重点。杨思进教授认为，微循环障碍的病理实质是"久病入络"。"玄府"是"络脉"通路上的门户，可代络脉行使其功能。因此，玄府的开阖正常，气血精微传输得以周流不息，一旦络脉绌急或不荣或阻滞，玄府闭塞，将"气失宣通，津液不布，血行瘀阻，神无所用"。概言之，心络病无外乎气与血失调，病机可概括为"毒、滞、虚"，而中心环节是"瘀阻"。

①"毒"：痰瘀痹阻，玄府闭塞："毒"，广义泛指一切致病因素，狭义指痰浊、瘀血等有形之邪。痰、瘀所致心之血络浓、黏、聚、凝，与现代医学的血小板聚集、微栓子

栓塞的认识相一致。此外，PCI术的微损伤导致微血管结构和功能完整性受到破坏，血管内皮功能受到损伤，引发一系列的炎症反应、氧自由基损伤、微血栓脱落栓塞等。中医理论认为，阳络损伤可使血外溢，气随血脱，而致络病；阴络伤则血内溢，血内溢则后血。

②"虚"：玄府空虚，心络失养：正气不足，玄府空虚是无复流的根本原因。玄府空虚，心络失养，令心失其用，后期正虚邪滞，小疾积大，大病沉疴，缠绵不愈，虚者更虚，故叶天士云："最虚之处，便是容邪之地"。

③"滞"：心络拘急，玄府不利：《素问·举痛论》曰："寒气客于脉外则脉寒，脉寒则缩踡，缩踡则脉绌急，绌急则外引小络，故猝然而痛。"卫外不固，寒邪客脉，心气络拘急，玄府卒然不通，导致血滞于络，造成心肌微循环障碍，不通则痛，与无复流引起的胸痛、胸膺部憋闷压迫感类同。情绪紧张、机械外力损伤、应激状态等均能诱发心络绌急，类似于冠状动脉痉挛，导致玄府闭塞，气血精微无以濡养；再则亦可引起气血津液运行不利，痰浊、瘀血、气滞互为影响，玄府痹阻，互结互病，不通则痛可发生心绞痛，使病情缠绵而难以治愈。

因此，正气亏虚是根本原因，"久病入络，气血皆滞"，气病导致血病，气血亏虚导致痰瘀互结，郁久生毒，滞留于络，玄府涩滞不通所致。"久发频发之羔，必伤及络，络乃聚血之所，久病则病必瘀闭"，痰浊、瘀血贯穿其中，既是病理因素，又是致病因素，络脉绌急通常在络脉瘀阻基础上发生，同样也可以单独为患，而络脉绌急又可以加重络脉瘀阻。因此，疾病过程复杂，相互影响，虚实夹杂，具有"久、瘀（痛）、顽、杂"的特点。

心络病临床多表现为胸闷胸痛、心悸怔忡、气短声低、少气懒言为主症，根据痰浊、瘀血或风动的临床证候特点加以辨证论治。值得一提的是，心络病变"久病入络"、"久痛入络"，络脉具有血流缓慢、缓而易塞、塞而易病、病而难显的特点，临证可选用风药佐之，清宣灵动，搜剔经隧，正如吴鞠通《温病条辨》曰："善治血者，不求之有形之血，而求之无形之气"。因此，心络病病情复杂多样，多相兼为病，因此临证审时度势，明辨兼夹，审其用，度其量，不辨证处方需灵活，可拘泥一型一方。

4."益气祛风，通络开玄"法防治胸痹心痛

"玄府为络脉之门户"，胸痹日久"入络"，病机可概括为"虚、毒、滞、闭"，以虚为本，中心环节是"瘀阻""闭塞"。在"益气祛风，通络开玄"治法理论指导下研制成纯中药医院制剂"蛭龙活血通瘀胶囊"（国家专利号：200810147774.1），具有鼓舞阳气、益气祛风、通络开玄、畅达三焦的作用。方由黄芪、水蛭、地龙、大血藤、桂枝等组成，充分利用风药，以达风药增效的效果。方中黄芪益气御风，"治大风癞疾"（《本草纲目》），《医学衷中参西录》亦言："黄芪不但补气，实兼治大风也"。水蛭、地龙为虫类风药，善入血分，搜剔经络、筋骨之顽痰瘀血，《本草经白种录》云："水蛭最喜食人之血，

而性又迟缓善入，迟缓则生血不伤，善入则坚积易破，借其力以攻积久之滞"，是故"凡破血药，多伤气分，惟水蛭味咸专入血分，与气分丝毫无损"。大血藤又名红藤，味苦涩微甘，性温善行，具有清热解毒、活血祛风、通经作用，少佐桂枝，味薄气轻，温通经脉，同时作为引经药，"为诸药先聘通使"，能"宣导百药"，合而起到治风活血、温阳通络的综合效果。

5.基础研究与临床应用

基础研究显示："蛭龙活血通瘀胶囊"能促进大鼠心肌梗死边缘区新生血管形成，改善心脏结构及功能，其机制与抑制心肌局部 Ang-II、AT1R、TGF-β1 蛋白表达，抑制心肌细胞外基质的生成及沉积，抑制心肌纤维细胞增生从而减轻心肌纤维化，抑制心室重构有关；临床应用证明：蛭龙活血通瘀胶囊能降低冠心病患者血清炎症介质水平，防止斑块破裂，降低心血管不良事件发生率（13.3%，低于对照组的36.6%），改善血管舒张功能、微循环状态，增加心肌供氧，从而发挥对冠心病患者的心肌保护作用，能提高患者的治愈率及生存质量。此外，蛭龙活血通瘀胶囊还能降低动脉狭窄患者 IMTmax、Grouse 积分及斑块不稳定性，作用优于阿司匹林。

（二）心悸（病毒性心肌炎）

1."心玄府"与"细胞间隙"的相似性

病毒性心肌炎是一种间质性炎症，病发部位在心肌间质。西医学认为，细胞与细胞之间存在着细胞间质，含纤维、基质、流体物质（组织液、淋巴液、血浆等），起着支持、保护、连接和营养的作用，与"玄府-细胞间隙"吻合，甚至后者更为深入。"细胞间隙"有着更为广泛的意义，涵盖不仅仅是细胞间质，还包括细胞内外联系通道——细胞膜离子通道、载体等。玄府是从"孔"、"门"等生化的概念，结构上也应有其"孔隙"属性，细胞间隙及细胞膜上的微细的离子通道才是发挥玄府物质交换（"气液宣通"）甚至是信息交流（"神机出入"）的物质载体，这与"肝玄府-肝窦周间隙"、"玄府-血脑屏障"认识有着类同性。

2.病毒性心肌炎的病机分析

急性期因正气不足，外感温热或湿热毒邪侵袭，入里化热，蓄结于心，耗气伤阴，"阳热易为郁结"，"如火炼物，热极相合，而不能相离，故热郁则闭塞而不通畅也"，病情缠绵不愈，慢性期则为热毒郁结不散，闭塞心之玄府，气血津液运行不畅，气滞、痰凝、血瘀则随之产生，且三者之间相互为患，胶着不解，病久入络、入血，遂邪毒深入经隧脉道。因此，病毒性心肌炎的根本病机为"热毒拂郁，玄府不利"，急性期以正气不足，腠理空虚，邪毒趁虚淫心，玄府密闭，气血拂郁为主，慢性期以痰瘀涩滞，玄府闭塞，气阴两伤为主。

3."益气养阴，祛风开玄"法防治病毒性心肌炎

杨思进教授为主的课题组数年经过临证反复验证研发而成的复方纯中药制剂——麦

黄养阴颗粒（心安颗粒），由黄芪、苦参、赤芍、板蓝根等中药组成。"正气存内，邪不可干；邪之所凑，其气必虚，"所谓辨证求因，审证求本，玄府本虚，则治病求本，遂以补益通玄府，故方中黄芪为君药，益气，御风，托毒；"毒"是关键肇始因子，以苦参、板蓝根清热解毒，赤芍凉血活血，使热毒郁解，玄府自以通。纵观本方，诸药配伍得当，标本同治，补而不滞，凉而不遏，故正复邪去，玄府通利，证解病愈。临证以本方为基础，急性期可加连翘、防风之属，正如"上焦如羽，非轻不取"，借风药轻灵之性，开阖玄府郁结之气；慢性期可加蝉蜕、僵蚕、地龙之品，借虫类风药入络搜风，痰瘀涩滞得除，玄府以通，气液得以宣通。

4.基础研究与临床应用

基础研究显示："心安颗粒"对病毒性心肌炎小鼠具有抗病毒、缓解心肌炎症的作用，可降低血清LDH含量，中和抗体及降低病毒滴度；能降低心脏指数，减轻心肌组织病理损伤，降低血清LDH含量。临床应用证明：心安颗粒能降低心肌酶，进行免疫调节，增强免疫功能及消除VMC免疫病理改变，改善心功能，从而改善病毒性心肌炎患者的临床症状，能提高患者的治愈率及生存质量。

（三）糖尿病心肌病

糖尿病心肌病（Diabetic Cardiomyopathy，DCM），由Rubler于1972年首次提出，独立于高血压、冠心病、心脏瓣膜病等引起的特发性心肌病变。冠脉微循环障碍（coronary microvascular disease，CMVD）是糖尿病最主要的微血管病变之一，作为糖尿病患者的独立危险因素。

1.冠脉微循环障碍是糖尿病心肌病的最主要病理特点

冠脉微循环是指由微动脉（$<300\mu m$）、毛细血管（平均$8\mu m$）和微静脉（$<500\mu m$）组成的微循环系统，在糖尿病发生中早于冠脉大血管病变及心肌细胞损伤。持续的高血糖代谢状态，引起冠脉微血管内皮功能紊乱而引起基膜增厚、毛细血管增生、微血管痉挛等微血管病变，引起心肌细胞肥大、坏死及心肌胶原纤维沉积，心肌间质弥漫性纤维化等心肌组织结构改变，最终引起心肌收缩和舒张功能异常。因此，冠脉微循环障碍是糖尿病心肌病发生的最主要病理基础，引起系列级联反应，诱发心绞痛、心功能障碍等。

2.玄府闭塞是冠脉微循环障碍"久病入络"的根本病机

玄府为络脉之门户，是气血津液出入之通路，可代络脉行使其功能。疾病的发展是渐变的过程。清代名医叶天士在《临证医案指南》谓"初病在经，久病入络，以经主气，络主血……"，反映疾病初期，邪气在心之气络，气机失调，久病病邪由浅入深传变，则以实质虚损、血络不通为主。《内经·素问》曰："久痹不去视其血络"，是"久病入络"思想的萌芽。经脉隐伏循行人体深部，且阴络作为附于脏腑囊下之络，因其位置深藏的特异性，决定其久病"入阴络"。

《医原》曰："络脉由外而里，其气缓，缓则行迟，迟则有血无脉，其色紫。"糖尿病心肌病的发生，性质多为本虚标实，本虚为心络气虚为主，兼阳虚、阴虚，心之气络亏虚，"血为气之母"，则心之血络乏源，络脉亏虚，血行不利；或"气可行血"，气虚推动无力，则气血津液输布障碍，血滞为痰，津凝为痰，痰瘀阻络，或经气阻滞，心血络运行障碍，引起脉络瘀阻，心络失养，令心失其用，小疾积大，大病沉疴，缠绵不愈，随着病情迁延，因虚致瘀，因瘀愈虚，夹杂痰湿、热毒、气滞等病邪，最终形成"虚、毒、瘀、滞、痰"等病理特性。"久发频发之羔，必伤及络，络乃聚血之所，久病则病必瘀闭"，浊毒、痰饮、瘀血贯穿其中，既是病理因素，又是致病因素，相互影响，具有"久、瘀、顽、杂"的特点。现代研究表明，冠脉微血管痉挛、内皮炎症及血管内斑块形成是微血管病变的主要原因，主要表现为微血管和微血流水平上的结构和功能障碍，在微循环仪检查中会有不同程度的微血管数目减少、管径变形及血流减慢或停滞状态等细微改变，这与络病之血络瘀阻的中医病机和临床辨证具有高度的一致性。

3. "风药开玄"法论治糖尿病心肌病

糖尿病心肌病为"经年宿病"，由"经脉继及络脉，病必在络"，而冠脉微循环障碍更是"久病入络"，由经入络，由气及血，发展为心络病变，揭示了一般疾病发展的共同规律。因心络脉具有形态细小、分支众多、如网如曲、纵横交错的结构及气血循环之末端血流缓慢、缓而易塞、塞而易病、病而难显等特点，因此，糖尿病心肌病发病根本为心络阻滞，玄府不通。心络之病，分虚实，在乎心络气血亏虚、毒损心络、气滞、血瘀、痰浊等。"玄府郁闭为百病之根"，叶天士曰："医者不知治络之法，则愈究愈穷矣。"顺应玄府"复其开阖，贵于通利"，临证宜明辨兼夹，审其用，度其量，审时度势，以达气血调和、阴阳平衡之功。

风药具有升、散、透、通、窜、动的特点，一药多效，对毒、痰、湿、瘀、热、虚等相互影响的复杂病因病机能从多环节、多角度、多靶点发挥作用。糖尿病心肌病初期，心气亏虚，玄府因虚而滞，因虚而闭，可选用黄芪、人参等补益心气之药，达到"补"气血以"通"玄府；发病初始，病在心气络，气机升降失常，"一有拂郁"，则气不行血，久病入血络，络脉壅塞、挛急或不通，玄府闭塞，气血不得渗灌，津血不得互化，遂生痰浊、瘀阻、气滞等。遵循"治血先治风，风去血自通"，在活血化瘀基础上，配伍风药性动善行，发挥"升、举、运、转"的特点，起到宣膝理、行津液、通气血之功效，此即所谓"善治血者，不求之有形之血，而求之无形之气"（吴鞠通《温病条辨》），如羌活、香附、桂枝；或取虫类药搜剔经隧，"每取虫蚁迅速，飞走诸灵。俾飞者升，走者降，血无凝着，气可宣通"（清代·叶天士《临证医案指南》），如水蛭、地龙、全蝎等。在整个发病过程中，"毒损脉络"不容忽视，《金匮要略》曰"毒，邪气蕴结不解之谓"，可酌情选用黄芩、玄参等泄热解毒之品以宣透浊毒，通利玄府，气血宣通，则诸症自除。

基础研究与临床应用

基础研究显示：蛭龙活血通瘀胶囊能提高db/db小鼠射血分数，改善心脏功能，其治疗靶点并非降糖、降脂作用，可能与保护心肌内皮细胞功能有关；能减少db/db小鼠ICAM-1、VCAM-1等炎症介质的释放，上调脂联素的表达，从而抑制心肌炎症反应，改善糖尿病心肌病小鼠心脏功能。临床应用证明：蛭龙活血通瘀胶囊在糖尿病心肌病心功能不全患者具有协同控制血糖、血脂等作用，能有效改善心脏功能，改善中医证候疗效，降低不良事件的发生及经济费用等，值得临床推广与应用。

（四）动脉粥样硬化

1.从"脉痹"认识动脉粥样硬化

"脉"作为"血道"的分支，是气血运行的通道，倘若气血运行失常，必然导致津液代谢障碍，导致各类病证的发生，如"脉痹不已，内舍于心"，脉附属于心，脉痹久不愈而致心痹，可出现胸部憋闷、疼痛，甚则胸痛彻背，短气，喘息不得卧等病症，或引起颈痹（颈动脉狭窄）的发生，出现头晕、头痛、偏身肢体麻木等。

（1）气血失常为本

《说文解字》中从造字源头解读"脉"，亦作"脈"，"脉者，血之府也"（《素问·脉要精微论》），"脉者，渎也"（《脉书·六痛》），"脉"属"奇恒之腑"，血脉即"气血流通的通道"，人体气血运行"如环无端，周流不息"。气与血相辅相成，血脉"禀行体者"（《说文解字》），依赖卫气"常然并脉"，"循分肉"；营血"行于脉内，濡养全身"，是故血脉能"行血气而营阴阳"。因此，气血调和，血液得以循环灌注，维持着营养脏腑和经脉的作用，"外以荣四末，内注五脏六腑"。若内、外因相合而为病，引起气血运行失常，或气虚血瘀，或气滞血瘀，引起津液代谢障碍，大量病理产物蓄积，相互搏结，衍生他变。因此，气血失常是脉痹的关键内动之因，是决定疾病顺逆的重要转折点。

（2）痰瘀、浊毒为标

根据中医"效法自然"的方法来看，动脉粥样硬化斑块与中医理论中的"痰浊瘀毒"有形实邪相类。《黄帝内经》提及的膏脂学说是中医认识脉痹的重要理论依据。"人有脂，有膏，有肉"（《灵枢·卫气失常论》），膏脂与津液同出一源，津液之稠浊者为膏脂，水饮之厚浊者为痰饮，水液中浊脂能化入血中，聚而成痰，痰浊壅涩血脉，滞而不行，留而不去，凝聚成结，这与动脉粥样硬化的形成过程相类似。关于脉痹与膏脂学说，古人早有论述，如"久食膏粱厚味，肥甘之品，损伤心脾"，"人肥则腠理致密，而多郁滞，气血难以通利"，"肥甘太过，酿痰蕴湿，积热生风，致为暴仆偏枯，猝然而发"，"多食咸则脉凝泣而色变"、"咸走血"、"咸伤血"、"血与咸相得则凝"等，阐明了喜嗜肥甘厚味，膏粱之物，相互影响，互为因果，造成动脉粥样硬化血栓形成。

"毒"泛指一切致病因素。血脉瘀滞，久则为"败血"、"污血"，久蕴生热酿毒，"毒邪最易腐筋伤脉"，导致斑块炎症浸润、糜烂、破溃等，这与现代医学因血小板聚集引起的血液浓、黏、聚、凝与微栓子栓塞的认识相一致。因此，脉痹"在于血凝而不流"，"脉涩""瘀血"是其主要的病理特征。《圣济总录》言："脉痹特征即脉络痹阻气血不通。"可见脉痹的病机重点为"瘀"，瘀血贯穿整个脉痹发生发展的过程。

2. "络风内动"是关键

动脉粥样硬化的潜在风险是易损斑块的不稳定性，这种"多变"、"易损"具有"风动"的特点，引起的胸痹心痛或卒中病证也是发病急骤，表现多端，极具类似"风证"，按中医"取类比象"，易损斑块的破裂可以理解为"破裂风动"。王永炎、吴以岭院士从"毒损络脉"、"络脉－血管系统病"等理论重新认识，提出动脉粥样硬化"络风内动"的病机理论。因此，气血失常是脉痹发生的内在始动因子，痰瘀、浊毒内蕴相互为患，是重要的致病因素，且贯穿整个疾病的始终，而"络风内动"是动脉粥样硬化易损斑块"易损"和"不稳定"的关键，加速心脑血管"风证"的发生，如此反复，形成恶性循环，终致顽疾，迁延不愈。

3. "风药开玄"法论治动脉粥样硬化

在脉痹"络病风动"的基础上，针对"风证"时作时止、变化多端的特点，同气相求，加以"风药开玄"论治。借其风药气芳香而轻薄，辛散、开发、宣通、走窜之性，清宣灵动，善升善行，上行下达，彻内彻外，走而不守，可开泄腠理，发散外邪，畅达阳气，络脉得通；或畅达肝脾气机，燥湿醒脾而祛痰湿留散之地，舒肝解郁而散郁闭阻隔之气，调和气血则痰瘀自除；或虫类药"善入则坚积易破，借其力以攻积久之滞"，搜剔经络、筋骨之顽痰瘀血，则血脉自通，效果相得益彰。

（五）高血压病

1. "脉胀"认识高血压病

关于"脉胀"，《灵枢·脉论》曰："黄帝曰：'脉之应于寸口，如何而胀？'岐伯曰：'脉大坚以涩者，胀也'"；《灵枢·脉论》曰："营气循脉，卫气逆为脉胀"。两则论述对"脉胀"之脉大、坚、涩以及病因机制都有着精辟的描述，特别是脉之大、坚、涩与高血压病的现代医学的脉象认识不谋而合，所以高血压病之"脉胀"描述，形象且抓住了病证的实质。

2. "脉胀"的病机分析

《广韵》曰："胀，胀满"，脉胀即"脉搏胀满"，脉管内血流量增多。"胀之大、坚、涩，即脉胀"。明代医家张介宾《类经》曰："脉大者，邪之盛也，其脉大坚以涩者，胀也，脉坚者，邪之实也，涩因气血之虚而不能流利也。"主要从邪实、正虚着手，认为"大则病进"，坚则病实，都为邪气盛实，"生病起于过用"。脉涩一因瘀血内滞（主实），二因血虚血瘀（主虚），瘀致脉涩，此为虚致脉胀。此外，对应上文所论及的血脉生理特点，还应从血脉病理特点加以研究：1）脉络－血管系统相当于"微循环"，痰瘀同源，相互资生，"脉胀"的发生与血脉瘀滞、痰浊内阻有着最为密切的关系；2）"营卫气血不和"是脉胀的病机总纲。近年来有学者提出从营卫失调来论治高血压病。卫于脉外，是人体的第一道防线，卫气"行有逆顺，阴阳相随，乃得天和"（《灵枢·胀论》），然营卫气血失和，"营卫留止，寒气逆上，真邪相攻，两气相搏，乃合而为胀"（《灵枢·胀论》），是故卫气逆乱，营卫气血留止而不行，气血涩滞，脉胀故作也。

3.高盐饮食与"脉胀"的关系

现代医学认为，高盐饮食是引起高血压病的重要因素。五味乃辛、甘、酸、苦、咸，咸乃盐之味。其一，就血脉而言，咸入血，伤血，《灵枢·五味论》曰："咸入于胃，其气上走中焦，注于脉，则血气走之，血与咸相得则凝，……血脉者，中焦之道也，故咸入而走血矣"。因"盐者胜血"（《素问·异法方宜论》），"咸伤血"（《素问·阴阳应象大论》），故"多食咸，则脉凝泣而变色"（《素问·五脏生成》）。其二，咸为"阴中之阴"，乃厚重之味，吴昆曰："味厚则泄利，薄则通利"。"味厚"与"味薄"是相对立的，那么"泄"应与"通"相对理解，正如"泄泻"中"泄"乃水反为湿，谷反为滞，是一种流液状态转变为瘀、滞、凝、聚的状态。"味归形"，味厚之咸参与人体某些病理形态的构成，这种"瘀、滞、凝、聚"致使脉管阻塞，"脉凝泣而变色"《素问·五脏生成》，这与西医所认识的高盐饮食可引起人体血管的内皮损伤、进而促使动脉粥样硬化病理改变的观点可谓不谋而合。

咸乃肾之味，北为肾之位，北方生寒，寒主收引、凝滞，"寒伤形"，可引起脉管挛缩，脉道狭窄，血流不畅，"血脉凝泣"，"寒则脉紧"，脉紧则脉应指弦、涩、大，"寒胜则阳气不行，为胀满虚浮之病"，此即脉胀，也符合血压值冬季高于夏季的规律。

4."风药开玄"法论治高血压病

"脉大坚以涩"是其本质所在，可用风药以治之。若邪中经络，以风药升散宣泄，通脏腑经络之气，如孙思邈将小续命汤（《备急千金要方·诸风》）置于治风剂之首，并列有续命汤类方数首；若郁火内结，以风药发之，如开其窗，如揭其被，宣通郁闭，调畅气机，方如升降散、丹栀逍遥散之类；若瘀血内阻，以风药行之，疏通经络，引药上行，增强活血化瘀，可发挥风药的增效作用，方如身痛逐瘀汤、血府逐瘀汤之类；若痰湿内蕴，以风药胜之，"湿伤肉，风胜湿"（《素问·至真要大论》），取其"风能胜湿"之意，方如羌活胜湿汤、半夏白术天麻汤之类；若内虚生风，则风药佐之，养阴潜阳，方如三甲复脉汤、镇肝熄风汤之类。因此，辨证论治"脉胀"，应以"脉大坚以涩"为其基础，但病机复杂，仅执其一端难见全效，治疗应内外相兼，不可偏执，随脉论治，适量佐以风药，既能治病之本，又可防药之弊。

临证病案一隅

病案1

张某，男性，23岁，学生。胸闷、心悸、气短1个月。患者1个月前曾患感冒，病愈

185

后不久出现胸闷、心悸、气短，阵发性发作，发无定时，伴心烦，体倦乏力，嗜睡，纳差，午后伴低热（体温在36.9~37.5℃）、口干欲饮水，舌尖红少苔，脉细数无力。心率102次/分，心律不齐，可闻及早搏，无心脏杂音，查心肌酶谱提示升高，心电图：心动过速，室性早搏，以病毒性心肌炎住院治疗。

中医结合舌、脉、症，四诊合参，辨证为邪毒侵心，玄府拂郁。治以解毒宁心，除郁通玄，在心安颗粒方药基础上，加虎杖12g，茵陈15g，连翘6g，甘草6g。日1剂，水煎服。服药7剂后，胸闷、心悸减轻，体温恢复正常，但觉咽喉不适，体倦乏力，口干欲饮水，上方去茵陈，加射干12g，黄芪易为30g，玄参12g，沙参15g，继服。前后加减20余剂，诸症消失，复查心电图提示窦性心律。门诊随访1年未复发。

按：患者素体固虚，邪毒趁虚而忤犯于心，玄府拂郁，日久化热伤阴，辨证为邪毒侵心，玄府拂郁，治之在心安颗粒方药基础上加减，板蓝根、苦参、虎杖、茵陈清热解毒，小剂量连翘质轻性辛，具轻扬之性，通利玄府，拂郁自除，"水精四布、五经并行"，故"气液宣通"；二诊时考虑"毒"已清过半，恐苦寒清热药力度甚重，碍脾伤胃，故去茵陈，加射干清咽利喉，沙参之属滋阴，重用黄芪补气，甘温补玄府之虚，是为"补中寓通"，以补助通，仍属通法范畴。故诊病时审证求因，循序渐进，理法方药，随证加减，则病自瘥也。

病案2

患者李某，男，65岁。因"阵发性心慌、胸痛10余年，加重2月"于2018年3月11日就诊。患者活动后出现胸痛，心前区憋闷不适，伴腰酸，眠中易醒，复睡困难，进食可，大便干结，小便频数，舌暗淡，苔白腻，脉滑。曾行冠脉造影提示"前降支粥样硬化斑块"，此次入院心电图提示：V4~V6 ST段压低，心脏彩超：左室舒张功能减低。既往2型糖尿病病史，自服二甲双胍、格列美脲，血糖控制欠佳。

结合舌、脉、症，四诊合参，患者主要以"胸痛、心慌"为主症，既往糖尿病病史明确，属于中医"心悸、糖尿病心病"范畴，辨证为气阴不足，痰凝血瘀证。治法：益气养阴通玄的基础上，佐以祛痰通络，活血化瘀。

处方

黄芪30g	水蛭6g	地龙12g	大血藤15g
桂枝12g	瓜蒌15g	半夏12g	赤芍15g
当归12g	桃仁12g	川牛膝12g	甘草6g

水煎服，每次200ml，一日一剂，分两次温服，5剂。

二诊：胸痛缓解，偶心慌，睡眠好转，但觉腰膝酸软，小便频数，舌淡，苔薄白，脉滑。在原方基础上加杜仲15g，菟丝子15g，黄精15g。服法同上。

按：患者老年男性，糖尿病多年，久治不愈，"久病入络"，故出现血脉瘀滞，痰瘀阻络。痰瘀痹阻心脉，不通则痛，故见胸痛、心慌，肾精亏损，出现腰膝酸软，肾开阖固摄失权，故小便频数，肾阴不足，虚火内生，故见心神不宁。因此，益气养阴通玄为基，宣通心脉，佐以豁痰化瘀之品，故痰浊、瘀血自除，滋补肾精之品治其本，标本兼顾，故病自瘥。

病案3

患者李某，男，65岁。因"阵发性心慌、胸痛10余年，加重2月"于2018年3月11日就诊。患者活动后出现胸痛，心前区憋闷不适，伴腰酸，眠中易醒，复睡困难，进食可，大便干结，小便频数，舌暗淡，苔白腻，脉滑。曾行冠脉造影提示"前降支粥样硬化斑块"，此次入院心电图提示：V4~V6 ST段压低，心脏彩超：左室舒张功能减低。既往2型糖尿病病史，自服二甲双胍、格列美脲，血糖控制欠佳。

结合舌、脉、症，四诊合参，患者主要以"胸痛、心慌"为主症，既往糖尿病病史明确，属于中医"心悸、糖尿病心病"范畴，辨证为气阴不足，痰凝血瘀证。治法：益气养阴通玄的基础上，佐以祛痰通络，活血化瘀。

处方

黄芪30g	水蛭6g	地龙12g	大血藤15g
桂枝12g	瓜蒌15g	半夏12g	赤芍15g
当归12g	桃仁12g	川牛膝12g	甘草6g

水煎服，每次200ml，一日一剂，分两次温服，5剂。

二诊：胸痛缓解，偶心慌，睡眠好转，但觉腰膝酸软，小便频数，舌淡，苔薄白，脉滑。在原方基础上加杜仲15g，菟丝子15g，黄精15g。服法同上。

按：患者老年男性，糖尿病多年，久治不愈，"久病入络"，故出现血脉瘀滞，痰瘀阻络。痰瘀痹阻心脉，不通则痛，故见胸痛、心慌，肾精亏损，出现腰膝酸软，肾开阖固摄失权，故小便频数，肾阴不足，虚火内生，故见心神不宁。因此，益气养阴通玄为基，宣通心脉，佐以豁痰化瘀之品，故痰浊、瘀血自除，滋补肾精之品治其本，标本兼顾，故病自瘥。

整理人：董 丽

刘 杨

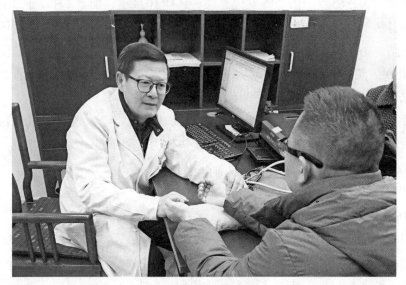

图31

一、个人简介

刘杨（1956–），男，四川省富顺县人。1978年考入成都中医学院（现成都中医药大学）医学系五年本科，1983年考入本校伤寒硕士研究生，1986年毕业留校伤寒教研室工作。研究生期间师承于戴佛延和陈治恒两位教授，两位导师均系成都中医药大学伤寒学鼻祖、全国著名伤寒学家邓绍先先生亲传弟子，从而忝列于四川伤寒学第三代传承人。

二、工作经历

工作期间，除完成教学、科研和临床工作之外，始终遵从仲景"勤求古训，博采众方"之精神，除反复研习《内经》《伤寒》《金匮》和温病学派主要典籍外，亦广泛阅读历代中医代表名家著述和当代著名医家学术思想，确立以研究仲景学术思想及临床经验做为自己主要的学术方向。曾用课题调研、进修以及放假的机会遍访了不少国内仲景学术方向的知名前辈，如北京刘渡舟教授、广州邓铁涛和熊曼琪教授、陕西杜雨茂教授、成都吴康恒和卢崇汉教授等，有机会则跟诊学习和请教。在学习思考与运用过程中逐渐明白了陈修园"六经辨，圣道彰"，"垂方法，立津梁"之义，也十分赞同柯韵伯"六经为百病立法"的学术思想。从而将自己对仲景六经论治体系是外感和杂病合一的辨证论治思路构架的认知做为自己学术的基本坚持。对历代伤寒学派的一些代表人物的学术思想与经验研习有所得时，也常写成文章，曾发表和学术交流过如许叔微、郑钦安、巫燝、邓绍先等伤寒人物的学术思想与经验。

在学术思想成熟阶段，刘杨教授表示要特别感谢恩师郭子光教授的倾心指导，郭老经常谆谆教导说"为学如逆水行舟"，理解《伤寒论》的核心思想是"阴阳为纲"，强调现代中医临床的方向是"病证结合"，要学习研究学术流派但不要有门户之见……。2012年，作为全国名老中医带徒导师郭子光教授当年的唯一弟子，经过三年跟诊学习，发表了十余篇关于郭子光教授的学术思想和重点在心血管疾病方向的临床经验相关文章，出版了四部关于郭子光教授的著作，获得了原国家卫生部、人事部和国家中医药管理局颁发的出师证。其后，又把郭老学术思想申报为国家十五科技攻关计划名老中医研究的子课题加以研究，经过两年的研究成果受到全国课题评审专家学者的肯定。2009年在国家人力资源和社会保障部、原卫生部、国家中医药管理局联合组织遴选中，刘杨教授将恩师郭子光的学术思想积极严谨申报后，郭子光教授被评为我国首届国医大师，也是整个西南地区唯一的国医大师。

此后，刘杨教授的治学之路就是学经典、讲经典、用经典，用经典的思想作指导去思考中医学的发展。坚持六经为纲的思想为众多本科班、硕士班、博士班、全省中医优秀人才班、西学中班、留学暨进修班等讲授《伤寒论》，也讲《金匮》《温病学》。临床主要在医院心内科发扬六经辨证思想和方法"病证结合"防治心血管疾病，积累了相当经验，发表相关研究文章二十余篇、编著相关著作近十部。并且受邀到日本、泰国、新加坡、德国等作仲景学术思想研究和心血管疾病治疗经验的交流、演讲以及阶段性临床执业。曾先后担任成都中医药大学伤寒教研室主任、临床基础系副主任，四川省中医药学会仲景学术专委会副主任。2016年，被四川省中医药管理局、省卫计委、省人力资源和社会保障厅授予"四川省名中医"的荣誉称号。

三、学术思想

（一）主张概念清晰地学伤寒、用伤寒

厘定概念是目前伤寒学术研究中的重要任务。《伤寒论》的研究历经1800多年，形成了不少流派，所谓各家有各家的伤寒，所论所讲似乎都有一定道理。但讨论相同论题却难以形成统一概念，形成这种现象的主要根源其实在概念分割。比如六经，有人从形质角度解、有人从气化观念解、有人从实用角度解，各执一词，难免概念含义不统一，同样命题却没有清晰而统一的概念怎么能形成共识呢。正因为这种概念割裂，使得专家们口中尊医圣、实际临床时难以用六经为纲，《伤寒论》的教材概念总是含混、甚至前后矛盾。如果继续这种概念混沌状态，不仅中医学习者难以真正把握仲景学术精髓，中医学

的发展可能因此受困而停顿，使得中医的现代化变成茫然的西化。

1.遵阴阳为纲，六经辨证是疾病阴阳分证方法

《伤寒杂病论》问世，代表着中医学在东汉末年产生了跨越式的发展，其核心就在于论中构建了六经辨证论治体系。仲景选择太阳、阳明、少阳、太阴、少阴、厥阴做六经病证篇首，反映了全书核心思想在于遵《内经》提出的阴阳为纲思想。所谓六经，就是阴阳一体划分出的六大阴阳状态。疾病就是阴阳失调，基本之证就可以划分为六大阴阳证类。

我们需要注意的是《内经》讨论阴阳的范畴太广，因而混沌。仲景讲阴阳是为了给人体病症的阴阳立法，为了使我们临床辨证更为明晰，因而有明确的针对性和实用性。所以，六经辨证使阴阳为纲在疾病的辨证中更为清晰实用、更有利形成理法方药的完整体系，六经证治的体系框架使中医辨证论治学产生了一个体系完整的飞跃，从而成为临床经典、医圣之作。坚持中医的六经辨证，实质上就是坚持以阴阳为纲。

仲景论述的六经辨证治疗体系其实是一个辨证论治的框架，可以被后世不断地充实完善，其后的金元医家、明清的温病学家，看起来是不同的流派，其实是从不同的角度发展着六经辨证论治体系，从脏腑病机的细节上、从致病寒温不同的邪气病变论治中充实和完善着六经辨证论治的内容，因为我们所有中医学流派的宗旨就是遵阴阳为纲。中医学的未来、包括我们的现代病证结合治疗的方向，始终将坚持以阴阳为纲的导向，医圣仲景的辨证思想也将照亮着中医学未来的发展方向。

2.以正气为本，扶阳气是贯穿全论的基本理念

《伤寒论》从太阳病到厥阴病，全论始终反映出的就是阳性正气抗邪的盛衰过程，故扶阳气是贯穿在《伤寒论》六经病证治中的基本思想之一。自清·吴鞠通指出："伤寒一书，始终以救阳气为主"之后，一般医家常常因阳气易伤而把《伤寒论》之扶阳气片面理解为温阳，其实只要对《伤寒论》的有关内容进行分析，就会发现扶阳气的概念不只是局限在温阳的范围。

首先，从历代医籍医论中，我们发现扶阳气概念并不局限。《经籍纂诂》释"扶"为护也、助也、治也，意有保护、帮助、调理之义，扶阳气亦当包含保护阳气、资助阳气、调理阳气之多方面。因为阳气的重要性贯串于疾病发病及病机和调治全过程，诚如《内经》言："阳气固，虽有贼邪，弗能害"，"故犯虚邪贼风者，阳受之"，"阴阳之要，阳秘乃固"，"阳气者，若天与日，失其所，则折寿而不彰"。故凡疾病之预防、病因病机、发展预后，都必须考虑到保护、资助、调治阳气的种种问题，这些问题都可以纳入扶阳气的思想体系之中。

事实上，历代医家在扶阳气上已经有了超过简单温阳的思想。如宋·庞安时《伤寒总病论》讨论摄生时言"君子春夏养阳，秋冬养阴，顺天时之刚柔"，春夏之养阳当通过"扶阴气以养阳气"，秋冬之养阴当通过"扶阳气以养阴气"而实现，正说明，通过摄生等方法而保护和协调人体阴阳，亦包含扶阳气于其中。尔后医家，对《伤寒论》扶阳气的问题逐渐有所阐发，如明·赵献可《医贯》认为高明的医生，"每寓扶阳抑阴之微权"。明·周之干《慎斋遗书》称先哲仲景"有扶阳之义"，"人身以阳气为主，用药以扶阳为先。如上焦闭塞，阳气不能下降，须开豁之，中焦阳气不能上升，须温补之，下焦阳气不能收藏，须求肾纳气"，把宣通阳气和温补阳虚，都串于扶阳气中，从而使扶阳气的概念逐渐完善，对后世医家影响很大。目前为止，部分中医院校《伤寒论》教材，也提出了扶阳气是贯穿在《伤寒论》六经证治始终的精神，从而摆正了扶阳气在《伤寒论》中的位置，也使我们对扶阳气概念的认识当更为明晰。

其二，在《伤寒论》证治中可见，各种扶阳气的手段在六经疾病发展演变转归的正邪斗争过程中，起到了普遍的积极作用。即使是开篇之桂枝与麻黄二方，由于桂枝汤解肌祛风、调和营卫而和阳气，麻黄汤解散风寒以保护阳气，总的看来亦符合于扶阳气的指导思想。反之，病邪在表，阳气不支，则病易深入。若正气受损较甚而阳虚明显则常为病入三阴，是故前贤郑钦安《医理真传》曰："凡三阴病从温补为要，是阴盛阳必衰，故救阳为急"。虽然在三阳病变中，阳气受损相对为轻，但阳气在病机及传变中的重要作用不可忽视。凡体质阳盛者，病多从阳盛之化。若阴盛阳虚者，则病多从阴寒之化。陆九芝"阳明为病，虽危不危"，即从燥热的阳明病阳气损伤常不明显而言其预后，若阴盛阳虚，则只能"救阳为急"了。因此，三阴病之预后，通常不如三阳病为乐观。所谓"阳存则生，阳亡则死"，仲景在论中多处谈到"脏结无阳难治"，"厥不止者死"，"息高者死"，"脉暴出者死"等等，均在说明阳气病机的重要性。值得注意的是，仲景在谈到阳热病治时，常论及白虎加人参，大黄泻心加附子，意在无论何种病机，均须及时有效地保护阳气，一旦有阳气不支的现象就要即时温补阳气，以防阳气的进一步亏损。

需要说明的是，在《伤寒论》中，扶阳气与存阴液从来就是一个辩证的统一关系，但在外感病的产生及始终都贯串了扶阳气的指导思想，因此，仲景全书虽无明确的"扶阳气"三字，但纵贯其中的扶阳气概念显然不能过于局限。

其三，扶阳气在《伤寒论》六经证治中有着非常丰富的论治内容和规律。《伤寒论》扶阳气首先重视保护人体阳气的充盛，贯彻"上工治未病"的思想，在各个阶段中注意保护阳气，消除各种损伤阳气因素以达邪去正安的目的。如为了避免医源性损伤阳气，仲景论中列举了很多误治失治的条文，告诫医者要正确辨治，以免伤正而邪陷。论中因汗、吐、下等法误治者123条，其中有明显伤阳结果的75条，占一半之多，故后人有曰《伤寒论》为一部救误之书，意本在此也。又如为消除病理性损伤阳气因素，仲景又特别强调把好太阳、少阴两关。因太阳主表，治之失当邪易伤阳而内传。太阳、少阴为表里，少阴阳气蒸化两者敷布于太阳，使之卫外而固，这是其内在联系的核心，故《伤寒论》治太阳病处处慎防伤及少阴之阳，如"阴阳俱虚不可发汗"，"无少阴证者，大青龙汤发之"。同时也列举了不少太阳病治之不当，易伤及少阴阳气之例。如29条太阳病，选经误治，遂致肾阳虚衰汗大出而亡阳。而一旦病入少阴，仲景又以大量的条文告诉我们少阴病是生死关，"阳存则生，阳亡则死"，扶阳治疗必须积极果断。

在扶阳论治中，仲景把宣通与温补作为扶阳气的二大法门，一方面要保持阳气运行的宣畅，从而使其温壮为代表的诸种功能得以实现，另一方面对阳气虚损又当温补。表现在：三阳病务使阳气宣通，因三阳为三阴之表，多为早中期，阳气在抗邪过程中，常因邪阻而成郁滞，故赵献可云："凡外感病俱从郁看"，如《伤寒论》中的温散法、调枢法、承气法、通阳化气法、利水法等都可以使阳气通畅，邪去而阳气调达。三阴病重在温补扶正，因肌体抗力已衰，多表现为阳虚证。当然，三阴病扶阳气重点有别，此不赘言。

其四，《伤寒论》中扶阳气的思想对中医临证的指导有着非常重要的意义，其思想不仅影响着后世的温补派，即使是温病学派也继承了《伤寒论》中的扶阳气精神。如叶天士《温病条辨》云："如面色白者，需要顾其阳气"，王孟英《随息居》说治温热病"存阴者存正也，存正即是扶阳气"。此外，叶天士还提出"通阳不在温，而在利小便"，吴又可以达原饮治"邪伏膜原"，叶天士以温胆汤治邪留三焦，分消上下之势，宣通气化，望战汗之门户等，都是受《伤寒论》宣通阳气、调理枢机的启迪而来，与《伤寒论》扶阳气精神理无二致。

综之，扶阳气是《伤寒论》中反映出的重要思想之一，其禀承于《内经》，发扬于仲景，光大于后世。由于阳气在六经发病、传变、生死预后等方面的重要作用，决定了仲景《伤寒论》必然通过各种方法和手段保护、调理、强壮、振奋阳气以达正胜邪去、阴阳平秘的目的，这样形成的《伤寒论》扶阳气概念并不完全等同于单一的温补阳气概念。通过对扶阳气概念的有关讨论希翼对扶阳气学术思想有更深入探讨，也将对中医有关基础理论及临床包括心血管疾病方向面临的一些临床问题的解决都有促进作用。

3.重正邪阴阳，是《伤寒论》教学的基本要素

正邪斗争、阴阳动变正是《伤寒论》首次构建六经辨证论治的完整理法方药体系的核心要素，也必然成为伤寒教学的基本要素，要明白地告诉《伤寒论》的学习者。

首先，六经病证是由正邪相争阴阳动变构成的有机体系。伤寒六经实则非"经"，是仲景根据"人与天地相应"思想，以阴阳为纲，把人体各脏腑经络、气血津液等全身的生理过程所反映出来的阴阳气的量与态的变化加以高度的归纳，概括为太阳阳明少阳、太阴少阴厥阴六种阴阳状态。《素问·五运行大论》云："夫阴阳者，数之可十，推之可百，数之可千，推之可万。天地阴阳者，不以数推，以象之谓也。"《伤寒论·序》中亦提出："夫天布五行，以运万类，人禀五常，以有五藏，经络府俞，阴阳会通，变化难极。"故从整体阴阳的高度上去把握人体阴阳变化是最具智慧的方法，并以阴阳为纲统分百病，不被五行脏腑经络气化等无穷变化所束缚，不至于沦入头痛医头的盲目状态。著名医家郑钦安在《医法圆通·序》中说："沉潜于斯二十余载，始知人身阴阳合一之道，

仲景立方垂法之美"，"始明仲景之六经还是一经，……万病总是在阴阳之中"。显然，伤寒教学必须把明确阴阳动变作为教学要素，方能使学者臻于《内经》所谓"谨熟阴阳，无与众谋"的境界。

《素问直解》云"四时不正之气，皆谓之虚邪贼风"，但《伤寒论》根据东汉时代发病环境，仅选择寒邪为代表，充分描述邪气在发病、演变中的作用和以正为本的精神。贯穿始终的正邪相争，正是导致人体疾病阴阳不断动变的根本因素。人体异变的阴阳形式从大的方面表现为太阳阳明少阳、太阴少阴厥阴病六大类型，把握好正邪阴阳四字，犹如切中了《伤寒论》理论的精髓，使学习者在辨识疾病中始终能执简驭繁，保持清晰的头脑，固守正气，取得最佳疗效。

其二，要把握正邪阴阳要素使学习者建立明晰的六经辨证思维。人体阴阳按"道生一，一生二，二生三"来看，对立互根的阴阳两面合则为一个阴阳整体，分则成为三阴三阳六经，就从整体上包容了人体疾病的一切阴阳变化。阴阳变化重在阴性与阳性的定性认识，病态中的偏差都是由于邪正相争而致。虚邪贼风之犯人，必由表入里，故《伤寒论》依《素问·热论》之序讨论太阳、阳明、少阳、太阴、少阴、厥阴各经之病，不外就是分清表里两方面的阴阳动变。表里阴阳病机变化万千，然其病机变化必有其原因，这就是不同强度与性质的正邪相争导致不同性质的阴阳变化，所以，把握正邪相争这条主线就是展开病机分析的捷径，也是理解《伤寒论》六经辨证的要素。

分析《伤寒论》中的正邪相争病机，其实不难看出张仲景有意识地把自表至里的正邪相争分类为三大形式。即：正邪剧争、正邪分争、正不胜邪。

表证中的三种正邪相争：表证即正邪相争在机体表层而使肌表阴阳（营阴卫阳）失调的状态，在六经病证中属太阳病。代表《伤寒论》表证中三种正邪相争形式的病证是太阳病伤寒类证、太阳病中风类证及邪气内入后虚实诸变证，当正气强盛而骤感严重邪气往往形成正邪剧争在表，当正气较弱而感邪亦不重往往形成邪正分争之表证。《伤寒论》太阳病篇详述太阳伤寒、中风两大类表证，正因为其代表着外感风寒而发为正邪相争较剧与正邪分争之两大类型。除此二证之外，太阳病篇用大量篇幅描述的太阳变证均属正不胜邪，邪气深入之里证。

推而广之，如果外感非风寒之邪，其三类正邪相争形式仍然存在，正不胜邪而深化为里证的机制亦与太阳篇所述类同，从而使《伤寒论》所述太阳病内容具有典型性意义。邪犯太阳肌表的正邪相争方式可以有很多，但都不外乎在以上三种正邪相争机制中转换与过渡，学者自可领会其义，仲景亦不必面面俱到地进行论述。况且以正邪相争的复杂性和阴阳变化的多重性，使任何一位医家都不可能把太阳表证能一一道尽，故《伤寒论》太阳病篇在指导太阳表证的辨治中始终是经典性框架。

里证中的三种正邪相争：里证即正邪相争导致体内阴阳失调的状态，在六经病证中除太阳表证外当都属里证。反映《伤寒论》里证中邪正俱盛的正邪剧争是阳明病证。而单纯的少阳病则邪正俱相对较弱而呈分争之状，正不胜邪则病入三阴。由于三阴具有明显的脏腑属性，根据正气虚损程度和定位定性，分别有太阴病证、少阴病证和厥阴病证。

邪气内入是否化热与其性质相关，但更主要的是与正气强弱相关。正气越强则化热能力越强，若正气弱则热化无力并常以正虚为主而表现为深层的脏腑虚损。虽然邪气内入而产生的里证错综复杂，而其大的正邪相争形式却不外三大方面，一切变化皆在正邪斗争的几种形式中演化和深化。犹当邪气深入三阴，脏腑损伤，其病机更为深刻而严重。但六经辨证却能够指引我们从把握住正邪相争形式入手认识六经阴阳变化，再结合脏腑病机理论，就能使我们辨证论治中临变不乱，胸有成竹。

一本《伤寒论》不能道尽人体疾病所有病机变化，却以正邪斗争为主线，以阴阳动变为灵魂，为我们指出了最符合中医基本思维精神的辨证方法，这正是《伤寒论》"道经千载更光辉"的精髓所在，自然成为伤寒教学的要素所在。伤寒教学始终以六经阴阳为纲，把握住正邪阴阳动变要素，才能使学习者读懂《伤寒论》，提升辨证论治的境界。

（二）主张用六经辨证思想病证结合辨治心血管疾病

张仲景遵《内经》阴阳动变观，创立六经辨证论治理论体系，对现代中医病证结合防治心血管疾病的临床模式同样具有重要指导意义，此以冠心病的六经辨治思路作一典型经验讨论。

1.冠心病的六经基本病机辨

凡病通常始终存在一种较固定的病理改变，并反映出相应的阴阳变化之象为中医所辨。冠心病亦同理，从冠心病流行病学调查可见其发病的一个基本前提是患者的禀赋日渐衰退、正气虚亏，《素问·阴阳应象大论》云："年四十而阴气自半，起居衰矣"，《素问·上古天真论》又论男子"五八，肾气衰，发堕齿槁"，孙思邈《千金要方》亦云："人年五十以上，阳气日衰，损与日至，心力渐退"，都说明在冠心病高发的年龄段，患者已正气虚亏，心肾皆损，其实质就是少阴虚损为基础。即使个别年龄较小患者，亦常因摄生不慎而有未老先衰之机。《伤寒论》中少阴病正是以心肾虚亏为基础的病变。在少阴虚损、人体气血阴阳根基不足之上，再因膏粱厚味、七情内伤、劳逸失度、外邪侵袭等各种因素，产生血瘀、寒凝、痰阻等，使"邪在心，则心痛"（《灵枢·五邪》），冠心病即可随之产生。正如仲景在《金匮·胸痹心痛短气病脉证并治》中云"阳微阴弦，即胸痹而痛。所以然者，责其极虚也"。

冠心病一旦产生，患者始终都具有不同程度的共同症状：一是乏力气短神疲，动则更甚，乃少阴虚损基础上偏于心气虚之象；二是心前区或胸骨后疼痛，呈刺痛或闷痛状，部位较固定，属瘀血寒凝、痰湿阻痹之征。这种本虚标实的病机贯穿疾病始终，又随病情发展，或脏腑气血亏损等本虚加重，或瘀血寒凝、痰阻络痹等加重，故贯穿冠心病始终的基本病机为少阴虚损、本虚标实，治疗当始终针对基本病机并随其标本缓急变化而建立六经辨治体系。

2.以改善少阴病本虚标实病机为基本治法

针对本病少阴心肾虚亏的基础上偏显气虚血瘀的基本病机，宜以补虚益气、化瘀宣痹为基本治法。刘杨教授在长期临床中结合师传经验和冠心病治疗进展，选用制首乌、仙灵脾、黄芪、川芎、葛根、丹参等药物组成本病基本方。方中用制首乌补肝肾、生精血，仙灵脾略温少阴肾阳，黄芪宜量大以助少阴心气行血之力，用川芎、丹参活血化瘀止痛，配葛根升阳解痉。对少阴病初起，冠心病病情较稳定而少阴寒化热化均不甚明显者，单用本方亦可改善冠心病的基本病机。若患者有心绞痛发作，必含服速效救心丸、麝香保心丸、复方丹参滴丸等，以求迅速止痛。

例1

李某，男，45岁。本校职工。2004年10月5日诊。胸闷刺痛，动则加重，神疲乏力等反复2月，心电图提示心肌缺血和血脂偏高，患者形体较胖，神情略显抑郁，舌略黯淡而苔薄，脉沉弱略滑。辨为少阴病（痰瘀痹阻心脉证），嘱其闷痛时含服复方丹参滴丸，处以基本方加味：制首乌15g，仙灵脾10g，黄芪40g，川芎15g，葛根30g，丹参15g，全瓜蒌30g，郁金15g，法半夏15g，薤白15g，谷芽30g。服5剂症减，神情好转。服20余剂后症状基本消失。乃嘱以基本方药物为散，患者坚持服用近1年并配合适度体力锻炼，经心电图等检查一切正常。3年后又去青藏高原旅游等均无恙。

3.以基本方加减辨治冠心病复杂病机变化

（1）以少阴病机为主体的变化证

少阴病机主体内的变化有阳虚寒化和阴亏热化两个方向，临床又以阳虚寒化为多。当气虚急重时，冠心病可表现出阳虚寒盛，并伴痰瘀阻痹、络道挛急的加重，症状可表现为心绞痛的恶化或病情向心梗、心律失常及并发心衰方向发展。大量的临床和实验研究资料亦表明少阴寒化证主方四逆汤、真武汤等均具有肯定的抗心肌缺血及心衰的作用。标症渐缓后，还可于上法中适当加入动物温阳生精之品以固本。

例2

黄某某，男，76岁，2006年11月20日诊。患者半年前因冠心病急性下壁心肌梗死、Ⅲ度房室传导阻滞住院救治至今，仍神疲厥逆，时有胸闷心悸，头晕气短，语音低微，面色萎白，双下肢凹陷性水肿，振振欲擗地状，测血压仅55/35mmHg。辨为少阴心肾阳气大虚、水气泛滥、心脉痹阻。治当在补虚益气、化瘀宣痹基础上，大力温阳化水，否则不能固脱。施以基本方合真武汤加减：制附片（先煎）50g，黄芪50g，红参15g，川芎15g，葛根30g，干姜15g，法半夏15g，谷芽30g。方尽6剂，肿消尽，但神疲厥逆及晕仆，低血压等改善不多，属病重药轻，于上方去生姜、白芍、白术、茯苓等，加制附片至100g、干姜至30g、北细辛10g、仙灵脾15g、五味子10g、麦冬15g、炙甘草8g。再进10余剂后，血压升至125/80mmHg，神疲肢厥等诸症明显改善，乃将制附片渐减至30g左右，维持治疗数月，改用人参鹿茸黄芪三七等为散以固本。目前患者血压正常稳定，全身情况良好。

当阴亏血少明显时，冠心病可表现出少阴气血阴阳俱虚的复杂病症。心气不能振奋、阴血不能濡养，可在本病基础上见心悸心烦，甚至潮热耳鸣难眠诸症，心律失常易随之出现。治宜于基本方中加生脉散及滋阴养血之品随证治之。

例3

汪某某，女，48岁，1993年10月27日诊。患者长期吸烟，一周前自觉心悸心慌，头晕失眠，气短乏力。心电图提示"下壁心肌缺血，频发室性期前收缩"。察其形体偏瘦，精神欠佳，舌质淡有瘀点，苔少，脉细促。血压90/60mmHg。辨为少阴气虚血弱，心失滋养而夹瘀滞。用基本方合炙甘草汤加减。黄芪30g，红参15g，炙甘草10g，麦冬30g，阿胶（烊服）15g，生地20g，五味子10g，酸枣仁15g，丹参20g，桂枝10g，生姜10g，大枣15g。服6剂后复查心电图正常，但脉仍细数，脉律已正常，仍以上方善后。

（2）以多经病变并见的变化证

冠心病以少阴病为基础，而少阴之阴阳又为三阴三阳之根本，故其病常见多经病机间的相互影响和变化。

1）太阳病与冠心病　太阳之气根于少阴，故冠心病患者肾虚显著者相对容易感受外邪，加重心脉痹阻，使少阴更虚，因此，冠心病患者预防和及时治疗太阳病有重要意义。

例4

朱某某，女，69岁。2007年6月15日诊。冠心病史近10年，素易外感，今受凉5天，恶风有汗，时引胸闷乏力，头昏，面白形胖，脉略浮软，舌稍淡苔薄白。辨为少阴虚损而兼太阳中风，以基本方合桂枝汤、生脉散加减：黄芪40g，川芎15g，葛根30g，桂枝10g，白芍15g，大枣15g，瓜壳15g，太子参30g，麦冬15g，五味子10g，炙甘草10g，生姜12g。服3剂而太阳病解，病情稳定。

2）阳阳病与冠心病　冠心病形成后大多少阴虚损、心脉痹阻，故难见到单纯阳明病变者。但冠心病又属本虚标实，患者在较长期的邪盛标实病机过程中，亦可逐渐痹阻心脉、损伤少阴。故对某些阳明病变而见有形之邪阻滞者，及时有效地治疗阳明病，可达截断疾病进一步向少阴病冠心病方向发展。

例5

吴某，男，54岁。2001年10月18日诊。发现血压、血糖、血脂、血液黏稠度、体重等均高1月，面色红光，口唇红干，神情言语偏激高亢，喜食肥甘。舌红苔中部黄干，脉弦紧略数。辨为阳明病夹肝阳上亢、痰浊瘀滞。以泻热去实的三黄石膏汤加味：黄连10g，黄芩20g，黄柏15g，石膏40g，丹参20g，葛根30g，地龙15g，决明子15g，泽泻15g，法半夏10g，川牛膝15g。其后患者除戒绝烟酒糖及肥甘厚味，每天坚持运动1小时，服药2月余查血脂、血糖、血压降至正常。仍以上方加减，服药达100余剂，体型亦改善，复查各项指标均正常。

3）少阳病与冠心病　冠心病见少阳病机多见于冠心病复感外邪，邪气入里与正气相分争，或冠心病本虚标实阻碍少阳枢机气机，从而表现出枢机郁滞、相火上炎诸症。

例6

冉某某，女，51岁。2006年3月28日诊。患高心病、冠心病及慢性胆囊炎等数年，近1周来胸胁闷痛，偶有心前区刺痛，心烦眠差，口苦咽干，头晕乏力，面色萎黄，舌略红苔薄腻。辨为少阴虚损兼枢机不利、相火内炽。以复方丹参滴丸备用，方以基本方合小柴胡汤化裁：

柴胡15g，黄芩20g，青皮15g，延胡索15g，瓜蒌皮15g，法半夏12g，太子参30g，黄芪40g，炒杜仲20g，制首乌20g，葛根30g，丹参15g，大枣15g，生姜10g，炙甘草10g。3剂症减，仍眠差，再加炒枣仁20g继续服用2周，诸症悉平。

4）太阴病与冠心病　太阴为后天之本。一般而言，少阴为病，太阴的气化则乏力，若冠心病而太阴功能受损突出者，常兼有较明显的痰浊上泛，加重心脉痹阻。

例7

袁某某，女，77岁，2006年8月28日诊。患高血压、冠心病、慢性支气管炎、慢性鼻炎等10年余，反复痰多胸闷头晕，纳呆神疲，食少腹胀等，加重1周，心电图提示有ST段下移等。察体胖面白，舌淡苔薄白滑，脉沉略滑。辨属少阴虚损，太阴失运，痰瘀阻滞。治以基本方合苓桂术甘汤加减。

茯苓20g，桂枝10g，白术15g，黄芪40g，川芎15g，葛根30g，丹参12g，瓜壳15g，法半夏15g，炙甘草6g。共10剂而诸症得平。

5）厥阴病与冠心病　当冠心病少阴虚损继续发展可因少阴之阳不能温脾暖肝，出现心肾肝脾多脏虚寒，阴凝则厥阴之阴血不能敷布，阴血虚而不能制约，则相火常夹风上亢，其病可出现厥阴病之寒热错杂的复杂状况。

例8

黄某某，女，54岁，2006年7月31日诊。查出高血压冠心病半年，西药治疗副作用明显。就诊前查TG2.25mmol/L，心电图见下壁ST改变、Ⅱ度房室传导阻滞、频发房早。胸闷时痛，善太息，时心空乏力，喜温喜按，心悸夜甚，耳鸣心烦，口干唇红，四末微凉。舌红苔薄腻，脉沉迟略弦，时有结代，参伍不调。测血压150/60mmHg。辨为少阴病气血阴阳皆虚，兼厥阴寒热错杂之心脉痹阻，嘱闷痛时服用麝香保心丸，治拟基本方合乌梅丸加减：乌梅15g，制附片10g，黄芪40g，红参10g，桂枝10g，干姜10g，黄连10g，黄柏12g，当归12g，川芎15g，葛根30g，全瓜蒌20g，酸枣仁20g，麦冬15g，五味子10g，焦楂30g，炙甘草10g。3剂后始效，诸症渐减，以后治疗均以此方加减，胸闷不舒加薤白、法半夏、全蝎，脉压过大加细辛、炒杜仲，潮热明显加二至丸、脉律不齐重用炙甘草加苦参、乏力明显加刺五加，并配合适度运动。治疗半年后，血压稳定在

130/70mmHg左右，自觉全身情况良好，病情稳定。

刘杨教授总结说，我们在心血管疾病的临床辨治中可以发现，医圣张仲景的六经辨证论治思想与方法确有十分重要的临床和理论指导价值。在现代临床中，六经辨证心血管疾病的价值还没有被充分挖掘出来，问题的存在很大根源要归于中医伤寒学术的纷争与概念的厘定不清之中。在医学飞速发展的今天，每个中医人都应该感到相应的压力。对仲景学术的探索、对六经辨证论治思想与方法与现代疾病认识的结合的路上，我们必将负重前行。

整理人：刘　蕾

谢 文

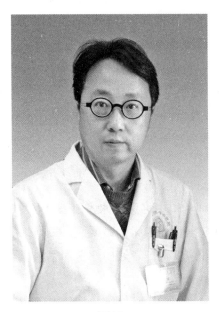

图32

一、基本情况

谢文，教授，主任医师，硕士研究生导师，四川省中医心血管质控中心业务主任、成都中医药大学附属医院心血管二科科主任，成都中医药大学附属医院四川省"十四五"重点专科（心血管科）项目负责人，成都中医药大学附属医院心衰中心委员会和胸痛中心委员会业务总监，四川省重大疾病心衰病（心力衰竭）中医药防治中心负责人。目前系四川省名中医，四川省中医药管理局学术和技术带头人，中国卫生信息与健康医疗大数据学会（心脑血管专业委员会）委员理事，中国医药生物技术协会心电学技术分会无创心脏电生理专业委员会委员，中国中药学会心血管药物研究专业委员会常务委员，四川省中医药学会心力衰竭专委会主任委员，四川省心脑血管病防治专项行动专家组副组长，四川省老龄健康发展中医医疗组副组长，四川省中药学会常务理事，四川省中西医结合学会心血管专业委员会副主任委员，四川省老年医学学会心血管专业委员会副主任，四川省老年医学学会动脉硬化专业委员会副主任委员。

1994年于我院率先开展24小时动态心电图检查技术，2000年成为中医界第一批拿到

GCP认证资格者之一，同年于我院引入食道调搏心脏电生理检查和永久心脏起搏器植入术，开四川省中医院心脏介入之先河，2001年作为访问学者赴奥地利开普勒大学附院林茨AKH心脏中心深造学习，2002年于我院较早开展省级双盲双模拟中成药临床试验。

二、科研成果

多年来谢文教授热心科研，致力笔耕，先后承担多项国家级、省级科研课题，主持、参加国家科技部、四川省中医药管理局等科研课题及Ⅰ、Ⅱ、Ⅲ期临床试验20余项，在核心期刊发表论文20余篇，科研硕果颇丰。

谢文教授重视中医科研，重视科学方法的求索验证，他坚信中医丰富的精神内涵当以更加国际化的学术形式林立世界，作为中医医生，当不断求新探索，力求循证支持，努力光耀中医药文化。目前中医药科研领域受国家高度瞩目，我们要对中医科研充满信心，努力以自己的热忱在中医药领域付出光热。

三、师表之仪

谢文教授师门深广，曾师从川中名医刘永家、罗才贵、黄俊玉、曾上吉等。作为川派医家后人，他潜心研读医药著作，摸索精微要义，最推崇的近代四川名家当数唐容川、萧龙友、蒲辅周、方药中、任应秋等。各家门户学术思想异彩纷呈，谢文教授乐飨医海，求知若渴，假巨人之肩，力臻出蓝致远。

治学方面，他严谨朴实，好为人师，讲课时既深入浅出，又层次分明、活泼生动，结合丰富的临床经验举隅，严肃的医学课堂也能变得妙趣横生。为提高学生临床思维，会定期组织科室老师跟学生分享临床技能、心得体会及论文分析解读、撰文技巧等，全方位鼓励学生积极参与临床试验，撰写、发表高水平科研文章。每日科室晨交班，一贯坚持组织学习中医古籍经典条文，以提高中医传统思维。在他看来，做学问一定要知行合一，读书和临证二者不可偏废。当今读书当与时俱进，除了通过古籍经典等迅速提高临床技能，更应借助现代各种网络科技手段了解最新动态，走在医学信息前沿。

"医以济世，术贵乎精"，而"医非博不能通，非通不能精，非精不能专。必精而专，始能由博而约"，复杂的生命系统、中医药理论和临床特殊性不断要求多学科渗透发展，一个合格的医者，当多读多思，广师求益，在各科涉猎中不断完善知识网络体系，日积月累才可胸有准绳、融会贯通。

身为一介书生，他学而不倦，生活中更是爱书嗜书，个人藏书即有数千册，是一个实实在在的"书迷"。求索医涯半生，他早已习惯与书山学海为伴，每日无论如何繁忙，必会匀暇捧读一二，于卷帙开合之间觅一段书香清冽，甘之如饴，想必这便是"书卷多情似故人，晨昏忧乐每相亲"的意趣所在吧。

谢文教授尤喜儒道之思，好中庸理学，《中庸》所云"不偏之谓中，不易之谓庸；中者，天下之正道，庸者，天下之定理"，以中庸之道处世可处常达变，和而不流；以中和之道为医，可博学审问，慎思笃行，这正是一个医者应当恪守一生的箴言。"尊德性而道问学，致广大而尽精微，极高明而道中庸，温故而知新，敦厚以崇礼"，此为中庸精髓，也是他的人生信条，"医以活人为务，与吾儒道最切近"，虽不可为良相兼济天下，然皓首穷经以尽医理，亦可略展一番经世致用的宏图。

医学之外，谢文教授在古货币领域亦有所建树，他曾作为副主编出版民国铜元马兰钱币鉴赏书《幽兰识》及四川民俗鉴赏书《花重锦官——四川名俗钱币撷英》两书，书中深入剖析了古蜀地区独特的儒释道文化渊源，亦厘清了四川自古以来经济脉络的发展走向，为四川的历史、经济、文化研究奉上了精彩的一笔。

四、学术思想

（一）顾护中焦，善调后天

脉承李杲《脾胃论》之思，谢文教授重视调补中焦，培养后天脾胃之本。脾胃居中州，乃气机升降之枢纽，脾胃健运则阳升阴降，脾胃伤则诸病皆生。周慎斋云："凡病颠倒难明，必从脾胃调理"，因而当机体阴阳失调时，从中焦论治效果显著。无论新病痼疾，全程用药均会顾及胃气，常佐生麦芽、姜枣、甘草等顾护后天之本，且多以四君子汤、参苓白术散、补中益气汤、归脾汤、升阳益胃汤等方剂调补中焦，随证各异，以应病机之变。

四君子汤，以人参、白术、茯苓、甘草为药，为治疗脾胃气虚证的基础方，谢文教授亦常以此作为补益脾胃之基本用方。

参苓白术散是在四君子汤基础上加山药、莲子、白扁豆、薏苡仁、砂仁、桔梗而成，可益气健脾、渗湿止泻，主治脾虚夹湿证。其中山药、莲子健脾止泻，扁豆、薏苡仁健脾渗湿，砂仁醒脾和胃、行气化滞，桔梗开宣肺气、载药上行，除可补益脾胃外，参苓白术散化湿行气、健脾宣肺更甚，且散剂燥湿更强，可作止泻之用。

补益脾胃若使用参苓白术散仍不如意，则再言补中益气汤。该方首载于李东垣《脾胃论》，与参苓白术散共含补气健脾之人参、白术、甘草，治脾气虚弱诸症。但该方有黄芪、升麻、柴胡等益气升阳，加当归养血和营、陈皮理气除滞，除补气除湿外更能升阳举陷、补气养血。针对中焦气虚兼肝阳上亢者，谢文教授常将升麻以少量桔梗代替，因桔梗性轻味薄，可作"舟楫"载药上行，不易引动肝阳。心脾气虚兼阴虚者，则可在补中益气基础上加用30~50g山药，补益诸脏气阴。若肝肾阴亏甚，则再增山茱萸补益肝肾、滋养元阴。

除补中益气汤外，谢文教授还喜用归脾汤益气补血、健脾养心。该方源于《严氏济生方》，后《正体类要》将严氏归脾汤加入当归、远志，沿用至今，意在使脾气旺而血有所生，血脉充则神有所舍，故名"归脾"，临床只要是心脾气血两虚，皆可参此配伍。运用归脾汤时，谢文教授多依原方本意，然鲜用当归，因当归性偏温伤阴津，他常代之以丹参、鸡血藤、三七等，轻取补血活血通络之功。

若上述方药用后患者仍觉得中焦气虚，考虑余邪蛰伏未尽，湿阻中焦致清阳不升、浊阴不降，极虚之时余邪极可能内郁化热。此时可用李东垣之"升阳益胃汤"，该方在补中益气汤基础上加入法半夏燥湿化痰，合泽泻、白芍祛湿和胃，羌活、独活、防风等升阳祛风，可使正盛邪衰，机体渐复。继升阳益气后，不忘补"命门之阳"，投以小剂量补阳药稍佐少火，从而使"心得命门而神明有主，始可以应物"。

临床补益中气之品诸多，谢文教授习用红景天补诸脏气不足，《本草纲目》记载为"本经上品，祛邪恶气，补诸不足"，为"已知补益药中所罕见"。绞股蓝也常为所用，其性苦寒，可消炎解毒、止咳祛痰，能补益虚劳，现代药理研究证明有神经保护、抗缺血、免疫调节、降糖调脂等药理活性，适于诸脏调节。

中焦为气机枢纽，脾胃为后天之本，气血生化之源，内伤脾胃，则百病由生，中焦以固，则其邪可散。临床中注重调补脾胃，可使脏腑气机升降出入有序，机体脏腑安泰。

（二）病痰饮者，温药和之

早在《金匮要略》张仲景则提出"病痰饮者，当以温药和之"，若肺失宣肃、通调失司，或脾失转输、精微不化，或肾阳不足、蒸化无力，均可引起水津停聚炼而为痰。痰饮既是病理产物，也是致病因素，一旦有形之邪形成，病因和病症互为因果，交织影响。"痰亦实物，必有开导"，借"温药和之"则恰合病机，借温热之药补益脾肾阳气，借发汗、利水予邪出路，可消除发病夙根。

针对阳虚病证，谢文教授常以苓桂术甘汤作为温阳基础方，该方出自《伤寒论》，重用茯苓健脾渗湿利水，桂枝通阳下气，白术协茯苓健脾燥湿利水，炙甘草合苓术健脾益气，合桂枝辛甘化阳。四药合用，化气利水，使水饮从小便去。阳虚甚者，可酌情叠加真武汤，真武汤所治更偏肾阳虚衰，所以去桂枝镇肝平冲，去甘草缓急，而以炮附子温补心肾阳气，白芍收敛肾之浮阳，兼养肝肾真阴，从而阴阳互济，气机条达。

素体阳虚复感外寒者，则用麻黄细辛附子汤，方中三味药皆辛热走阳经气分，内可暖少阴阳气，从小便驱散沉寒，外可越发肾阳，从汗驱散外寒，表里上下无所不达。阴阳两虚者，则常以金匮肾气丸化裁，本方虽以温补肾阳为主，用量却重在滋补肾阴，仅用少量温补阳药，意在"微微生火以生肾气"，正所谓"善补阳者，必于阴中求阳，则阳得阴助而生化无穷"，如此阴得阳生，阳得阴助，阴平阳秘，疾患得减。

总之，温阳化饮过程中，以"温"为首，或化、或散、或利，"和"取"平和、调和"之意，多用清消之品，不可专事温补，以免伤正，碍其邪出。

（三）活血化瘀，贯穿始终

心系疾病多见于中老年人，气虚不能行血，日久则痰瘀阻络，因而活血化瘀之法常贯穿心系疾病全程。

谢文教授常借血府逐瘀汤行此法则，该方出自于王清任《医林改错》，以桃仁、红花为君活血化瘀，赤芍、川芎、牛膝为臣通利血脉，生地、当归养血活血，桔梗、枳壳宽胸行气，桔梗载药上行，柴胡疏肝升阳，五者共佐畅行气血，甘草调和为使。谢文教授常借鉴此方中柴胡、桔梗、牛膝之升降配伍框架，上下相应，从而气机条达，气血得畅。

冠心病是心内科常见疾病，因气虚、寒凝、痰浊所致，以血瘀为核心病理因素，兼寒、热、痰、毒等不同实邪，治以活血化瘀为主，通和各邪为辅。理气行血时，轻者用柴胡、香附，重者用枳实、青皮；兼气虚而滞，加党参、黄芪补气通滞；胸中憋闷甚，加桔梗、枳壳等宣泄郁气；若心中刺痛固定，为血瘀留深，可加丹参、三七强化散瘀止痛。

治疗心力衰竭方面，活血化瘀所用颇多。《内经》提出"平治于权衡，去菀陈莝，开鬼门，洁净府"、"陈则除之者，去血脉也"、"先泻其胀之血络，后调其经，刺去其血络也"等活血化瘀利水之法，《血证论》载："失血家往往水肿，瘀血化水，亦发水肿，是血病而兼水也"，以上皆表明心衰水肿可从瘀论治。针对难治性心力衰竭、顽固性水肿，可活血利水、攻逐邪饮兼温阳，旨在温消"寒瘀"。桂枝为温阳通脉良品，红花、川芎、延胡索、姜黄亦是佳选。若心力衰竭为气虚血瘀证，则可用补阳还五汤，重用生黄芪补益中气，当归尾活血，是大量补气与少量活血的经典配伍，该方虽多为中风后遗症所用，若究其气虚血瘀病机相同，故可借用使气旺、瘀消、络通，诸症向愈。

高血压病治疗中活血祛瘀法也收效颇佳，该病因以脏腑气血阴阳失衡为主，除常规使用天麻钩藤饮、镇肝熄风汤等滋阴潜阳平风外，谢文教授谨记血瘀内停之机，将主治跌打损伤之"复原活血汤"化裁运用，因方中穿山甲破血行瘀通痹之功较强，可改善脑脉痹阻，恢复元神清窍。治疗此类眩晕患者，则鲜用枳壳、青皮、红花等药，因其现代药理研究证明有一定升压作用，使用恐适得其反。

活血可补血，血足可滋源；活血可理气，气行则血行；活血可通络，络通则不痛。活血化瘀之法，辨证论治，可疏其血气，诸身调达。

（四）擅辨六经，引药中病

六经病证是脏腑经络病理变化的反映，某一经的病变，很可能影响他经，发生传经、合病、并病、直中等不同趋势。谢文教授重视六经辨病，喜用引经药直中病所，如古人所云："引经之药，剂中用为向导，则能接引众药，直入本经，用力寡而获效捷也"。

引经作用诸多，其一，可引药入经。借象心之性，常以核桃分心木作心系引经药物。麝香辛香走窜，可引药透达、开窍辟秽，尤擅通心窍，亦常作心经引药。慢性发作性胸痛患者，服用汤剂稳定后，可长期服用麝香保心丸，借麝香走窜而使心脉缓通不滞。左金丸中黄连苦寒入心，吴茱萸辛热入肝，可引黄连之寒清肝经之火。针对不同类型顽固性头痛，引经药可使药性随经而发，如李东垣所云："头痛须用川芎，如不愈，加各引经药，太阳羌活，阳明白芷，少阳柴胡，太阴苍术，厥阴吴茱萸，少阴细辛也"。

其二，引经药可引药直趋病所。如运用通窍活血汤治疗头面痛症时，考虑麝香昂贵，可代之以菊花、川芎等头面部引经药清利头目。血府逐瘀汤以桔梗载活血祛瘀药上行，除胸膈之瘀，桂枝可引药直达肩臂、手指等上肢部位，羌活为上半身疾病引经药，独活、牛膝为下半身疾病引经药，桑枝为四肢病引经药，狗脊为腰背部引经药。

其三，可引正气归宅，如补中益气汤中柴胡、升麻可益气升提治疗中气下陷，舍去柴胡、升麻则升提作用明显减弱。金匮肾气丸中肉桂可引火归原，使上浮之虚阳下归于肾，治虚阳上越的戴阳证及虚火上浮的格拒证。

其四，可引病邪外达，如牛膝可引邪下出，细辛可引少阴寒邪出太阳之表，柴胡可开邪热，使邪气从内达外。

中药引经药是中医用药特色之一，灵活运用可量小而效佳，有点睛之功。临床辨证用药时，综合考虑药性，可灵活加入引经药，提高临床疗效。

（五）擅用风药，升生通透

风为百病之长，善行而数变，易袭阳位。而头为诸阳之会，心为阳中之阳，肺为阳中之阴，故风邪致病多侵犯心、肺、头部。风药具风木属性，大多质轻体薄，可清扬升散，透达内外，使各脏腑升降交通，相济为用。

五脏六腑皆可生风非独肝也，心之气血阴阳不足可生风，邪热痰瘀等实邪也可生风，而出现心悸心慌、心烦胸闷等症，都可视为"心风"之症，从风论治。谢文教授常选川芎茶调散、牵正散、大秦艽散、羚角钩藤汤、天麻钩藤饮、镇肝熄风汤等风剂，防风、川芎、桔梗、柴胡、天麻、独活、细辛、羌活、威灵仙等风药均亦常选用。另外，风药致病虚证居多，宜加补益之品顾护正气，借风药通透升达，还可防其滋腻，动而不静处可促气血流通，机体调和。

心系病病程日久易伤血入络，《素问·缪刺论》有言："夫邪之客于形也，必先舍于皮毛，留而不去，入舍于孙脉，留而不去，入舍于络脉"，叶天士提出"初为气结在经，久则血伤入络"，明确提出"久痛入络""久病入络"等学说。张仲景针对"久病入络"提出虫蚁通络法，叶天士提出辛味通络诸法。谢文教授倍崇虫蚁通络法，将风邪视为无形之虫，因而虫类药等血肉有情之品不仅能祛除袭表外风，更能搜剔久病入腑之内风。现代药理证明多数虫类药物有抗凝、扩血管、保护血管内皮等作用，与中医药性不谋而合。"飞者走络中气分，走者走络中血分，可谓无微不入，无坚不破"，根据种类使用有异：全蝎、蜈蚣、乌梢蛇等偏于化瘀解毒，蝉蜕、僵蚕、地龙等偏于搜风解毒，九香虫偏于破瘀镇惊、泻下攻毒，水蛭则偏于破血逐瘀通经。

药物秉受天性而成，风性灵动易走，故可调理气机，通而不滞。用药时要讲究场合及用量，制其升散太过，如此风药则可在临床治疗中大放异彩。

（六）少火生气，壮火食气

人体之气可分为元气、宗气、营气、卫气等，可调控温煦、防御固摄。五脏之气禀受元阴元阳，又因气机升降出入各异，化生五脏不同秉性。

明代张景岳曰："少火生人之元气，是火即为气。此气为正气，……若正气有余，便是人生之元气。人生元气生于命门，命门者，精神之所舍，而为阳气之根也。故命门之火旺，则蒸糟粕而化精微，所谓人非此火不能有生者是也。是火即是气，……为生人少火，立命之本也"。说明少火即正气，少火生于命门，命门藏之于肾，亦即相火，为立命之本。故当饮食入胃，受阳气煦养，水谷化生精微，上输于心，滋养君火，君火下通于肾，温煦脏腑，以维持脏腑功能，此为少火生气。因此"少火之气壮、少火生气、气食少火"均是人体正常生化过程，"壮火之气衰、壮火食气、壮火散气"则是阳气过亢的病理状态，从少火而转为壮火，反映了物极必反的辨证思想。

为免气火失调，谢文教授治疗时注重扶正固本，常选平和之品补气温阳以生少火。治疗心衰时，遵循心气不足的病机，可用人参四逆汤加减，附子取10~15g即可补气温阳、微生少火，佐炙甘草可解毒、补气。针对心肾疾病之水肿，并不主张以大剂量温阳药物急近利尿消肿之功，因温药多燥热，易耗损正气，使水液泛滥更甚。虚症水肿则以补虚为要，利水为辅。生黄芪补气利水之功强，可益气固表、利水消肿，既补虚又泻实，常为所用。

《内经》"壮火食气、少火生气"理论对临床治疗有重要指导意义，不仅为后世"气火失调"病机奠定基石，也为正确运用温补药物提供了理论依据。平时临床过程中当多加思索，如何增益"少火"而不引热，驱散"壮火"而不耗气，使气火得调，相兼为用。

（七）药材道地，遣方灵动

多年临床潜心探索，谢文教授对各家学说兼收并蓄，尤钟《金匮要略》及《伤寒论》之效方，他认为经方在于化裁使用，以应百家病症，只要病机无误，贯通方解晓义，旧学依然可有新用。遣方用药时，要根据药物升降浮沉、循行归经、药材炮制等精心配伍，力求组方翩跹灵动，形效同彰。

谢文教授注重药物升降浮沉之性，常以药对相投。如桔梗配枳壳，桔梗开宣肺气，枳壳破气消积，一升一降可"通肺利膈下气"。葛根配厚朴，葛根促脾之升清，厚朴助胃之降浊，不寒不热，不燥不湿，常平调脾胃升降失常。

另外，须注重药物炮制，不同炮制方法药性迥异。如生黄芪多补卫气兼排脓止痛，炙黄芪主补中焦脾胃之气。生麻黄和炙麻黄均可利尿、平喘、发汗，但生麻黄利水效佳，炙麻黄则平喘更筹。紫苏叶、梗、子均可入药，皆辛温入肺可调气机，苏叶长于发散表寒、理气宽中，苏梗长于理气舒郁、顺气安胎，苏子长于降气化痰。生柴胡和醋柴胡均可疏肝理气、疏散风热、升举阳气，醋制则可敛其发散之性。生半夏燥湿化痰、降逆止呕、消痞散结，有毒，多外用消肿散结；法半夏经制后毒燥之性得减，化痰之功更强，还可调和脾胃，宜久服；姜半夏性偏温燥，燥湿化痰、降逆止呕之功较强。酸枣仁性味甘平，用于清心除烦、宁心安神治疗失眠；炒枣仁收敛之性更强，用于治疗自汗盗汗。由此可见，辨证准确，考究炮制，可加强临床疗效。

道地药材在中医药文化和临床治疗中作用举足轻重，临床中应该尽可能用材道地。道地川药中，谢文教授喜用川芎，其性辛温，善疏通，可上行头目，下行血海，为"血中气药"，广泛用于血瘀气滞所致诸类痛症及各种风湿痹痛。治疗痛症时常以30g起始，若为瘀血证之实证、热证，剂量稍增可显破血逐瘀、软坚散结之功；针对风寒感冒或非血瘀型头痛，则轻取10~15g即可，以应吴鞠通所言"治上焦如羽，非轻不举"。

另一味川药翘楚便是附子，其性辛、甘，大热，可回阳救逆、补火助阳、散寒止痛。附子很少单药独行，讲究随证配伍，如温阳补肾常配干姜、茯苓、白术，扶阳固表常配麻黄、桂枝、细辛，回阳救逆常配干姜、人参、炙甘草。道地川药中红花不仅活血化瘀、通经止痛，还能走行上焦、通利清窍。针对脑脉痹阻引起的瘀血型头痛，可佐红花加强临床疗效。如王清任《医林改错》之通窍活血汤便可上达清窍，治疗瘀阻头面的诸症疼痛，大有其效。除此，川黄连亦是川药佳品，大苦大寒，可燥湿清热、入心泻火，泻火生用，燥湿炒用，尤适湿热的川蜀地区。根据炮制又功效各异：酒炙治上焦火，姜汁炒治中焦火，盐水炒治下焦火，吴茱萸汤炒治湿热在肝胆气分，醋炒治湿热在心脾。

总之，在临床用药中，辨证准确加之药材地道，可使药性精专，有的放矢。这不仅是对川药瑰宝学术内涵的有力诠释，更是对川药文化千年薪火的绵延脉承。

（九）辨病辨证，中西结合

要提高中医临床诊疗水平，须坚持辨病与辨证结合，运用辨病思维来确诊疾病，对疾病的病因、病变规律和转归预后有一个总体认识，再运用辨证思维，辨析病变阶段和类型，确立治则处方，即遵循"以辨病为先，以辨证为主"的临床治则。

西医知识在循证依据支持下将疾病的生理、病理从微观上阐述得更加透彻，借助西医诊疗体系思维有助于辨别诊断、发病机制及预后转归。在西医辨病基础上，辨别中医之病，明确病机，有助于鉴别诊断及把握治则。如胸痹和悬饮均有胸痛，若是胸部闷痛，历时短暂，向左肩内侧放射，休息或用药后得缓考虑为胸痹，若有胸胁胀痛，转侧、呼吸、咳唾加剧，持续不解，或有肺病病史，则考虑为悬饮。胸痹当从虚实论治，实证祛邪通脉、宣痹止痛，虚证扶正活血、畅行血脉。若为悬饮，总属因虚致实，治以温化利水、攻补兼施。

随着人们饮食结构、生活习惯等改变，许多疾病在前期往往"无证可辨"，而早诊断、早治疗是有效遏制疾病进展的关键。早期诊断多借助西医现代检查手段，此时中医则根据对同种疾病的治疗经验实施预防性治疗。如隐性冠心病，临床可无明显症状，但先按中医胸痹病心血瘀阻证型论治，往往疗效较好。

临床中常可见不同疾病发展到一定阶段出现相似病证，只要明辨病机，则可异病同治。《伤寒论》中最早运用"异病同治"，谢文教授谙习此理，常以同一方剂治疗不同疾病，本质就是根据异病同治。

中西医是两种不同的理论体系，宏观论证中医为优，微观洞察西医见胜。当今社会日新月异，学术环境百尺竿头，一名中医当懂得衷中参西，广涉百家，方可不落人后，行之长远。

（十）双心管理，三宝共调

中医心病学作为一门专事研究心系病症的临床学科，发展态势可谓蓬勃，得到诸多医家认可。谢文教授是中医心病学的倡行者，除重点研究胸痹、眩晕、心悸等优势病种外，还利用心脏超声、动态心电图、心脏介入、心脏电生理、心脏核磁等现代技术提高诊疗水平。

七情如药，用之过害人，适则益于人，充分了解七情特性，便可将情志化为一剂良药。七情与脏腑皆有所属，外邪扰动时五脏皆可病变，双心管理既调理心病，又从不同脏腑切入调理，利用五行相生相克，使情志相互转化制衡。依据五行相生相克原理，其情志克约关系为忧胜怒，怒胜思，思胜恐，恐胜喜，喜胜忧，借此情志大则，可适当转化病人不良情绪，以助病情恢复。

调理心神时，考虑心系疾病患者多有胸胁不适、情志不舒甚至邪郁化火等症，此时可用左金丸，以黄连和吴茱萸辛开苦降，使"火不克金，金能制木，则肝平矣"。睡眠质量亦与情志密切相关，睡眠充裕，则可心神饱满，反之则会有失眠、多梦等心神失养之症。心藏神，为"五藏六府之大主"，酌加安神之品助眠，心神葆养后可助五脏六腑之气。念及心之阳性，常以炙甘草汤、天王补心丹、朱砂安神丸、归脾丸等经方相投，尤擅用交泰丸滋阴降火、交通心肾，服用交泰丸时可效古法，调入米饮顾护胃气，或淡盐引药入肾，或姜汤辛温宣通等，从而增强疗效。交泰丸并非失眠专方，凡心肾不交均可用此方交通心肾、相济水火，不必拘泥。

中医概念中常以"平人"概括健康之态，道家说："天有三宝日月星，地有三宝水火风，人有三宝精气神"。精气神为生命之三元素，三者相互滋长，密不可分。生命起源为精，生命动力为气，而生命体现为神，中老年人精、气、神逐渐衰退，治病摄生需注重养精、养气、养神，顾护"三宝"。补益"三宝"时，谢文教授喜用"血肉有情之品"滋补益精，治疗诸虚。鹿角胶温补肝肾、益精养血，鳖甲滋阴潜阳、软坚散结等。临床上心血管疾病多日久病杂，阴液耗损，失去濡养，更须重视养阴，常用阿胶滋阴润燥，阴阳双补之巴戟天等药物，旨在顾护津液，滋阴补阳。

考虑到老年患者药物耐受力差，可建议患者将中药制成膏方或丸散剂，长期服用，以应前论"汤者荡也，去大病用之；散者散也，去急病用之；丸者缓也，舒缓而治之也"。抗生素治疗的老年患者，培补脾胃时更须兼顾菌群调理，可预防性使用肠菌制剂，以免菌群失调而虚不受补，多而无益。

注重双心管理，精气神三宝共调，使形神与精神具备，这不仅是一种值得提倡的治疗方式，更是一种以人为本又道法自然的思维理念，应当在医者心中不断成为一种习惯，从身心多方位管理病人，为患者带去更多福音。

（十一）五运六气，三因制宜

谢文教授热爱中国传统文化，是名副其实的传统拥趸，中医文化的内核更是渗透在中国传统文化哲学中。五运六气理论是中医传统文化萃宝，"夫五运阴阳者，天地之道也，万物之纲纪，变化之父母，生杀之本始，神明之府也"，运气理论强调天人一体、万物一气，无论是生理、病理状态，都须顺应自然运气规律变化。《灵枢·岁露》道："人与天地相参也，与日月相应也"，《素问·宝命全形论》说："人以天地之气生，四时之法成"，人与其他生物体一样生活在自然界中，生命活动与自然界季节气候息息相关，"五脏应四时，各有收受"，"收受"即相应、相通之意。在此理论下，古代医家进一步确立了阴阳五行与五脏间的关系，即春季属东方风木，与肝通；夏季属南方热火，与心通；长夏属中央湿土，与脾通；秋季属西方燥金，与肺通；冬季属北方寒水，与肾通。临床常见四季病亦与脏腑相应，都是自然界与人体阴阳五行呼应的有力佐证。

谢文教授主张以发展的眼光去发掘五运六气学说的新内涵，并采用三因制宜的思想将运气学说应用于临床实践，即因时、因地、因人三因制宜。

因时制宜方面，春夏季节，阳气渐升，人体腠理逐渐疏松，不宜过度辛温发散；秋冬季节，气候转凉，人体腠理致密，阳气内敛，当慎用寒凉；暑邪致病多兼湿，要注意解暑化湿；秋天气候干燥，治宜辛凉润燥。

因地制宜方面，须多加考虑地区地势、气候、生活习惯等差异，如川蜀地区地势低平，气候潮湿，居者嗜食厚味，感邪后水湿停聚，易阻滞气机，郁而化热，针对本地病患，注重清热祛湿化痰，兼顾以风药祛风胜湿。

因人制宜方面，老年人多虚宜进补，攻邪时须轻药慎攻；小儿生机旺盛，但脏腑娇嫩，气血未充，忌投峻猛，用量宜轻巧；中青年人饮食、作息不良加之情绪波动，重在激发患者自我能动，调整作息，稳定情绪。同时也要多加考虑男女生理、体质差异，如阳盛或阴虚之体慎用温热，阳虚或阴盛之体慎用寒凉等。

把握三因制宜，顺五运六气之理，不忤天常，无违自然，于个人可葆养身心、益寿延年，于事物则可生生不息，与道同存。

五、经验举隅

（一）慢性心力衰竭

1.现代医学认识

慢性心力衰竭，是指外周循环血量与血管舒缩功能正常时，由不同病因引起心脏舒缩功能障碍，产生心室肥厚合并心室扩大等各种代偿性变化，临床上以组织血液灌注不足以及肺循环和（或）体循环淤血为主要特征，多表现为水肿、呼吸困难、体力活动受限，是各种心脏病严重阶段的临床综合征。

慢性心衰的常规治疗仍以相关指南作参考指标来选用利尿剂、RAAS系统阻断剂、β受体阻剂、醛固酮受体拮抗剂等常规药物。ACEI和β受体阻剂被誉为慢性心衰治疗中的"黄金搭档"，当尽早合用，常与利尿剂合用。2018中国心衰指南上除传统药以外还推荐了血管紧张素受体-脑啡肽酶抑制剂ARNI等药物。近年来，托伐普坦片、左西孟旦、奈西立肽、依普利酮等新药的研发也为慢性心衰患者带来新的治疗选择。除药物治疗，还应根据治疗指南和当前研究成果，积极运用心脏再同步治疗、超滤、心脏移植、基因治疗等非药物治疗手段。

2.中医病机认识及诊治经验

患者多年老体衰，心气虚弱鼓动无力，血行不畅成瘀。气虚致气化障碍，阴液生成减少，病久可致阴虚。心气虚久损及肾阳，虚久可致命门火衰，气不化津，津失敷布，水溢肌肤则发为水肿，甚至有阳气厥脱之危象。心衰病机总为本虚标实，本虚为气虚、阳虚两类为主，气虚血瘀是基本病机，实邪以瘀血、痰浊、水饮为主。因此，治疗心衰时常从气虚、阳虚入手，补气以甘温扶阳为要，尤其在心衰后期，温补常可有出奇之效。

心衰全程须注重"温药和之"，除常规使用苓归术甘汤外，常选择仙茅、淫羊藿等药对温肾阳、补肾精，此二味药亦可作为阳虚患者缓解期长期用药，以进补益之功。针对阳虚重症，可考虑真武汤、麻黄细辛附子汤等温阳峻剂大补阳气，以正抗邪。

水液代谢与肺脾肾及三焦密切相关，《伤寒论·平脉法》有言"上焦不归者，噫而酢吞"，"中焦不归者，不能消谷引食"，"下焦不归者，则遗溲"，针对心衰水饮，可通过宣通三焦而化痰逐瘀行气利水，促进脾、肺、肾功能恢复。

心衰全程当提倡中医导引术等传统康复运动，中医导引术作为中国传统疗法，具有深邃的医疗哲理和生命科学理论基础，可改善预后，提高生活质量。"导引"形式包含三大要素—呼吸控制（导气）、肢体运动（引体）、心神调养（养魂），只要身体允许，心衰全程均可应用导引之术伸张形骸、宣导气血、宁心安神，从而祛病健体。心衰全程也可辅以针灸、艾灸等传统理疗，以舒经活络、行气活血。

3.病案举隅

简某，女，51岁。初诊2008年5月6日。

主诉：反复乏力气紧10余年，复发加重半月

病史介绍：10余年前患者不慎受凉后，出现乏力、气紧，心悸，胸部时有憋闷感，伴头晕、畏寒、流涕，有腹胀、嗳气等症，夜间时发呼吸困难，有端坐呼吸，活动后有所加重，休息后可缓解。多家医院求诊（一年内4次因心衰入院治疗），平素遵外院医嘱口服呋塞米片40mg qd、酒石酸美托洛尔25mg qd治疗，疗效不佳，遂辗转至我院进一步治疗。半月前我院行心脏彩超示"左室舒张末期内径71mm，左房内径41mm，右室内径21mm，右房内径25mm，室间隔厚度7mm，左室后壁厚度8mm，EF30%，E峰<A峰；超声提示：左心增大，左室壁搏幅弥漫性减低，左室舒张功能减低、收缩功能测值减低"。

刻下症：神清，神疲、乏力，头目眩晕，心慌、心悸、气紧明显，动辄尤甚，腹胀、嗳气，怕冷，双下肢明显水肿，纳眠差，大便溏，小便少，舌淡黯，边有齿痕，苔白腻，脉沉细滑。

查体：T36.5℃，BP124/60mmHg。

辅助检查：心电图示"窦性心律，心率61次/分，频发室性早搏，二联律，T波压低"。

西医诊断：扩张型心肌病　慢性心力衰竭　心功能Ⅳ级

西医治疗：沿用呋塞米片40mg qd；减少酒石酸美托洛尔用量为12.5mg qd；加用螺内酯片20mg qd、氯沙坦钾50mg qd。

中医诊断：心衰病——心肾阳虚证

中医治法：温补脾肾、健脾利湿

中医处方：真武汤合苓桂术甘汤加味。具体如下：

附子15g（先煎）	生姜10g	桂枝15g	生黄芪40g
茯苓30g	砂仁15g	泽泻30g	白术15g
白芍15g	党参30g	全蝎5g	葶苈子30g
大腹皮15g	甘草6g		

8剂，水煎服，一日三次，每次100ml。

二诊：2008年5月15日。期间患者规律行中西医结合治疗，乏力、气紧等症缓解，活动量可适当加大，腹胀及双下肢浮肿减轻，仍时有心悸，纳可，眠差，二便可，舌淡黯，边有齿痕，苔白腻，脉沉细滑。循原方旨意继续温补心肾，兼顾实脾和胃，予方如下：

附子15g（先煎）	生姜10g	桂枝15g	生黄芪40g
茯苓30g	泽泻30g	白术15g	白芍15g
甘草6g	党参30g	全蝎5g	葶苈子30g
丹参30g	五加皮15g		

7剂，水浓煎，一日三次，每次100ml。

三诊：2008年5月22日。患者诸症渐除，精神渐复，纳眠可，二便调，舌淡黯，边有齿痕，苔白，略腻，脉沉细滑。查体：心率60次/分，血压120/82mmHg。效验守方，以前方递进，重在补益心肾之阳，加补益肝肾之品，具体如下：

附子15g（先煎）	生姜10g	桂枝15g	生黄芪40g
茯苓30g	泽泻30g	白术15g	砂仁5g（后下）
甘草6g	党参30g	全蝎5g	桑白皮30g
丹参30g	杜仲15g	山茱萸30g	

7剂，水浓煎，一日三次，每次100ml。

7剂后患者诸症皆除，精神健朗，舌淡，苔薄白，脉沉细。嘱继续规律服用美托洛尔、氯沙坦钾、螺内酯等药物，根据症状，可间断服用呋塞米。服用汤剂稳定病势后，患者间断服用中药汤剂及金匮肾气丸、心元胶囊等中成药，随证调整药物为富马酸比索洛尔控制心率，逐渐增大剂量为5mg qd，氯沙坦钾100mg qd，螺内酯20mg qd，定期复查、随访，期间病情稳定，连续8年未再因心衰复发入院。2016年9月复查心脏超声示"左室舒张末期内径63mm，左房内径40mm，右室内径22mm，右房内径24mm，室间隔厚度8mm，左室后壁厚度8mm，EF45%，E峰<A峰；超声诊断：左心增大，左室壁搏幅弥漫性减低，左室舒张功能减低、收缩功能测值减低"。该心衰治疗方案有效，续用不更，嘱谨慎调护，定期随访。

按：本案心衰患者病程绵长，病情迁延，病久耗气损阳，心阳不足，无以温养濡润，则觉怕冷、心慌、心悸；久病穷肾，累及肾阳，肾阳虚不能化气行水，膀胱气化失常，开阖不利，则水肿、小便不利；肾阳不足累及脾阳，运化失司则纳差、大便稀溏；后天运化失司，水谷精微不化无以滋养，则有头晕等失荣表现；浊阴不下，则生腹胀；脾肾阳虚，蒸化失司，水饮内停，则舌边有齿痕，苔白腻、脉沉细滑皆为心肾阳虚、水饮内停之象。治法上宜温补心肾、健脾利湿消肿。故用附子、生姜、桂枝、黄芪、党参等益气温阳，砂仁、茯苓、白术、白芍补益脾气，白术、葶苈子、大腹皮等利水渗湿，考虑患者病久，伤及血络，故以少量全蝎入络活血化瘀。后诸症减轻，大便实，为脾复健运之象，则继续温补肾阳，兼顾实脾和胃，以丹参等巩固活血化瘀之效。脾肾阳损及阴，肝肾之阴渐虚，故加入补肾益精之杜仲、山茱萸等物，以阴中求阳，阴阳互济。从前后用药来看，本案为久病阳损及阴之阴阳两亏案例，用药时既谨守病机，又匠心独运。

（二）心律失常

1.现代医学认识

心律失常是指心律起源部位、心搏频率与节律及冲动传导等任意一项的异常改变，是临床最常见的心血管疾病。抗心律失常药物种类繁多，目前临床上主要抗心律失常药物仍以经典分类为主，即Ⅰ类（钠离子通道阻滞剂）、Ⅱ类（β受体阻滞剂）、Ⅲ类（钾离子通道阻滞剂）、Ⅳ类（钙离子通道阻滞剂）等。随着电生理技术的不断发展及对心律失常机制的研究不断深入，药物分类亦与时俱进，在原有分类基础上增加了0类（HCN通道阻滞剂），Ⅴ类（机械敏感通道抑制剂），Ⅵ类（缝隙连接通道阻滞剂）及Ⅶ类（上游靶向调节剂如ACEI、ARB、沙库巴曲/缬沙坦钠、ω-3脂肪酸以及他汀类）等新类型。近年来，非药物治疗尤其是永久起搏器植入术、射频消融治疗、冷冻治疗发展迅猛，临床对心律失常的治疗取得了革命性变化。

2. 中医病机认识及诊治经验

心律失常可归属"心悸"、"怔忡"等范畴，该病多因气血阴阳亏虚，心失所养，或痰饮瘀血阻滞心脉，心神不宁所致，以心中悸动、惊惕不安，甚则不能自主为主要表现，严重者可有晕厥等表现。

谢文教授注重脉诊，"五味入口，藏于胃以养五藏气，气口亦太阴也。是以五脏六腑之气，皆出于胃，变见于气口"，切察脉搏，观三部九候，可体察人体全身经络气血。寸口脉寸、关、尺三部，以不同力度取脉，每部可分浮、中、沉象。左手寸脉候心，关脉候肝，尺脉候肾；右手寸脉候肺，关脉候脾胃，尺脉候命门。脉象重在有胃、有神、有根，正常脉象寸、关、尺三部有脉，一息四五至，不浮不沉，不大不小，不快不慢，从容和缓，节律一致，反映机体脏腑协调、气血充盈。

心悸总病机为气血阴阳不足，因虚致气滞血瘀、痰浊水饮等邪实，遵循补虚泻实原则，可用生龙骨、煅牡蛎等重镇安神，二者可入肝肾，生龙骨又偏入心经，合用安神之效尤显。工作之初谢文教授常用朱砂，以其"治一切惊忧思虑或梦思恍惚"，该药目前使用较少，但镇心安神效卓，他认为只要准确掌握特性，严格按照药典规范，仍可酌情使用。

治疗心悸心慌、失眠多梦等心神不安之症时，可用柏子仁、酸枣仁、郁李仁等安神，安神定志丸为常用效方，尤适于痰湿气郁之心神不宁证。若心悸日久累及肝肾，阴液精血亏虚，血不养筋导致震颤、抽搐等肝阳上亢之肝风内动证，可加石决明、珍珠母等平肝潜阳；兼腰膝酸痛、五心烦热、潮热盗汗等肝阳上亢之肝肾阴虚证，可用磁石滋阴降火；当因肝阳上亢有头晕头痛、烦躁易怒等热扰清窍证，兼有肝逆犯胃之噫气、喘息时，则可用代赭石，不仅清降肝火，还可平降逆气。

谢文教授常用炙甘草汤，《伤寒论》言："伤寒，脉结代，心动悸，炙甘草汤主之"，阴血不足，血脉不充，加之阳气不振，无力鼓动，脉气断续，故脉结代；心阳虚弱，不能温养心脉，故心动悸。谢文教授常重用生地黄30g、炙甘草10~15g以显君药之功；兼阴虚，可加白芍养阴柔肝；阴虚不甚，则去阿胶防滋腻。原方中有火麻仁可通便润肠，故大便正常者可用酸枣仁养心安神即可。临证凡因阴阳气血虚衰出现脉结代、心动悸，皆可投以炙甘草汤。该方可有多种变换组合，如去人参、桂枝、姜枣，加白芍则成加减复脉汤，滋阴养液作用更强；加减复脉汤加牡蛎、龟板、鳖甲、鸡子黄、五味子，则成大定风珠，可养血滋阴、柔肝熄风。

心悸轻症，可考虑在西医用药基础上加入具有明确抗心律失常作用的中药，力求中西结合殊途同归。如血瘀较重，可重用丹参祛瘀生新；心悸兼气滞郁痛，常加甘松、延胡索等理气止痛；心火上炎，有心烦胸热、口舌生疮等症，则加黄连泻上焦诸火。现代药理作用亦证明上述诸药可扩冠，改善心肌缺血，有抗心律失常作用。

3.病案举隅

刘某，男，59岁。初诊2019年4月23日。

主诉：反复心慌10余年，加重2月余。

病史介绍：患者10余年前因劳累、饮酒后出现心慌，治疗后好转（具体不详），此后每于劳累、生气或酗酒后出现，反复心慌、心悸，平素心率90次/分左右。2月余前自觉上述症状有所加重，遂至我院就诊。

刻下症：神志清，精神较差，时有心慌不适，于劳累、情绪激动时容易加重，每次发作数分钟，可自行缓解，常觉乏力，易发热出汗，纳可，眠差，二便可。舌黯淡，少苔，脉细、结代。

辅助检查：24h动态心电图（服用比索洛尔期间）示"最高心率99次/分，最低心率54次/分，平均心率78次/分；室性早搏总数16819次，占总心搏数的15.7%，有16485次单发室早，二联律410阵，三联律186阵，四联律807阵；心率变异性正常"。

西医诊断：心律失常　频发室性早搏

西医治疗：继续服用比索洛尔2.5mg qd。

中医诊断：心悸——气阴两虚，瘀血内阻证

中医治法：益气养阴，通阳复脉

中医处方：炙甘草汤加减。具体如下：

炙甘草10g	桂枝15g	太子参30g	大枣15g
生地黄30g	阿胶15g（烊化）	麦冬15g	夜交藤30g
酸枣仁30g	黄芪30g	龙骨30g（先煎）	牡蛎30g（先煎）

二诊：2019年5月10日。患者诉心慌发作频率较前减轻，乏力改善，眠差，心烦，口干口苦，舌黯红，苔薄黄，脉细、结代。初方加入黄连15g，继服。

三诊：2019年5月21日。患者已无心慌、心悸等症状，纳眠可，苔薄黄，略腻，脉弦细，上方去阿胶，续服2周。

四诊：2019年5月28日。诸症悉除，纳眠可，舌淡红，苔薄白，脉细，复查24h动态心电图结果示"最高心率95次/分，最低心率56次/分，平均心率68次/分；室性早搏总数298次；心率变异性正常"。续服上方两周，两日1剂，巩固疗效，随访半年，未诉复发。

按：《医学正传·惊悸怔忡健忘证》："怔忡者，心中惕惕然动摇而不得安静，无时而作者是也；惊悸者，蓦然而跳跃惊动，而有欲厥之状，有时而作者是也"，可见心悸是一种以病人自觉心中悸动、惊惕不安，甚则不能自主的一种病证。古人治悸，多以血虚、痰饮、火邪立论，其治有补血养心、化痰清火等法。本例病机属气阴两虚，气虚无以固摄玄府，则汗出；阴虚无以制阳，阴阳失衡可见发热、失眠；再结合舌脉，与炙甘草汤相应，故投以炙甘草汤。方中重用炙甘草甘温益气，通经利血、缓急养心为君；太子参、大枣益气补脾养心，生地、麦冬、阿胶，滋阴养血为臣；桂枝温阳通脉为佐；因无大便干结，故舍原方麻仁润肠，代以酸枣仁清心安神。诸药合用，平奏益气养阴、通阳复脉之功。再辅夜交藤安神，黄芪补气固腠理，加之龙骨、牡蛎等重镇安神之品，则诸症大缓。二诊时患者心慌明显改善，口干口苦、眠差、舌黯红、苔薄黄等考虑为血脉郁热而生烦扰之象，加黄连清心解热除烦等，使气血热邪两清，热象除则百脉更畅，五脏渐安。服后效显，复诊舌苔略腻，则去原方滋腻之阿胶，长期服用，续补气阴，机体得调。

（三）中青年高血压

1.现代医学认识

随着人类生活方式及生活节奏的变化，近年来中青年高血压病患者数量不断攀升。大部分中青年高血压患者有膳食不合理、饮食无规律、热量摄入多、缺乏运动等不良生活习惯，易引起代谢综合征，致交感神经应激性兴奋，周围血管阻力增加，血容量增加，引起血压升高。高血压病目前难以根治，治疗目标是有效控制血压防止靶器官损害，最大限度减少各种并发症，降低病死率，提高生活质量。针对最新高血压指南中的1级高血压治疗，可在3~6月观察期内介入中药治疗，达到前期有效控压、延缓病程甚至终止病程的目的。

2.中医病机认识及诊治经验

高血压病归属中医的"风眩"、"眩晕"等范畴，与肝、脾、肾三脏密切相关，病理性质属本虚标实，以肝肾阴虚为本，而痰浊内蕴、肝阳上亢为标。

中青年高血压证型仍以痰湿中阻证、肝胆湿热证、肝阳上亢证为主，中青年一般形体充实，前期邪正交争正盛，可祛邪护正，因此病程前期以清利肝胆、除湿化痰为主，病程后期邪正抗衡日久多有衰颓，须重调补肝肾。风眩者常夹瘀、夹风，因此常以活血、祛风药入方。又因四川盆地地势低平潮湿，居者嗜食厚味，"谷味咸，先走肾"，有碍肾阳温煦，影响津液散布，因此常大量运用车前子、泽泻等渗湿，结合补肾化气利水之法，恢复肾脏气化功能。

镇肝熄风汤为风眩病习用经方，该方出自《医学衷中参西录》，方中使用了龙骨、牡蛎、赭石、龟板等大队镇肝熄风药物。重镇降逆时可不局限于此类，只要有肝风上亢之盛象，皆可选用石决明、代赭石、龟板、珍珠母等药物。肝郁不舒者，谢文教授考虑生麦芽舒肝作用微弱，常加郁金行气解郁，兼顾活血止痛，正宜高血压诸多痛症。柴胡入药时，考虑到普通柴胡其性升散，升发脾阳时易牵引肝阳，即所谓"柴胡劫肝阴"，此时多用醋炙柴胡收敛发散之性。若出现肝阴虚之头晕耳鸣、眼睛干涩等症，则可舍茵陈而用白芍，倍增柔肝养肝之功。呈湿热蕴蒸之象时，可投茵陈清热利湿，非阴虚发热，则可用黄芩清肝热效果更佳。方中牛膝选取川牛膝，可破血通经、引血下行，补肾之功亦与怀牛膝相当，30g即可药效尽奏。为补益肝肾，可佐二至丸或玄参、生地黄等滋阴；以防重镇之品及川楝子苦寒折胃，常增白蔻仁、香附等温养脾胃。瘀血阻络型高血压患者如出现头痛、舌下瘀斑等症，亦可化用血府逐瘀汤、通窍活血汤，以活血祛瘀止痛，提高临床疗效。

3.病案举隅

董某，男，38岁。初诊2019年9月20日。

主诉：发现血压升高1⁺周。

病史介绍：1⁺周前体检发现血压升高（182/120mmHg），就诊时头晕、头痛，双目胀痛，胸部痞闷，时有口干、口苦，纳眠差，多梦，小便可，大便干结，舌红，苔黄厚腻，脉弦滑数。于门诊完善相关检查排除继发性高血压病。

相关病史：平素喜食肥甘厚味，情绪较急躁，有抽烟、饮酒、晚睡等习惯，拒服西药降压治疗。

体格检查：R102次/分，BP168/110mmHg，BMI30.5kg/m²，余无特殊。

西医诊断：1.高血压病3级（极高危组）2.睡眠障碍

中医诊断：风眩——肝胆湿热证

中医治法：清泻肝胆湿热

中医处方：龙胆泻肝汤加减。具体如下：

龙胆草15g	黄芩20g	泽泻15g	厚朴15g
车前子30g	生地15g	白芍15g	柴胡15g
法半夏15g	僵蚕15g	通草5g	红花15g
栀子15g	白蔻15g（后下）	茵陈15g	川牛膝30g
石决明30g			

14剂，水煎服，一日1剂，一天3次，一次150ml。

二诊：2019年10月8日。诉近期血压控制可，无头晕头痛，双目胀痛减轻，胸部痞闷好转，偶发心悸，纳可，多梦，小便可，便溏，舌红，苔黄腻，脉弦滑。门诊测得血压为150/92mmHg，体重下降3kg。继守前方加入苍术10g、首乌藤30g、鸡血藤30g，续服2周。

三诊时心悸、失眠改善，大便实，体重再次下降2kg，血压波动在130~140/80~90mmHg。续服龙胆泻肝丸、血府逐瘀片等中成药清利肝胆、活血化瘀，密切监测血压，随访1年，血压长期稳定在120~130/80~85mmHg。嘱继续低盐低脂饮食，合理作息，适当锻炼，控制体重，做好家庭血压监测等。

按：本证考虑因肝胆实火，肝经湿热循经上扰下注所致。患者青年男性，喜食肥甘厚味，脾胃易损致湿邪内生、津液不布，故形体肥胖；湿邪困阻气机，则胸部痞闷；平素熬夜晚睡，加之抽烟、饮酒，且情绪急躁，皆可耗伤阴血，无以制阳，肝阳妄动生风，扰动清窍，故见眩晕、目胀、失眠多梦等症；肝失疏泄，胆汁横溢则口苦、口干；湿热内蕴，胃失和降，故纳差；湿热之邪困于肠道，津失敷布，故大便干结；舌红，苔黄腻，脉弦滑数皆为肝胆湿热内生之象。

初诊以龙胆泻肝汤为主方，方用龙胆草大苦大寒，上泻肝胆实火，下清下焦湿热，黄芩、栀子苦寒泻火，泽泻、通草、车前子、茵陈清热利湿，使湿热从水道排除。肝主藏血，肝经有热，易耗伤阴血，苦寒燥湿易耗阴，故用生地、白芍滋阴养血柔肝，红花祛瘀活血除陈，标本兼顾。再加入法半夏、厚朴、白蔻燥湿和胃，石决明平抑肝阳，小剂量风药僵蚕可祛风胜湿、化痰散结，少许柴胡可引诸药入肝胆，最后不忘以川牛膝适当补益肝肾，追本溯源。复诊时肝阳上亢之胀痛、眩晕等明显缓解，仍有心悸、多梦，则继投首乌藤、鸡血藤养血安神，便溏、苔腻、脉滑表明仍有脾湿，继守前方加入苍术强化燥湿之功，脾湿得除，心神得养，则心悸、失眠、眩晕改善，体重得减。三诊时心神恢复，诸症得减，体重减轻亦是体内组织湿热蕴积之表现。综观全方，是泻中有补，利中有滋，从而火降热清，湿浊分清，循经所发，诸证趋愈。

（四）冠状动脉粥样硬化性心脏病

1.现代医学认识

冠心病非专指某单一脏腑的某种病证，可包含邻近多种脏腑器官的病理状况。近年来一些医家秉中西汇通思想，逐渐将"胸痹"一词演变成冠状动脉粥样硬化性心脏病的中医代名词。本病分为急性冠脉综合征和慢性冠脉病变两大类，急性冠脉综合征包括不稳定型心绞痛（UA）、非ST段抬高性心肌梗死（NSTEMI）和ST段抬高性心肌梗死（STEMI），慢性冠脉病变包括稳定型心绞痛、冠脉正常型心绞痛、无症状性心肌缺血和缺血性心力衰竭等。心绞痛发作时，可单独选用、交替应用或联合使用硝酸酯制剂、β受体阻滞剂、钙通道阻滞剂等药物，另可通过抗血脂、抗血小板治疗，延缓冠脉硬化进展，预防心梗、心律失常、猝死等危险并发症。

2.中医病机认识及治疗

胸痹是由于正气亏虚、痰浊、瘀血、气滞、血瘀、寒凝等所致心脉痹阻不畅，以膻中或左胸部发作性憋闷、疼痛为主要表现。《金匮要略》概括胸痹病机为"阳微阴弦"，即胸中阳气不足，阴寒内盛，胸阳痹阻不通。病机之实为寒凝、血瘀、气滞、痰浊等痹阻心脉；虚为气虚、血亏、阴伤、阳衰等致血脉失畅。治疗时实证以祛邪通脉、宣痹止痛为主；虚证以扶正活血、畅行血脉为主。

《金匮要略》对胸痹有多方详细记载，受其所启，谢文教授治疗胸痹时喜用瓜蒌一药，不同部位入药功效有别。瓜蒌皮偏清热化痰、行气宽胸，瓜蒌仁重在润燥，兼润肠通便，全瓜蒌兼皮、仁双效，还能消肿散结，当有热痰及津亏肠燥之症时才考虑全瓜蒌入药。当然在瓜蒌薤白半夏汤或瓜蒌薤白白酒汤中，将方中瓜蒌皮换成法半夏、胆南星等燥湿温化寒痰之品，亦是围绕同一方旨。

根据胸痹兼证，谢文教授选方选药有别：胸痹实邪甚，则重用祛邪通脉之品，尤擅用全蝎、蜈蚣、水蛭等搜风通络药熄风止痉、破血逐瘀；阳虚甚则加用附片、草乌等温阳散寒、行气止痛；痰浊盛，常合用苓桂术甘汤以温阳祛饮；若有气滞、情郁不舒等症，则合四逆散或丹栀逍遥散疏肝解郁；若气滞血瘀，则可用血府逐瘀汤，若将原方枳实易为枳壳，更擅理胸中之气。

3.病案举隅

李某，男，67岁。初诊2017年7月4日。

主诉：反复胸闷、胸痛2年余，复发加重2天。

病史介绍：2年余前无明显诱因出现心前区憋闷、疼痛，发作时持续5~10min不等，无肩背部放射痛，自行服用硝酸甘油后有所缓解，后至我院行冠状动脉造影提示"右冠狭窄90%，前降支狭窄70%，回旋支有斑块形成"，诊断为"冠心病双支病变累及右冠、前降支），予营养心肌、活血化瘀、抗血小板、降脂稳斑等治疗，出院后长期服用阿托伐他汀、氯吡格雷等，上述症状仍遇冷易发，夜间尤重，平素怕冷，四肢易凉。2天前患者劳累后再次出现发作性胸闷、胸痛，有乏力、气短，伴心前区压榨感，持续约3~5min，休息得缓，夜间发作频繁，伴有头晕、心悸，手臂时有麻木不适，无其余特殊不适。

既往史："高血压病"10余年，最高收缩压180mmHg，平时口服拜新同、比索洛尔控制血压，血压控制可；"2型糖尿病"10余年，规律服用二甲双胍，血糖控制可，余无特殊。

刻下症：神志清，精神差，心前区发作性胸部憋闷感，有压榨感，持续约3~5min，经休息可缓解，乏力、气短，全身乏力，畏寒，伴头晕、心悸，无黑蒙、晕厥，无肩背放射痛，无恶心、呕吐等不适，纳可，眠差，小便不利，大便正常。舌黯淡，苔腻，边有齿痕，脉沉细。

辅助检查：心电图示"窦律，心率68次/分，多导联ST段压低，T波低平"。

西医诊断：1.冠状动脉粥样硬化性心脏病（双支病变累及右冠状动脉、前降支）不稳定型心绞痛

2.高血压病3级（很高危组）

3.2型糖尿病

西医治疗：继续服用氯吡格雷、阿托伐他汀、富马酸比索洛尔等药物。

中医诊断：胸痹——痰瘀互结，阴寒凝滞证

中医治法：益气温阳，开胸散结，活血化瘀

中医处方：瓜蒌薤白半夏汤合苓桂术甘汤加减。具体如下：

黄芪40g	桂枝15g	茯苓15g	瓜蒌皮20g
薤白15g	法半夏15g	路路通30g	酒川芎15g
羌活15g	鸡血藤30g	蜈蚣1条（冲服）	威灵仙30g
郁金15g	炒白术15g	炙甘草5g	

7剂，水煎服，一日1剂，一天3次，一次150ml。

服后一周复诊，乏力、气紧减轻，心前区压榨感发作频率降低，仍怕冷，肢体易凉，舌苔黯淡、边有齿痕，脉沉细，纳眠可，小便不利，于原方增加附子15g，服六剂后手足转温，小便正常。一周后三诊，乏力、气短仍未好转，再于前方加入党参30g，连服八剂，悉症皆除，纳眠可，舌淡，苔薄白，脉沉细。患者遵医嘱长期规律服用冠心病药物，中药汤剂治疗一年后复查冠脉造影提示"右冠狭窄60%，前降支狭窄60%，回旋支有少量斑块"，右冠状动脉改善明显，嘱继续服用中药颗粒制剂及膏方巩固前效，定期复查随访。

按：患者主症为心前区憋闷、压榨感、乏力、气短等，且多于受寒、夜间发作，结合患者症状，与《金匮要略》中"心下有痰饮，胸胁支满，目眩，苓桂术甘汤主之"相合，本例虽无明显痰饮、目眩等症，但胸部憋闷、压榨感等不适，仍可视为胁满之象，加之小便不利，舌淡、边有齿痕，苔腻，提示有痰饮，舌黯提示有瘀，畏寒提示阳虚，痰瘀形成皆与阳虚无以温运有关。综上而言，此案为痰瘀互结、阴寒凝滞证，可循条文原旨，以苓桂术甘汤温阳化饮，兼用黄芪益气温阳，助瓜蒌、薤白等开胸散结，佐酒川芎、鸡血藤、蜈蚣、路路通、威灵仙等活血化瘀、通经活络，循经促气血流行。水饮得温，小便自可气化蒸腾如常，最后稍加郁金疏肝理气，助气机条达，白术、甘草和胃调药。此配伍中半夏、瓜蒌两者虽有违中医"十八反"理论，但临床过程中只要辨证准确，证药相合，反药、畏药亦可大胆尝试，不必一味循陈守旧。复诊时，患者仍有怕冷、肢凉等阳虚证，故再酌加附片温阳，助复心肾阳气。三诊尚存乏力、气短等气虚之象，则再进益气之品，心气充足，运血得力，全身受养则可神采恢复。由此可见，以益气温阳法治疗老年人冠心病时，应扶正祛邪并施，标本兼顾，心阳恢复，则阴寒可消，痰湿可化，血行瘀散，脉络疏通，自能缓解胸痛、胸闷等痹阻之象。

整理人：聂　谦　赖小平

张 泉

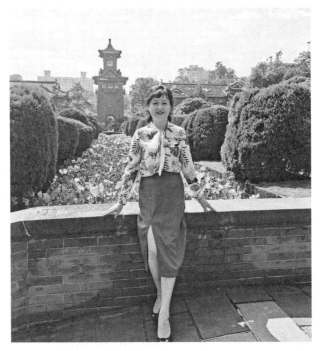

图33

一、个人简介

张泉，女，四川省成都市人。成都中医药大学临床医学院教授、中西医结合主任医师，硕士研究生导师。省级精品课程《诊断学基础》主讲教师和校级精品《内科学》课程负责人。

现为国家中医药管理局中医师资格认证中心命题、审题专家，中国老年医学学会高血压分会四川省工作组成员，四川省中医药学会心衰专业委员会常委，四川省中西医结合心脏介入专业委员会委员，成都市医养结合促进会高血压分会常委。

1985年毕业于华西医科大学，2004年从成都中医药大学中西医结合研究生班结业，2007年在北京大学医学部心血管内科任访问学者。一直从事中西医结合的临床、教学、科研工作，公开发表学术论文60余篇，主持和参研各级课题8项，主编与参编《诊断学》、《内科学》等全国规划教材及执业医师考试辅导教材等共13部。

二、成长经历

张泉的母亲是一名护师，她的工作非常繁忙，全家就住在医院的宿舍，所以张泉从小就在医院里长大，在病房周围玩耍，穿白大褂的工作在她眼里就是最"高级"的工作，在填报大学志愿时也就顺理成章报了当时的四川医学院（后改名华西医科大学）。记得在大学三年级时，有一门《中医学概论》课程，在那里她初次接触到中医基础理论，虽然只有短短的54学时但却被博大精深的中医科学所深深吸引，所以毕业后毫不犹豫地选择了成都中医学院（现成都中医药大学）工作。

到中医学院后，首先就到了急重症研究室，急重症研究室主要收治的是心血管、呼吸系统及泌尿系统的危急、重症患者，尤其是急、慢性肾衰的中西医救治。那里汇聚了众多的中西医结合的名医大家，如叶传慧、李良信、邓道昌等，在工作中，深受他们学术思想的影响，也对中西医治疗急重症有了一定的了解和认识，坚定了她走中西医结合学术道路的决心。

为了有更好的中医基础理论，分别两次参加了中医药大学组织的《西学中学习班》，2002年又在职参加《中西医结合研究生班》学习并结业，在学习中，先后聆听了郭子光、王再模、张新渝、陈刚等老师的授课，同时阅读了大量的中医典籍和大家的著述，为自己学术思想的形成奠定了坚实的基础。

三、学科、学术贡献

（一）教学工作坚持始终

张泉教授自进入成都中医药大学临床医学院西医内科教研室开始，长期坚持在教学、科研第一线，承担了几乎所有专业、层次的教学工作，从专科、本科、硕士到博士的诊断学、内科学教学，无论是带习还是100多人的大课，张老师始终积极备课、认真上课，从没有半点的懈怠。教学有章，教法无常，她以极大地热情投入教学工作，工作兢兢业业，努力探索适合于不同学生的教学方法。

由于西医基础课程较少，在中医院校《诊断学》《内科学》是中医学生学习中比较困难的学科，而且有的学生也认为中医院校学生不需要学习西医知识，导致历年来这两门课程的挂科率较高。张老师以教书育人巩固学生专业思想为己任，在教学中她认为首先要让学生认识课程的重要性，因为中医院校其目的是培养中医药高级人才，随着人民生活水平不断提高，人们自我保健意识越来越强，医学模式已由"重治轻防"逐渐向"预防-保健-治疗-康复"一体化转变。单纯就诊西医或只看中医的患者将越来越少，这就对医学教育提出了更高的要求。中医院校的学生必须掌握一定的西医诊断和治疗方法，为以后的中西医临床各科学习奠定基础，丰富中医临床诊断手段，才能更好地为患者服务。

同时也刻苦钻研教学方法，锐意进取，在教学中她注重教材的第二次提炼，以多种方式生动的表达。为了做到课堂讲授吸引学生注意力，精心组织教学，教学过程中采用启发式、学导式、讨论式教学，把握精讲内容，突出重点难点，结合临床病例讲解医学知识，做好小结，强化要点，加强与学生的互动等。例如《心力衰竭临床表现》这一节学生如果只是记忆较为困难，也容易将左、右心衰的表现记混淆，在讲授时她首先画出心脏的循环示意图，带着学生一起看看左心衰时在血流动力学中为什么会出现体循环缺血、肺循环淤血？而缺血和淤血分别会出现什么样的临床表现？同理如果右心衰时，为什么血流动力学出现是体循环淤血、肺循环缺血？其改变又有什么样的临床表现？这样从解剖、生理、病理再到临床的融会贯通，让学生很好的理解和记忆了心衰的临床表现，也为后面的治疗做了一定的铺垫。很多学生毕业后多年还记得老师在黑板上画的心脏示意图。

为更好地利用现代科技手段辅助教学，张泉教授也积极学习各种教学软件的使用、开发，自己制作了《诊断学》《内科学》几乎所有的课程的PPT，开发了《内科学》部分PBL教学软件，做到了合理利用视频、教具、医学模拟仪器、临床思维软件，提高学生在课堂的吸收率。

张泉教授也深知教学相长，为了能更好上好专业课程，她更注重自己知识更新，不断学习充分熟悉每门课程的教材内容，理论和临床有机结合，随时把握学科前沿进展，针对不同对象、不同时代的不同需求，适时调整教学内容。因为授课对象均是中医药、中西医专业学生，所以在教学中注意培育学生的中医和中西医思维，通过中西医学比较，帮助学生抓住中医思维特点，比如中医是以中国传统文化为基础的，但不应排斥现代西医学，更应当将西医与中医加以比较才能抓住中医思维的特点、优势及不足，中医观察疾病多采用"司外揣内"的方法，中医的藏象理论就是借助这一方法形成的。而西医在近代以后偏重借助仪器的间接观察，具象思维长期沿用。这些差异造成西医注重具体有效的方法，中医注重辨证思维的准确；西医擅长以结构来说明功能，中医则从关系中把握功能等，所以让学生们能正确理解中、西医之间的异同，使学生们的中医、中西医思维更加牢固。迄今已培养中西医结合硕士研究生30余名，许多已成为各自单位的心血管专业中西医结合医疗骨干。

通过不懈的努力，教学工作以治学严谨，深入浅出、善于启发，循序渐进的风格赢得了历届学生的欢迎和爱戴，历年的学生评教均为优秀，连续荣获成都中医药大学首届和第二届本科课堂教学质量奖一等奖，曾获四川省教育厅教学成果三等奖，获成都中医药大学教学成果奖二等奖3次，三等奖3次。成为成都中医药大学临床医学院"教学名师传帮带计划"首届导师，所带的青年教师荣获成都中医药大学第二届"教学新秀"。

（二）注重改革课程教学体系，更新教学内容、方法

在张泉教授担任研室副主任的15年中，一直致力于以教学课程的改革与更新，并取

得了一定的成绩和效果。

对诊断学教学改革以提高学生的动手能力为核心。创新了以激励学生为导向，提高动手能力为重心的诊断学实践教学模式，创新"以学生为主体"的实践教学模式，创新以计算机医学模拟为主的诊断技能实践教学手段，强化了诊断基本技能培训等，切实提高教学质量。近年来，毕业生成绩在执业医师考试中，诊断学技能部分成绩一直居全国中医院校前列，受到了用人单位的一致好评。

以临床思维能力为核心，改革内科学教学。在内科学教学中致力于学生临床思维能力的培育，主编了《内科病案讨论与临床诊治思维训练》教材，增加了内科病案讨论的课时。积极主持开展本科生内科教学PBL病例软件开发研究，创新以计算机模拟培训系统进行内科临床思维能力实训等，使学生的临床思维努力有一定的提高，也为后期临床各科的学习打下基础。

共主持和参加各级教改课题6项，公开发表教学论文5篇。张泉教授带领的西医诊断学西医内科学教研室也多次被评为成都中医药大学和临床医学院优秀教研室，2019年被评为成都中医药大学"标杆教研室"。

（三）教材编写工作成绩斐然

张泉教授在注重教学、教改工作的同时，也积极参加教材的编写工作，从"十五"到"十三五"参编了规划教材《中西医结合诊断学》《诊断学基础》《内科学》《全国高等教育自学考试辅导用书》《中西医结合执业医师资格考试习题集》等教材和教辅教材共13部，其中副主编5部，为副主编的"十三五"全国中医院校规划教材《内科学》为目前全国中医院校各临床专业首选教材，为中医药人才的培育做出了一定的贡献。

（四）热心社会公益事业，无怨无悔做贡献

自进入医学院开始，张泉教授就下定决心要将自己的医学知识服务社会，为维护人民的健康贡献力量。所以一直积极参加医院内外各机构组织的义诊、送医下乡活动。由于张教授在学校和医院还要承担大量的教学和医疗工作，基本上是超负荷的工作，但每次都努力克服困难，积极参加，近年来送医到了武胜、中江、温江、巴中等地，并连续十二年参加了民盟市委组织的各种义诊，共现场诊治病人约4000余人次，为缓解当地群众看病难做出了一定贡献。2012年9月接到有义诊任务时恰遇她公公病危，将老人家托付给她的同学后，还是毅然带着学生去参加义诊。结果在义诊途中接到公公去世的消息，她忍住悲痛坚持安排好义诊的工作后才赶回家处理家事。在基层义诊的同时张老师还经常就具体病例对当地医务工作者进行培训、讲解，并多次到心血管内科病房查房、指导对重症病人的救治，对提高基层医疗防治水平起到了积极的作用。2018年被四川省委统战部、四川省人力资源和社会保障厅评为"四川省各民主党派开展坚持和发展中国特色社会主义学习实践活动先进个人"。

（五）参与教学培训、培育，为学术发扬做贡献

张泉教授从2006年开始参加中医、中西医执业医师考试的培训工作接近15年，从学校培训、社会培训及国家培训几乎张教授都有参加，也积累了大量的培训经验，能够针对不同的层次、不同的学习人群进行针对性的培训，尤其是心电图及心血管疾病，教学效果获得学生们的一致肯定。例如心电图部分一直是医学生初次学习时较为困难的部分，为了让学生能在短时间内掌握，张教授秉承"只有认识了正常的才能知道异常的"的原则，从心脏电生理开始，重点讲授心电图各波、段的发生、正常值及正常形态，从正常来推出异常情况出现的原因和心电图表现，并总结了"4个波、3个段、两个间期、1个点"来帮助学生进行记忆。有一位参加了4次中医执业医师考试均未通过的学生，告诉她说"听了这么多年的心电图，只有这次听张老师的心电图课才算对心电图入门了"，巧的是当年他终于通过了考试，获得了梦寐以求的中医执业医师证书，所以至今他在临床上碰到有心血管疾病方面的诊治难点都还是会打电话过来征求老师的意见。

除了积极参加对学生的授课外，她也进行培训教材和习题集的编写，出版了培训教材和习题集3部。同时由学校推荐连续6年参加国家中医药管理局考试中心的中医、中西医执业医师资格考试的命审题工作，为中医执业医师考试工作做出了积极贡献。

除了执业医师考试的培训外，近年来也参加了全国中医院校大学生技能大赛的培训工作，所指导的学生多次获全国大学生技能大赛一、二等奖，也成为学生们欢迎的指导老师。

四、学术研究

在张泉进入大学学习时，父亲送她一句话"庸医杀人"，这四个字一直深深地印在她的脑海里。医生的工作性命相关，所以从进入医学院开始，她从不敢有半点懈怠，认真学习，认真对待每一节课、每一个病例。从医近40年来，在教学和医疗工作中，一贯严谨踏实，实事求是，讲求实效，业务精湛，综合能力强。具有良好的职业道德。医疗工作受到患者的一致好评，两次被评为"医德医风先进个人"。

在中医学习中，张泉教授一直主张学经方、用经方。正所谓站在巨人的肩上看得更远，多学经典、多用经方，才能厚积而薄发。她一直认为，中医和西医是两套不同的科学体系，不能强求结合。但中医、西医所面对的是同样的病人，目的都是治疗疾病，中医辨证、西医识病，所以病证结合是她一直坚持的学术研究，尤其是使用有明确疗效的经典方药治疗临床疾病。目前主要研究方向有：

一、基于"心主神明"的理论，对心血管疾病情志障碍的中西医治疗。

近年来双心医学越来越受到心血管医生的重视，双心医学指的是心血管内科、心理医学交叉形成的学科，其重视诊治心血管疾病及同时存在的心理问题，临床研究证明，除传统的高血压、高血脂、糖尿病等因素外，心理、情绪和行为因素与心血管疾病的关

系密切。心理心脏病学的研究涉及炎症学说、神经营养因子学说、基因多态性学说等，但其具体发病机制尚不明确。

双心疾病患者可分为以下几种表现形式：

（1）以胸闷、心悸等常见心血管躯体症状就诊，同时存在焦虑、抑郁等精神心理问题，而经系统检查无器质性心脏病的证据或仅为与症状无相关的轻度异常；

（2）患有器质性心脏病，成功接受介入、外科手术等有创治疗，但由于患者对疾病的发生、发展及预后缺乏认识，心血管躯体症状未见缓解甚至加重，排除了手术及躯体疾病的原因，同时伴有焦虑、抑郁等精神心理和自主神经功能紊乱表现；

（3）罹患慢性难治性心血管或其他严重疾病，症状长期反复发作，经济压力过重，家庭、社会支持不足，身心备受折磨，生活质量差，而继发焦虑、抑郁等精神心理问题。

然而目前临床多数心内科医生欠缺足够的心理疾病认知和治疗能力，导致"双心疾病"的识别及临床处理能力不够，此外，精神科药物存在诸多不良反应且多数病人对精神科药物存在抵触情绪，导致临床治疗存在困难。张泉教授认为，中医经典中对"心"之功能的认识与当今所论"双心医学"不谋而合。

祖国医学以"形神合一"的整体观念为基本理论，充分论述了心与情志的关系及在五脏中的中心地位，认为形体及有形物质是精神活动的物质基础，而精神意识思维活动是形体活动的外在表现。人的精神、意识、思维活动不仅归于五脏，而且主要归于心的生理功能，为此提出了"心主神明"的论点。《素问·灵兰秘典论》说："心者，君主之官，神明出焉。"《灵枢·邪客》说："心者，五脏六腑之大主，精神之所舍也。"《灵枢·本神》说："所以任物者谓之心。"血液是神志活动的物质基础，根据中医理论，心有"主血脉"的生理功能，所以才具有主神志的功能。《灵枢·本神》说："心藏脉，脉舍神。"《灵枢·营卫生会》曰："血者，神气也"。《灵枢·平人绝谷》说："血脉和利，精神乃居"。"心"、"血脉"与"神"密切相关，因此心主血脉功能异常，也必然引起神志改变。临床常见心气不足者，易惊易恐、神不守舍；心血不足者，易失眠多梦，神疲健忘；痰迷心窍、痰瘀互结者，可发癫、狂、痫；痰热扰心者，可烦躁不安，或发为狂证，甚至神昏谵语等。

另一方面，情志是人体对外界刺激产生的正常生理反应，正常的情志活动促进和协调脏腑的功能，情志太过或不及均会影响相应脏腑的功能，成为一种致病因素。如忧思过度，耗伤心血，致心神失养。

祖国医学无焦虑、抑郁等情感障碍的概念，将其纳入郁证范畴。情志不舒可致心失所主，影响五脏六腑，使肝失疏泄，脾失健运，造成脏腑阴阳气血失调，对本病的发病、转归、预后起着举足轻重的作用。华岫云在《临证指南医案》中阐明：郁证虽有思伤脾、怒伤肝等之别，但其根源在于心的功能失调。如《景岳全书·郁证》曰："至若情志之郁则总出乎心，此因郁而病也。"《医宗金鉴》认为"脏，心脏也，心静则藏神，若七情所伤，则心不得静，而神躁不宁也"。有临床报道，冠心病发病人群以脑力劳动者居多，劳累、抑郁焦虑情绪、不良行为如快节奏、高竞争等易伤及阴血，肝木失涵养，上乘心脉致心火妄动，心神不安易致冠心病。因此、情志失和、五志过极是心血管疾病重要的诱发或加重因素。

诸多观点均支持心在精神情志中发病的重要地位，亦表明心之功能受损，轻者或可导致胸闷、心悸、汗出等躯体症状合并担忧、焦虑等心神失养之证；重者可致脉管不利、心血瘀阻、心神失常，在器质性心血管疾病的基础上伴随出现精神活动的异常。

中医治疗郁证中的法、方、药也无不体现"心主神明"理论，如治法中的清心、养心、宁心、定志，方药中的安神定志丸、酸枣仁汤、归脾汤、天王补心汤、知柏地黄丸、柏子养心丸等临床应用，均充分体现了"心主神明"的奥妙。故张教授认为在心血管疾病的治疗中以"双心同治"为治疗原则，以补虚泻实、调理心神为治疗大法。虚证予以益气养血、滋阴温阳；实证予以理气、化痰、活血、行瘀；且应配合宁心安神之品。为此张泉教授申报完成了《冠心病脑认知功能损害及人格变异的相关性研究》《"养心安神"药改善冠心病稳定型心绞痛心肌缺血的临床研究》等课题的研究。他们的研究立足于"养心安神"这一思维模式，在酸枣仁汤基础上加味自拟"宁心汤"，以探讨通过改善情志从而改善稳定型心绞痛心肌缺血的机制和临床疗效。研究结果表明："养心安神"药对稳定型心绞痛心肌缺血患者能明显改善其临床症状，减轻或减少心绞痛的发作，心电图缺血的ST-T改变亦明显改善，说明"养心安神"药能改善心肌缺血，对冠心病稳定型心绞痛尤其是气虚血瘀型，心肾阳虚型缺血心肌具有保护作用。"宁心汤"对稳定型心绞痛心肌缺血患者能明显改善其临床症状，减轻或减少心绞痛的发作，心电图缺血的ST-T改变亦明显改善。

继"宁心汤"对稳定型心绞痛患者取得了肯定疗效后，张泉教授也对高血压患者、心衰患者进行了通过"养心安神"法来改善临床症状等方面的研究，均取得较为了满意的疗效。

案例一

患者侯某某，男，62岁。因反复活动后心前区闷痛2年入院，冠脉造影左前降支50%狭窄，有高血压病史10余年，诊断为冠心病，稳定型心绞痛；高血压病2级，极高危。给予冠心病二级预防药物治疗。之后患者胸痛时有发作，1年后再次因胸痛行冠脉造影，结果冠脉病变较1年前无明显变化，故治疗方案维持不变。但因症状明显，患者到门诊求治。

现症：头痛，心悸，气短，不能久视，稍劳则胸闷隐痛，睡眠不好，每晚睡3~4小时，梦多心烦，醒后反觉疲劳。咽干口燥夹瘀，舌红干苔腻，脉弦细。

中医诊断：胸痹心痛病（心肝血虚，虚热内扰）

治则：养心安神，清热除烦

方药：宁心汤加减

酸枣仁20g	生地20g	麦冬15g	茯苓15g
知母10g	川芎10g	莲子心10g	合欢皮20g
天麻10g	桑寄生10g	甘草5g	

5剂，每日1剂，水煎分三次服。

7日后二诊：患者胸痛、胸闷明显减轻，睡眠好转，头痛减，脉微弦。守方治疗4周后，诸症基本痊愈。

分析：患者系老年男性，因久病致心血亏虚。心藏神，血养心。心失所养，加之阴虚生内热。虚热内扰，故虚烦失眠、心悸不安。组方中酸枣仁性平，味甘、酸，能补血养肝，益心安神，酸平敛阴止汗，能养心血补肝血，为君药；川芎，性温，味辛，既能活血又能行气，能调血疏肝；茯苓在方中的作用有二：一能宁心安神，二能利湿除痰。茯苓除痰而不燥，合川芎舒利肝胆，使痰化、胆舒，则虚烦可解；莲子心味苦性寒，能清心去热，安神除烦，交通心肾。合欢皮入心、肝两经，具疏肝解郁、悦心安神、活血祛瘀的作用，而无破气伤津之弊。《神农本草经》指出合欢皮"主安五脏，和心志，令人欢乐无忧"。莲子、合欢皮合用，共奏清心除烦，安神定志，解郁忘忧之功。《素问·脏气法时论》云："肝苦急，急食甘以缓之。"使以甘草之甘平，以和中缓急。诸药合用，养心安神，除烦解郁。

二、中西医治疗心律失常的研究

心律失常是临床上常见的心血管病症，中年和老年人心律失常的发生率分别高达32.2%和44.48%。其种类繁多，病因复杂，心律失常的临床表现差异也很大，可产生各种症状，如心悸、胸闷、晕厥等，严重者可导致死亡。心律失常患者常是在慢性心血管疾病基础上发病，除了治疗原发病之外，心律失常也是临床治疗的难点和重点。

目前心律失常的治疗主要以药物为主，而几乎所有抗心律失常药，都不同程度地抑制心脏的自律性、传导性以及心脏的收缩功能，同时几乎所有的抗心律失常药都有致心律失常的不良反应。而非药物治疗如射频消融、人工心脏起搏器、植入型体内自动除颤器、心脏手术等多项技术的研究突飞猛进，但因其技术复杂、费用高昂，在一定程度上限制了此类技术的普及应用。

虽然中医典籍中并无心律失常的病名记载，但心律失常作为一个古老的疾病早已存在。中医常以"心悸"、"怔忡"、"心中澹澹大动"、"结代脉"等病证进行辨证论治，取得了很好的疗效，以"心悸""怔忡"最为多见。中医学上的心悸是指心中悸动不安、慌乱，甚至不能自主同时伴有脉象变化的一类病证。

中医认为，心律失常的发生与外感六淫（风、寒、暑、湿、燥、火6种气候异常变化）、内伤七情（喜、怒、忧、思、悲、恐、惊7种情志）及劳逸程度、病后体虚等密切相关。其病因病机可归纳为本虚标实，以阴、阳、气、血亏虚为本，以外邪、气滞、血瘀、寒凝、痰饮为标。《丹溪心法·惊悸怔忡》中云："人之所主者心，心之所养者血，心血一虚，神气不守，此惊悸之所肇端也。"金·成无己在《伤寒明理论·悸》中云："……气虚者，由阳气内虚，心下空虚，正气内动而悸也。"禀赋不足、素体虚弱，或久病失养，劳欲过度，气血阴阳亏虚，使心失所养，发为心悸。在临床中我们发现心悸发病时常伴有胸闷、气短、心烦、失眠、乏力、头晕等症，四诊合参，以气血亏虚证最为常见，故以益气养阴，补血复脉为心悸的治疗大法。

案例二

患者王某某，男，58岁。

主诉：反复心悸、胸闷5年余，加重伴头晕4月

现病史：5年前无明显诱因偶感心悸、胸闷，在院外做心电图发现频发室早，动态心电图示；室性早搏36011个，偶发房早；超声心动图无特殊。无高血压、冠心病病史，血脂、血糖正常范围。因害怕抗心律失常药物的副作用，患者未治疗。4月前上述症状加重，时有头晕，患者再次在院外做动态心电图：室早总数48282个，其中48280个单发室早，1次成对室早；超声心动图：全心长大，左室舒张末径62mm，左房47mm，LVEF50%。临床诊断为"频发室早，心律失常性心肌病"给予琥珀酸美托洛尔片37.5mg，bid，曲美他嗪20mg，tid等治疗1月后，症状无明显缓解，心电图：频发室早。故到我院来就诊。

现症：心悸，胸闷，头晕，全身乏力，烦躁，倦怠乏力，眠差，纳可，二便可。脉细小弦结代，舌红苔薄黄。

中医诊断：心悸病（气血亏虚，心脉失养）

治则：益气补血，养心复脉。

方药：炙甘草汤加减。

炙甘草15g	麦冬10g	太子参10g	薤白10g
桂枝10g	生地20g	火麻仁15g	川芎10g
酸枣仁20g	醋柴胡10g	甘松20g	远志15g
郁金15g	茜草10g	黄芪20g	煅龙骨20g
牡蛎20g	石菖蒲15g		

7剂，水煎服，每日三次。琥珀酸美托洛尔片37.5mg，bid继续服用。

二诊：服7剂药后，诸症大有好转，尤以心悸和胸闷明显减轻，早搏10次/分左右，夜间早搏较多，睡眠好转，感晨起口干。脉细，偶有结代，舌红苔薄。

处方：

炙甘草10g	麦冬10g	太子参10g	薤白10g
桂枝10g	生地20g	火麻仁15g	川芎10g
酸枣仁20g	醋柴胡10g	甘松20g	远志15g
郁金15g	茜草10g	黄芪25g	龙眼肉15g

茯苓15g

10剂，水煎服，每日三次。琥珀酸美托洛尔片减量为25mg，bid继续。

三诊：服10剂药后，诸症明显缓解，尤以心悸和胸闷明显减轻，早搏1~2次/分左右。脉细缓，偶有结代，舌红苔薄。复查动态心电图：室早总数6760个，偶发房早。复查超声心动图：左室舒张末径58mm，左房内径37mm，LVEF62%。守方治疗6周后，诸症基本痊愈。

分析：患者因频发室早长期未控制，导致心肌也明显受损，出现全心大。用中西药治疗6周，心律失常控制后，心脏也随之明显缩小，射血分数也有所增加。所以临床诊断符合心律失常性心肌病，但患者拒绝进一步心肌检查，故最后只有临床诊断。

本例西医诊断为频发室性早搏，中医属"心悸"范畴，证属气血亏虚，心脉失养，治以益气养阴复脉，养心安神定志，是炙甘草汤的适应证。现代药理实验证明，炙甘草汤有明显的抗心律失常作用。方以炙甘草益气补中，通行百脉，滋养五脏，安神养心，黄芪振元阳，健中洲，升清阳，行血脉，养脏腑，两药五用，既增强补气升阳之力，也有通行血脉之效；龙眼肉补心脾，益气血，既能补脾气，又能养心血而安心神；生地、麦冬合用，增强滋阴清热，生津润燥之力。茯苓通心气安心神，远志宁心安神，《别录》："远志，定心气，止惊悸。"石菖蒲开窍安神，《本草逢原》："菖蒲，心气不足者宜之"，《本经》言"补五脏者，心为君主，五脏系焉。"三药组合为用，增强养心安神定志功效；现代药理发现甘松具有镇静作用，抗心律失常的作用。如治疗室性早搏，室扑、室颤，窦性心律不齐、异位性室性节律、房颤、房扑等。

整理人：韩明君

白 雪

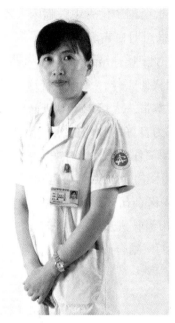

图34

一、个人简介

白雪，女，医学硕士，教授，硕士生导师，西南医科大学（原泸州医学院）附属中医医院大内科暨心脑病科主任，中医内科教研室主任。全国第三批优秀中医临床人才，全国名老中医药专家学术技术经验继承人，"川南玄府学术流派工作室"主任，四川省学术技术带头人后备人选，四川省卫计委有突出贡献中青年专家，四川省拔尖中医师，四川省中医药管理局学术技术带头人。担任中国中医药研究促进会中西医结合心血管病预防与康复专业委员会动脉硬化专家委员会委员、中国民族医药学会心血管分会理事、四川省中医药学会心脑血管病专业委员会副主任委员、四川省中医药学会心力衰竭专业委员会第一届副主任委员，四川省老年医学学会脑病专业委员会主任委员等。

二、成长经历

白雪教授1972年出生于重庆江津一个小镇，1989年怀揣着"当一个医生"的梦想，考入西南医科大学（原泸州医学院）中医系学习，五年的本科学习，坚定了白雪教授今后从医的梦想，对"中医"有了启蒙的认识，毕业后留在西南医科大学（原泸州医学院）附属中医医院工作，在工作中，见证了患者病情痊愈的喜悦，也经历了面对疾病的无奈和遗憾，深感自身之前所学知识的不足，体会到中西医结合在诊治疾病中的优势，因此，再次报考了西南医科大学（原泸州医学院）中西医结合临床专业杨思进导师的硕士研究生学习，选择了心脑血管疾病作为自己的专业方向。作为第三批全国名老中医药专家学术经验继承人及第三批全国"优秀中医临床人才"，师承王明杰等教授，其"玄府理论""风药开通"等学术思想对白雪教授产生了深远的影响，因此，进一步把其研究方向凝练为"玄府理论"，在此理论指导下，运用风药开展防治心脑血管疾病的基础与临床研究。二十余年的临床和科研工作，一直朝着这个方向努力。先后到第三军医大学大坪医院、四川省中医临床学术带头人培训班等进修学习。已招收硕士研究生近20余名，将"勤奋、谦逊、坚持"作为良好的师门传统一直传承下去。"言传身教、授之以渔"，先后获得"优秀硕士生导师""住院医师心中好老师""优秀专业基地主任"等称号。主研各级课题20余项，发表学术论文60余篇，参编教材4部，专著7部，专利2项。先后获华夏医学3等奖1项、中国中医药研究促进会科技进步二等奖2项及三等奖1项、四川省科技进步三等奖2项、泸州市科技进步一等奖2项。在多个学术团体任职，积极参加各级学术会议，为推广和规范中西医结合诊治心脑血管疾病做出自己的努力和贡献。

三、学科贡献

在医院院长暨学科带头人的领导下，作为国家中医药管理局"十二·五"重点专科及原国家卫生部临床重点专科的科主任，带领全科医护人员，共同努力奋斗，使科室"由小变大，由弱变强"，保持良好的发展态势，业务水平、人才梯队、科研实力、区域影响力都上了一个新台阶，影响力遍及川、滇、黔、渝等地，成为区域性心脑疾病病诊疗中心、四川省中医心脑血管疾病研究中心。导管室的灯火通明、重症监护室的紧张繁忙、病房及诊室里井井有条的诊疗、护士姐妹们的细心操作、医生们忙碌又略带疲倦的背影，无不述说着心脑病科的艰辛发展历程。科室从最初的三四名医生，发展到今天医护人员近百名，床位数从最初的十来张，到今天的近二百张，年业务收入也进入亿元行列，每一个进步、每一次成功，都凝聚着全科人员的心血和汗水。科室先后荣获"全国人文科室"、"全国五一巾帼标兵岗""全国中医医院优质护理服务先进病房""优质服务岗""四川省卫生计生系统先进集体""泸州市工人先锋号""2018年、2019年中国中医医院·最佳临床型专科"等荣誉称号。

一直致力于提升心脑血管疾病疑难急危重症的救治能力，带领专科先后创建了"中国胸痛中心""中国心衰中心""中国房颤中心（建设）""中国高级卒中中心（建设）"。在这些中心的建设过程中，引进现代诊疗新技术，开展了心脑血管介入诊疗、心衰超滤治疗、OCT、FFR、左心耳封堵、射频等技术，同时充分发挥中医药特色和优势，开展形式多样的中医药特色疗法。将"针灸""中药熏蒸""穴位敷贴""八段锦""太极"等中医传统融入到患者治疗过程中，中西医有机融合，提高临床疗效，促进患者康复，得到患者及社会的赞誉。

"医教研"齐头并进发展，除了做好临床医疗工作外，专科医护人员还承担了大学专科、本科、研究生的教学任务；每年均接收十余名基层医疗单位技术骨干进修培训；建立了"川南玄府学术流派工作室""全国名老中医药专家王明杰教授学术经验传承工作室""岐黄学者方邦江教授工作室"，培养了大批中医知识扎实、临床能力强的后备青年中医人才。作为国家级神经内科和中医内科住院医师规培基地、心血管病专科护理及技术培训基地，每年招收数十名来自全省的规培学员，通过系统跟师学习，掌握心血管内科、神经内科的临床技能。研发了多种中药院内制剂（蛭龙活血通瘀胶囊、颅痛颗粒、赤红补肺胶囊、麦黄养阴颗粒、通窍益智颗粒、麝香化瘀醒脑颗粒），临床疗效显著。与香港中文大学、澳门科技大学、昆明医科大学、四川大学神经病学研究所、上海中医药大学附属龙华医院等，建立了良好的科研合作关系。

四、学术思想的传承、发展及特点

（一）玄府理论的传承与发展

"玄府"起源于《内经》，发挥于刘完素。"玄府"一词，源于《内经》，原指汗孔，《素问·水热穴论》曰："所谓玄府者，汗孔也。"金代医家刘完素《素问玄机原病式》："……一名玄府者，谓玄微府也。然玄府者，无物不有，人之脏腑、皮毛、肌肉、筋膜、骨髓、爪牙，至于世之万物，尽皆有之，乃气出入升降之道路门户也。"遂借"玄府"旧名，丰富了其含义。全国名老中医药专家王明杰教授进一步将"玄府理论"深化、拓展，将其在心脑血管、眼病、肾病、骨病等方面有了更为广泛的认识和运用。"玄府"有广、狭二意：狭义者即指皮肤毛孔，广义者指遍布人体各处的一种微细结构。并且认为"玄府"属于经络系统中最为细小的孙络的进一步分化，是至今为止祖国传统医学有关人体结构最为深入的认识层次。玄府具有存在普遍性、形态微观性以及能够流通气液、渗灌气血、运转神机的功能。在病理方面，"玄府郁闭为百病之根"，缘于"气失宣通"、"津液不布"、"血淤痰阻"、"神无所用"等因。引起玄府不和的原因，不外虚实两途。实者为外邪侵袭或痰食热阻，而令玄府闭塞；虚者多缘气血精气衰竭，导致玄府自闭。在治疗上，指出"开通玄府为治病之纲"，提出开郁补虚、开郁固脱、开郁达神、开郁润燥和开郁泄火的治则。通过开通玄府可以起到泻火、润燥、补虚、达神、祛瘀等功效。

白雪教授师承王明杰老师，结合其自身的专业研究方向，将玄府理论在心脑血管疾病方面深入研究、运用，形成"心玄府""脑玄府"的认识，在冠心病、心律失常、心力衰竭、脑卒中、痴呆等疾病的诊治上，颇有特色。"心主血脉""脑主神明"，虽生理功能各有不同，气、血、津、液、精、神在人体的运行虽然各有其道，然而在玄府这个最小层次却是殊途同归……通则俱通，闭则俱闭，因而往往相因为病。因此只要玄府得通，气血津液运行通畅，痰浊、瘀血、气滞、寒凝等病理产物无以停滞，自然心脉通畅，神机得用。

（二）开通玄府的药物认识

开通玄府的药物历来缺乏明确记载。王明杰老师在继承先师陈达夫教授用药经验的基础上，通过对历代文献的研究，结合实践体会，首次提出了开通玄府的系列药物。

开通玄府药物可分为直接和间接两大类。直接开通玄府的药物大多具有辛香走窜发散之性，芳香开窍药，如麝香、冰片、牛黄、石菖蒲等；虫类走窜药，如全蝎、蜈蚣、僵蚕、地龙等；祛风发表药，如麻黄、细辛、羌活、马钱子等；泻下药，如大黄、芒硝、巴豆等；涌吐药，如藜芦、瓜蒂等。而间接开通玄府的药物主要是通过宣通气血津液的运行而间接起到开玄府的作用。有疏肝理气药，如柴胡、香附、青皮、郁金等；活血化瘀药，如当归、川芎、红花、茺蔚子等；清热泻火药，如菊花、栀子、胆草、黄连等，利水渗湿药，如茯苓、泽泻、苡仁、车前仁等；化痰除湿药，如半夏、贝母、海藻、白芥子等。

在"开玄"思想指导下的药物使用，其中最有特色的是"风药"的全新运用。风药作为中药分类的一大类别，源于金代张元素《医学启源》。张氏首创"药类法象"理论，取法天地五运之象，谓"药有气味厚薄、升降浮沉、补泻主治之法，各不同"，而把常用药物归纳为"风升生"、"热浮长"、"湿化成"、"燥降收"、"寒沉藏"五类。其中"风升生"一类为味之薄者，阴中之阳，收载有防风、羌活、升麻、柴胡、葛根、威灵仙、细辛、独活、白芷、鼠粘子、桔梗、藁本、川芎、蔓荆子、秦艽、天麻、麻黄、荆芥、薄荷、前胡等20味，可谓后世风药之始祖。此后，李东垣师承其说，明确提出"风药"名称，并广泛运用此类药物于内伤脾胃诸病治疗，"风药"一词遂为后世医家所用。

王明杰教授对"风药"赋予了全新的内涵，风药具有祛散外风、透发郁热、宣畅气血、祛瘀通络、胜湿祛痰之功，临床运用时只要准确把握病机，合理配伍组方，就能充分发挥其治疗作用，起到较好的临床疗效。风邪致中，风药散之；火热郁结，风药发之；瘀血内阻，风药行之；痰湿内蕴，风药盛之。风药不是简单地等同于解表、祛风湿、息风药，风药味薄气轻，辛散宣通，可内可外，能上能下，具有开郁、畅气、通阳、振奋人体气化之功，在调节人体脏腑经络、气血津液中具有重要的意义，大大拓宽了风药的临床运用范围，并提出了"风药增效论"，认为风药在与其他多种药物的配伍中，常可产生良好的增效作用。其结果往往不仅是二者的简单相加，而是产生1+1>2，甚至是相乘的效应，颇有画龙点睛之妙。

"虫类药"为风药的一种特殊类型，该类药为"血肉有情"、"虫蚁飞走"之品，具有独特的生命活性能。当单用草木之品难以对闭塞的玄府进行透达时，则往往需要配用虫类走窜之物方能收效，起到通经达络、剔透病邪的作用。

在王明杰老师的影响下，白雪教授将"风药""虫类药"在心脑血管疾病中的运用进一步归纳总结。常用的风药有：麝香、冰片、石菖蒲等芳香开窍类；当归、川芎、红花等活血化瘀类药；麻黄、防风、细辛、羌活、葛根、羌活、马钱子等祛风散表类药；全蝎、蜈蚣、僵蚕、地龙等虫类药。心脑血管疾病常常缠绵难愈，反复发作，病程日久，因此，临证时特别喜用"虫类药"。无论心玄府之闭塞所导致的"胸痹心痛""心衰""心悸"等症，或脑玄府之闭塞所导致之"中风""头痛""眩晕"等症，其根本病机都可概括为"玄府不通"，或为痰浊瘀血阻滞，玄府闭塞；或为气血亏虚，玄府失养而不利。而叶天士有云："每取虫蚁迅速飞走诸灵，俾飞者升，走者降，血无凝着，气可宣通。"运用虫类药可迅速开通玄府，从而收到明显的疗效。

（三）玄府理论在"胸痹心痛"（冠心病）中的运用

传统中医理论认为心系疾病多为心之气阴不足，心脉瘀阻所致，表现为血脉运行障碍和情志思维活动的异常。基于"玄府理论"，白雪教授指出：心系疾病的发病为心之玄府不通，或为外邪侵袭、痰食瘀阻，而令玄府闭塞；或为气血精气衰竭，导致玄府自闭。从而使心失去正常的"主血脉"、"主神明"的功能，导致气失宣通、津液不布、血瘀痰阻、神无所用的病理机制。临床上可表现为"心悸"、"胸痹"、"失眠"、"厥证"等多种病症。其中"胸痹心痛"（冠心病）是"心玄府不利"的典型病症。

"胸痹心痛"的发生与年龄、生活习惯、工作性质及素患宿疾有关。多发于肥胖、血脂增高、高血压、高血糖的中老年人。一般认为病因多由正气虚损、饮食不节、情志不畅、寒凝气滞等诸因导致，病理因素多为气滞、痰浊、瘀血、寒凝等。《中藏经》云："痹者，闭也。"痹有闭塞不通之意。《诸病源候论》曰："心痛者，风冷邪气乘于心也"，《杂病源流犀烛·心痛》亦有"心痛引背多属风冷"的说法，《内经》提出："邪之所凑，其气必虚"，以及《圣济总论·心痛总论》认为"心痛的发生，由于外风中脏，邪气客之。"从"玄府理论"分析胸痹心痛的病因病机，心玄府闭塞为其关键之处。心为五脏六腑之大主，心主血脉，心之功能发生障碍，会导致五脏六腑功能失常、血脉运行不畅。冠状动脉粥样硬化性心脏病从"玄府"角度认识，可阐释为心之玄府开阖失常；心痛、心悸、胸闷等症状的出现，则是心之玄府病变所致。冠心病好发于中老年，随着年龄的增长，人之正气逐渐衰退，因此，本病的根本在于正气不足，"气失宣通"，玄府失于濡养而痿闭，加之饮食、情志、寒邪等外感内伤因素的综合影响，气血津液在玄府层面表现为渗灌不利，阻滞于玄府，逐渐形成痰饮、瘀血等病理产物，进一步加重心玄府的闭塞，造成心脉不畅，气血郁滞；进而引起心脏玄府闭塞，从而产生胸痹心痛病症。"胸痹心痛"的病机演变是一个动态发展过程，病机可概括为"正气虚-玄府闭-痰瘀生-心脉阻-气血郁-玄府闭"。正气不足是根本，气血津液输布障碍为其基本病机，而玄府开阖失利是其病机形成的关键所在。

传统治疗心系疾病常用"补气、养血、祛痰、化瘀"之法，但疗效并不令人满意。根据"心之玄府闭塞"这一基本病理机制，提出"开通玄府"为治疗"胸痹心痛"的根本方法。"风药"为开通玄府第一要药。风药味薄气轻，辛散宣通，可内可外，能上能下，具有开郁畅气通阳、振奋、气化胜湿之功，风药具有开启玄府腠理、开通经络窍道、开发郁结闭塞之功，能疏通各种瘀滞而使脉道畅利，尤其是善通全身上下内外、五脏六腑的玄府，不仅使营卫和调，血流畅行，更能让津液通达，湿气得消散。因而，在冠心病的组方用药中，适当应用少量风药，开通玄府重建胸中清肃之境，湿邪往往散之较快，痰瘀可逆化，病也易愈。将风能胜湿理论用于冠心病的论治，寓风开云雾见清天之意，体现着病从本源而治，以风阳先胜湿阴，而后痰浊易化、痰瘀可逆的思想。

临证时，应根据其不同病机特点及诸风药不同功用特性，恰当选用，如辨证为阳虚挟寒者当选用甘温扶阳、辛散祛风之桂枝；辨证为风湿甚者加用羌活、威灵仙、白芷祛风除湿；辨证为痰饮甚者加薤白、细辛温化痰饮，祛风散寒；辨证为津亏不布重用葛根生津解肌疏脉等。另一方面，"胸痹心痛"病常缠绵难愈，反复发作，病邪沉痼，临证亦常用虫类药物，如全蝎、蜈蚣、僵蚕、地龙等。虫类药实属于广义风药中重要的一属，其攻冲走窜、逆挽沉疴的药性对于心系疾病多固疾、病势反复缠绵、病邪沉疴的特点恰能获佳效。清代医家叶天士云："每取虫蚁迅速飞走诸灵，俾飞者升，走者降，血无凝着，气可宣通，与攻击除坚，徒入脏腑者有间。"因此常以虫类药与余诸风药配合应用，能协同增效，产生强有力的开玄通府作用，治疗本病屡获佳效。现代药理学研究表明，风药在治疗冠心病心绞痛过程中具有确切疗效，具有扩张冠状动脉、提高心肌供血供氧、抗凝、抗炎、降压、调脂、促进微循环等方面作用。

（四）玄府理论在脑病中的运用

五脏六腑皆有玄府，脑亦不例外，"脑为髓海"、"清窍之府"，"脑髓者，纯则灵，杂则钝"，玄府郁闭为百病之根，脑之玄府不通乃脑病之本。玄府作为气血津液流通的道路，伴随着气机的运动、津液的流通和血气的渗灌，神机运转赖以气的升降出入。唯有玄府功能正常，才能使神机运转、维持、协调和控制机体的生命活动，因此玄府通畅是生命神机的灵活体现，表现为肢体活动灵活、意识思维清晰、七情六欲如常等。一旦脑之玄府发生病变，气液流通和血气渗灌障碍，必然影响神机运转，出现脑病的诸多病症。脑内玄府郁滞，气郁于脑，可出现头晕、目胀、目眩；气郁化火，热郁玄府，出现头胀头痛、面红目赤、目胀目昏等；浊蕴为毒，浊毒泛淫玄府，碍神害脑，变生中风诸症，引起头痛、眩晕、嗜睡、昏蒙不识等；脑之玄府开阖障碍，渗灌失常、不足或太过引起玄府瘀滞，以致神机不用，头痛如锥如刺、眩晕等；开阖通利不足，则神机运转低下，轻者可引起精神倦怠，重者则出现动作不能、嗜睡等。

基于此白雪教授提出"脑玄府"理论，引入微观病机（"脑玄府–血脑屏障"郁闭，"气血不畅–瘀血"，"神机不用–突触失能"），创立了独具特色的中西医结合——"脑玄府理论"体系。

"高巅之上，唯风药易到"，提出"脑病从风论治"，善于"风药""虫类药"以开通玄府，通经达络，剔透病邪，引药入脑，充分体现了"清轻流动，善走上窍，寓补于通"之意。

1.对脑出血的认识

脑出血在中国的发病率位居全球首位，急性期病死率约为30%~40%，在急性脑血管疾病中死亡率最高，其中半数死于48h以内，6个月后仅有20%的幸存者能够生活自理，而存活病人中约30%~40%发生轻度或严重的神经功能障碍，给社会和家庭带来沉重负担。如何降低脑出血发病率、致残率、死亡率以及再出血率、减轻脑水肿、恢复神经功能是目前中西医学者共同关注的难点和热点。基于"玄府理论"，提出脑出血的病机为：风阳之邪上扰，气血逆乱，直冲犯脑，继而脑之玄府失司，气载血溢脉外，气血津液瘀滞于脑，水瘀内停，郁闭玄府（血脑屏障功能障碍），清窍不利，而致神机不遂。提出"气血逆乱，玄府失司，开阖失常"是脑出血的基本病机，水瘀内停，清窍郁闭是脑水肿的重要因素。形成了"麝香化瘀醒脑颗粒"院内协定处方（麝香、水蛭、桂枝等），体现了风药开窍、活血利水、畅达神机之功效。临床及基础实验均证实："麝香化瘀醒脑颗粒"可促进颅内血肿的吸收、改善患者NIHSS评分、减轻脑水肿、改善ICH大鼠神经功能缺失评分、降低血脑屏障病理性的高通透性，减轻脑水肿及血肿周围神经元变性坏死及炎症细胞浸润。

2.对血管性痴呆的认识

脑为清窍之府，脑之神机运转如常是建立在气血宣通基础上，玄府是气机升降、气血流通的门户，所以神机是建立在玄府的正常生理状态下的。玄府不病，营卫流行，气血畅通，邪气自无容身之所；而当内外多种致病因素导致玄府郁闭，气血津液运行阻滞，则神机失用，故表现为呆症。而玄府功能衰竭，气血津液滞留，久成实邪，所谓"正虚之处，便是容邪之所"，从另一方面加重病情。在"开通玄府，补虚达神"的治疗法则指导下，确立了"重用风药，辅以虫类药，佐使滋补促智药"的组方原则，形成"通窍益智颗粒"（葛根、水蛭、灵芝、石菖蒲等），开通玄府，运转神机，引补虚药上达于脑，益气填髓，动静结合，防止补虚药滋腻呆滞，能改善血管性认知障碍患者的学习记忆能力，可改善血管性痴呆大鼠神经元线粒体结构、调节海马区乙酰胆碱和乙酰胆碱酯酶含量、刺激VEGF表达、提高大脑皮层区NE、DA、5-HT的含量，调节传递效能。

五、经典案例

1.胸痹心痛案

潘某某，男，67岁。患者既往有10年高血压病史，曾患下壁心肌梗死。平时坚持服用"单硝酸异山梨酯缓释片、阿司匹林、辛伐他汀、倍他乐克"等药物。近半年来心绞痛发作加剧，且有阵发性室性早搏，每分钟约5~9次，发作时服用"硝酸甘油"、"速效救心丸"能缓解。近来患者自诉胸痛发作较前频繁，故来就诊，心电图检查提示：窦性心律，陈旧性下壁心肌梗死，ST-T改变，偶见室性早搏。心脏彩超：左室壁运动不协调，EF46%。建议患者住院治疗，患者因家中有他事，要求先门诊服药治疗以观疗效。

初诊：患者痛苦面容，诉胸痛频发，痛连左臂，每次活动后必发，痛甚汗出，日痛五六次；心悸怔忡，全身乏力，气短不接，纳谷不香，打嗝，精神倦怠，舌淡暗有瘀斑，脉弦细数，间有代脉。

辨证：气虚血瘀，心之玄府不利，兼胃气不和。

治法：益气活血，开玄通络，兼以和胃。

处方

丹参15g	檀香9g	砂仁（后下）6g	黄芪20g
川芎10g	生蒲黄10g	五灵脂12g	赤芍15g
陈皮12g	地龙10g	三七6g（冲服）	全蝎3g（研末冲服）

7剂。水煎服，每次100ml，饭后温服。嘱患者近日多休息，少劳累。自备硝酸甘油、速效救心丸以救急。

二诊：上方服用后，患者诉胸痛程度明显减轻，次数减少，但每过劳累则易发，平均日发一二次，夜间偶作。不思饮食，偶有早搏。查见：舌质淡暗有瘀点，苔微腻，脉沉弦。思患者夜间心痛发作，夜属阴，夜间心阳愈加不足，无力鼓动血脉，瘀血阻滞更甚，故心痛发作频繁。效不更方，仍依前法，加桂枝10g以温通心脉，增加"开玄"之力。

7剂。煎服法同上。

三诊：服用上方后，患者病情平稳，近一周仅仅发作一次心痛，含服速效救心丸后迅速缓解。患者仍感全身无力，气短神疲，走上二楼，微微气喘，饮食不佳，腹胀，二便自调，舌脉同前。辨证为心脉稍通，但心气不足之症突出，脾不健运，故在上方基础上，加用太子参增强补益心气之力，同时佐配炒麦芽、炒山楂以健脾益胃。

处方

丹参15g	檀香9g	砂仁（后下）6g	黄芪20g
川芎10g	生蒲黄10g	五灵脂12g	赤芍15g
陈皮12g	地龙10g	三七6g（冲服）	太子参20g
炒麦芽20g	炒山楂20g	木香9g	炙甘草12g

7剂。煎服法同前。

患者服用上药后，食欲增加，步行距离较前明显增加，偶有心悸胸闷症状，能自行缓解。上方加减，连续服用1个月，体力恢复，心痛未发作。

按：本症初诊之时，心之玄府瘀闭之症突出（胸痛频发），且考虑到患者病程已久，常规活血化瘀药难于开通瘀闭日久的心玄府，非得取虫类药之攻冲走窜、剔经搜络之力，才能显功，故配用了"全蝎"冲服；后虽胸痛缓解，但气虚之症凸显，在补虚之中仍不忘开通之意，继续配以血中气药川芎等同服，终取效而成。临证时在虫类药的使用方式上，应尽可能制成丸、散、片，既能节省药材提高疗效，便于服用，又可减少病人不必要的恐惧心理。因为很多虫类药物用传统煎熬方法不能熬出有效成分，须使用冲服或醇提取液，才能更好地发挥功用。如蜈蚣、穿山甲、全蝎、水蛭等。

2.胸痹心痛案

李某某，女，64岁。既往有"冠心病"史5年。平素活动后常感心悸胸闷，自服"硝酸甘油"能缓解症状。近两日因外出受凉后自觉心悸胸闷加重，稍动则发，胸膺部时时有刺痛之感，服用"硝酸甘油"缓解不明显，为求进一步诊治而来院。

初诊：胸部刺痛，并伴周身困重、乏力，时时有恶寒之感，舌质暗淡，边有瘀点，苔薄白中根部略黄，脉沉细弦。

辨证：该病人素有气血不足，心脉失养，心玄府失于濡润，"不荣则痛"，此次因外感风邪，卫阳不固，故感时时恶寒；风寒之邪入里，寒凝血瘀，进一步加重了心脉的瘀滞，导致玄府闭塞，气滞血瘀，心失所养。"有一分恶寒，就有一分表证"，此时患者为表里同病，理应表里同解，以祛风散寒为主。

治法：开通玄府，解郁行滞。

处方：防风汤加减。

防风10g	麻黄4g	桂枝3g	葛根30g
当归10g	茯苓12g	蜈蚣（研末冲服）1条	全蝎（研末冲服）3g
甘草6g			

2剂。水煎服，每次100ml，饭后温服。

二诊：患者诉上方服后，微微汗出，自觉身重减轻，恶寒之感消失，胸闷略减，胸膺部刺痛的发作次数略有减少。患者表寒已解，故去麻黄；周身困重未尽除，考虑湿邪留滞，用羌活祛风除湿；虑其胸痛日久，需重用开通之力，加大虫类药的应用。

处方：

防风10g	羌活10g	桂枝3g	葛根30g
当归10g	茯苓12g	蜈蚣（研末冲服）2条	全蝎（研末冲服）3g
甘草6g			

4剂。水煎服，每次100ml，饭后温服。

三诊：患者诉服用上方后，诸症减轻，胸部刺痛感基本消失，唯稍动则感汗出，爬楼后感胸闷不适。考虑患者心气不足之证明显，"汗为心之液""劳则耗气"，原方减去祛风散邪之品，加强补益心气之药，"虫类"开通之品仍需继续服用。

处方：

羌活 10g	葛根 30g	当归 10g	茯苓 12g
蜈蚣（研末冲服）2条	全蝎（研末冲服）3g	太子参 20g	甘草 6g

上方共服用5剂后，患者后随访基本已恢复平时情况，且"硝酸甘油"用量也较以前减少。

按：病人胸痹心痛病程较久，此次因外感而诱发，旧病之上又添新病，理应先治疗新病。邪从外而来，理应从外而解。本病有外感风邪而诱发加重，故先拟祛风散寒之法，加之患者胸痛日久，频频刺痛，方中配以"蜈蚣""全蝎"峻猛开通心玄府，意求立竿见影之效，后邪实渐去，正虚日显，加重补虚之力，同时不忘开通之本。

"胸痹心痛"包括西医冠心病心绞痛、心肌缺血等疾病，以胸闷、胸痛、憋气等为主要症状，多由寒邪内侵、饮食不当、情志失调，邪痹心络，胸阳不振，痰浊阻滞，气血瘀滞所致。《素问·举痛论》指出："经脉流行不止，环周不休，寒气入经而稽迟，泣而不行，客于脉外则血少，客于脉中则气不通，故卒然而痛"。张仲景进一步指出："阳微阴弦"，当"责其虚极"，今阳虚知在上焦，所以胸痹心痛，胸阳虚极，阴寒痹阻，正虚邪实。总属本虚标实之证，其本虚言阴阳气血的亏虚，标实以阴寒、痰浊、血瘀交互为患。故治疗当以宣痹通阳，祛痰逐瘀立法。

本例患者的病因为"阳微阴弦"，胸阳不振，痰饮上乘，阻滞气机，致胸中痹塞而痛。其治则以瓜蒌薤白半夏汤加减，辛温通阳，温化痰饮，开痹散结。药用瓜蒌、薤白、半夏燥湿化痰，宣痹散结。檀香、陈皮理气散寒，止痛。丹参活血化瘀以助通阳。但此乃宿疾，单用经方，药力尚显单薄，扶正之力不足，祛邪之功稍浅，难取速效，故加以太子参大补元气，补益心脾，振奋心阳而通心脉，资脾化源而杜痰湿；茯苓益脾补中，宁心安神；桂枝温经通阳宣痹，尤善通心阳，枳实行气除痞；厚朴行气消痰，甘草调药和中。诸药合用共奏温阳益心，活血化痰之功。

二诊心气得充，元阳得培而阴霾自散，惟气机阻滞仍重，加用疏肝理气之木香，配以血中之气药"川芎"（亦即风药），通利心络以行气血。加麦冬清热益气养阴，降心火，益心气，防邪郁化热伤阴；

三诊时病已愈其大半，但心气仍略不足，痰浊阻滞之征仍有，故续以前方加化痰除湿、健脾之品。益气养心，行气豁痰以治其本；活血化痰，以治其标，兼以行气之功，邪正兼顾，标本兼治，故病可愈。因此，治疗胸痹，重视调理气机，气通则阳气通，气畅则瘀血行，气顺则痰饮消，常根据病情适当选用郁金、佛手、檀香、枳壳、薤白等，总以宽胸开结，调畅气机为要。

本病的调护非常重要。调情志，慎起居，适寒温，饮食调治是预防与调摄的重点。情志异常可导致脏腑失调，气血紊乱，尤其与心病关系较为密切。《灵枢·口问》云：

"悲哀愁忧则心动"，后世进而认为"七情之由作心痛"，故防治本病必须高度重视精神调摄，避免过于激动或喜怒忧思无度，保持心情平静愉快。

3.心悸案

黄某某，女，70岁。反复心慌不适半年余前来就诊。既往曾因"胸闷胸痛"在我院住院治疗，诊断为"冠心病心律失常""高血压病""2型糖尿病"，经治疗后症状好转出院。患者自述反复心慌不适，自觉心中跳动不安，活动后乏力气短，发热多汗，纳眠差，口干口苦，大便干结难解。

初诊：心悸不适，动则尤甚，乏力气短，查见患者精神萎靡，形体消瘦，焦躁之貌，口干便干，舌红少苔，脉结。

辨证：气阴两伤，心脉不利。

治法：益气滋阴，温阳复脉

处方：

炙甘草20g	桂枝15g	生地黄20g	阿胶（烊化兑服）10g
麦冬20g	大枣15g	黄芪30g	柴胡9g
升麻6g	檀香9g	苏木10g	茯苓20g

4剂，每天一剂，水煎（自煎），取汁300ml分三次服。嘱患者清淡饮食，适量运动。

二诊：药后心悸发作次数减少，每次发作症状减轻，乏力气短、发热多汗、口干口苦亦减。仍纳谷不香，失眠多梦。舌质淡红苔薄白，脉虚数。辨证为"心神初宁，气阴仍未复"。故遵前方佐收敛固涩、重镇安神、益气养阴之品。

处方：

炙甘草20g	桂枝20g	生地黄30g	阿胶（烊化兑服）15g
麦冬10g	大枣15g	黄芪30g	柴胡9g
升麻6g	檀香9g	苏木10g	茯苓20g
煅牡蛎（先煎）20g	太子参20g		

4剂，每天一剂，水煎（自煎），取汁300ml分三次服。

药后数症并解。考虑患者心悸原因与冠心病有关，建议其行冠脉造影检查，必要时予以冠脉支架植入术，坚持服用控制基础疾病药物，畅情志，避风寒，适量运动，注意休息，忌劳累。

按：古人云："伤寒脉结代，心动悸，炙甘草汤主之。"炙甘草汤是《伤寒论》治疗心动悸、脉结代的名方。《千金方》因其治心脉失常，故又名"复脉汤"。该方法度严谨，阴阳合和协调。本例患者以反复心慌不适为主要表现，辨证为气阴两伤所致的心悸。患者精神萎靡，形体消瘦，心慌心悸，乏力气短，舌红少苔，皆为气血阴阳亏虚的表现。阴血不足，血脉无以充盈，加之阳气不振，无力鼓动血脉，脉气不相接续，故脉结代；阴血不足，心体失养，或心阳虚弱，不能温养心脉，故心动悸。治宜滋心阴，养心血，益心气，温心阳，以复脉定悸。方中桂枝一药，亦属于"风药"范畴，其味薄气轻，能舒畅一身气机，鼓舞人体气化，既能宣肺气，又能疏肝气，尤能升脾气，从而使三焦气机得以通畅，全身阳气得以振奋。另外，它还具有"引经药"的作用。《神农本草经》首先提出菌桂（桂枝）"为诸药先聘通使"，《名医别录》又称其"宣导百药"。心之病症，喜用桂枝，善通心脉，益心阳。全方诚如王绵之所说："它温阳而不燥，补气而不壅，滋阴补血而不腻，阴阳互相配合，气血互相配合，能够强心复脉，所以它是个气血阴阳俱补的方剂。"

整理人：李双阳